Volker Christmann
Ayurvedischer Yoga

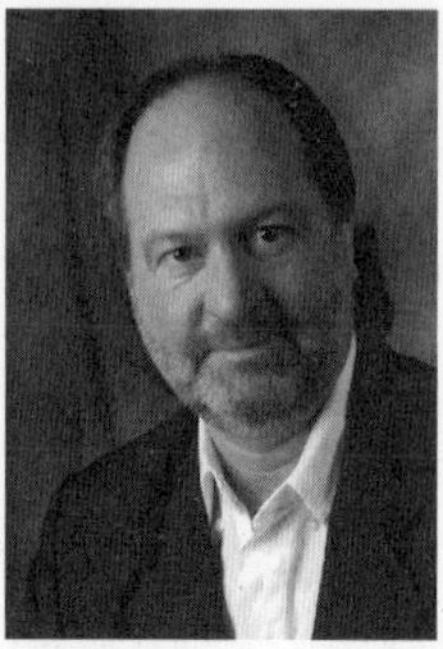

Der Autor

Volker Christmann beschäftigt sich seit mehr als 50 Jahren intensiv mit indischer Philosophie und Buddhismus und praktiziert seit dieser Zeit auch Yoga. Er ist Buddhist, lehrt Yoga und Meditation seit über 30 Jahren und ist Autor zahlreicher Bücher. Viele seiner Reisen führten ihn nach Indien, Nepal, Sri Lanka und Thailand, wo er sein Wissen über Meditation und Yoga bei vielen Meistern erweiterte und vertiefte. Im Jahr 2000 wurde er in den »Sangha«, die Gemeinschaft der buddhistischen Mönche, aufgenommen. Bis 2015 arbeitete der studierte Geistes- und Wirtschaftswissenschaftler als Lehrer und stellvertretender Schulleiter an einer beruflichen Schule.

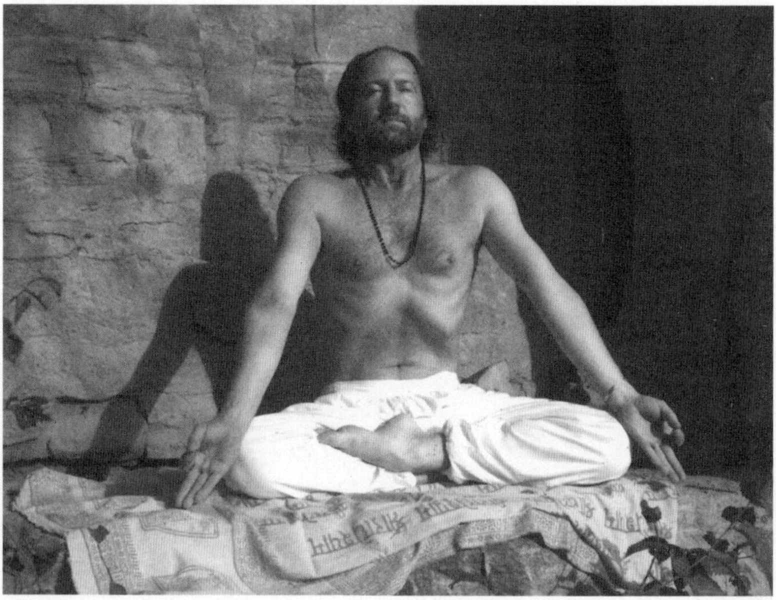

VOLKER CHRISTMANN

AYURVEDISCHER YOGA

21 Schritte zur Glückseligkeit

Mit Originalzeichnungen aus Nepal
von Deepak Joshi

NIKOL
VERLAG

Für Sybille, Dennis und Sebastian

Erstmals erschienen 2005 unter dem Titel »Ayurvedischer Yoga«
bei der Verlagsgruppe Droemer Knaur, München.

Satz: Pinkuin Satz und Datentechnik, Berlin
Umschlaggestaltung: Nele Schütz Design unter Verwendung
von shutterstock/FoodTravelStockforlife (Zimmer),
shopplaywood (Symbole), Fiches (Frau)
Druck: CPI Moravia Books s.r.o.
Printed in the Czech Republic
ISBN: 978-3-86820-518-3

Besuchen Sie uns im Internet:
www.nikol-verlag.de

In tiefer Dankbarkeit
meinen Lehrern
Swami Hansanand Sarasvathiji,
Prabuji Surya Prakash
und
Lal Bahadur Basnet aus Sikkim
gewidmet,
die mich auf meinem Weg des Yoga bestärkten.

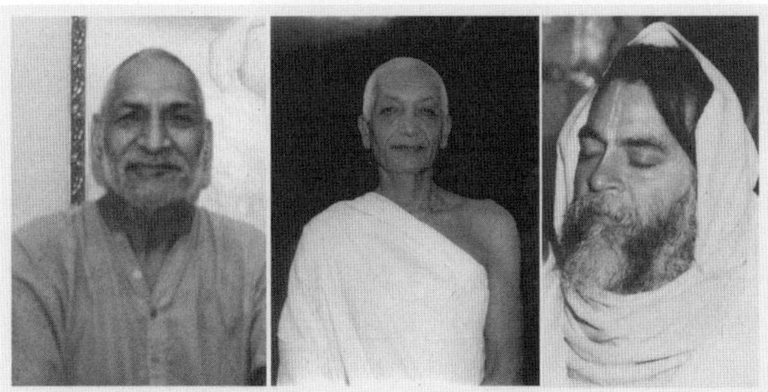

Inhalt

Vorwort

Nachdem ich *Die Blüte des Yoga* beendet hatte, war ich felsenfest davon überzeugt, dass dies mein letztes Buch über Yoga gewesen sei. Selbst der etwas »blumige« Titel, den ihm der Herausgeber gegeben hatte, fand – im Gegensatz zu früheren Gelegenheiten – meine Zustimmung. Es enthielt meiner Ansicht nach alles, was – zumindest in Buchform – über Yoga gesagt werden könnte. Doch es sollte alles ganz anders kommen.

Die Reise schien unter keinem besonders günstigen Stern zu stehen. Ich hatte schon seit mehreren Tagen heftige Schmerzen in der Bauchgegend, und es war eigentlich höchste Zeit, endlich zum Arzt zu gehen. Aber ich konnte seine Reaktion vorhersehen (ebenso wie die meiner Frau und eines jeden vernünftigen Menschen, dem ich von meinen Schmerzen berichtet hätte): Bleib hier! Lass Nepal Nepal sein, und kümmere dich zunächst einmal um deine Gesundheit!

Ein vernünftiger Vorschlag. Allein: Ich wollte um jeden Preis reisen, koste es, was es wolle. Und so verheimlichte ich meine Schmerzen und hoffte, dass sie mit der Zeit von selbst wieder verschwinden würden.

Doch durch die lange Reise – und wer hat schon einmal einen Flug mit *Royal Nepal Airlines* erlebt, der ohne Verspätungen und daraus resultierende Zwangsaufenthalte auf irgendeinem Flugplatz in irgendeinem Winkel der Welt ausgekommen wäre? – und das stundenlange Sitzen hatte sich mein Zustand rapide verschlechtert. Kaum war ich endlich in Kathmandu gelandet und hatte mein Gepäck im *Guesthouse* verstaut, da machte ich mich schon auf die Suche nach einem Arzt, noch bevor ich meine Freunde begrüßt hatte. Ein Ayurvediker musste unbedingt her. Ein Arzt westlicher Provenienz kam auf keinen Fall in Frage, nicht hier, nicht in Kathmandu! Wenn ich nur an die Nacht im Krankenhaus von Pokhara vor ein paar Jahren dachte, packte mich noch immer das Grauen. Jammernde Patienten, in den Gängen liegend, sterbend im schummrigen Schein einiger Kerzen, denn der Strom war gerade wieder einmal ausgefallen, flehende Augen und Stöhnen, mangelnde Hygiene, vielfach gebrauchte Spritzen ... Nein, ein Arzt westlicher Prägung, der womöglich schneiden wollte, zumindest aber spritzen, kam wirklich nicht in Frage, und meine Erfahrungen mit ayurvedischen Ärzten waren zumindest in Indien mehr als vorzüglich gewesen.

Zu beschreiben wäre die stundenlange Suche, die Hilfsbereitschaft der Nepalesen, die ihr Möglichstes taten, um mir zu helfen, und mich doch immer wieder in eines der westlichen Krankenhäuser der Stadt schleppten, da sie sich einfach nicht vorstellen konnten, dass ein Europäer wirklich zu einem einheimischen Arzt wollte. Es musste einfach ein Missverständnis sein! Doch schließlich landete ich – nach Stunden des Herumirrens in den Straßen der Stadt – unweit meines *Guesthouse* an der richtigen Adresse: *Ayurveda Hospital and Teaching Clinic of the Government of Nepal, Naradevi, Kathmandu.*

Ich stand im Hof unter Dutzenden von Wartenden, während mein Führer im Inneren des etwas verwahrlosten Gebäudes verschwand, um wenig später mit einem recht distinguierten Herrn mittleren Alters wieder zu erscheinen. Gemächlich »schreitend« – mir fällt wirklich kein treffenderer Ausdruck für seine Art der Fortbewegung ein – kam er mir entgegen, ein weißes Taschentuch gegen den Smog der Metropole vor den Mund haltend, einen leichten Leinenhut auf dem Kopf zum Schutz vor der sengenden Sonne, Hornbrille, gepflegte westliche Kleidung: *Dr. Ram Narayan Sah, Ayurvedic Consultant & Yoga Physician, M. D. (General Kayachikitsa, Gujarat)* und *Managing Director* der *Singh Durbar Vaidya Khana Vikas Samiti*, des einzigen regierungsamtlichen ayurvedischen Pharmaherstellers Nepals, wie mir die Visitenkarte offenbarte, die er mir überreichte, nachdem wir uns begrüßt hatten.

Ich folgte ihm in einen Untersuchungsraum, den er außerhalb der Klinik neben einer kleinen ayurvedischen Apotheke für seine Privatpatienten betrieb. Zwar war er ein recht wichtiger Mann – Regierungsangestellter, Dozent etc. –, doch die Einkommen sind nicht gerade hoch in Nepal. Ein fadenscheiniger Vorhang trennte den Untersuchungsraum zur Apotheke hin ab, eine Holzpritsche, ein wackliger Stuhl, nichts von dem chromblitzenden Pomp westlicher Arztpraxen. Er untersuchte mich – wortlos beinahe –, beobachtete meinen Puls, bedeutete mir, ihm zu folgen, und schlug den Weg zurück zur Klinik ein. Doch wir durchschritten den Hof des Krankenhauses mit den Schlangen der Wartenden und betraten ein Haus im rückwärtigen

Teil des Areals neben einem unscheinbaren Tempel, Dhanvantari geweiht, dem Arzt der Götter, dem göttlichen Arzt.

Wir betraten – nachdem wir uns unserer Schuhe entledigt hatten – eine Wohnung im ersten Stock, die ich von nun an recht häufig aufsuchen sollte. Das dem Eingang zunächst liegende Zimmer diente als Wohn- und Esszimmer, als Schlafzimmer für seine Söhne und nun eben auch als Behandlungsraum, denn er wollte meiner Krankheit – neben ein paar Pillen und einer unangenehm riechenden Salbe – auch mit Yoga und ayurvedischer Massage zu Leibe rücken, und die Kammer neben der Apotheke bot dazu wirklich nicht genug Raum.

Die Übungen, die er mich lehren wollte, kannte ich alle zur Genüge, sodass der Doktor höchst erstaunt war, als ich die Übungen meist schon ausführte, kaum dass er ihren Sanskritnamen ausgesprochen hatte.

Und so kamen wir ins Gespräch: über Yoga und Meditation, Ayurveda und Allopathie, Ost und West. Und als wir uns einmal über die unterschiedlichen Yogaschüler in Ost und West unterhielten, meinte Dr. Sah, der inzwischen einiges über meine indischen Lehrer, meine Bücher und die Art meiner Yogakurse wusste: »Der Yoga, wie er heute zumeist gelehrt wird, in Ost und West, ist eigentlich für einen ganz anderen Menschentypus gedacht, den Einsiedler und Asketen, den Weltentsager: Nur ihnen, die alles Weltliche weit hinter sich gelassen haben, ist dieser Weg in seiner letztendlichen Konsequenz möglich. Aber wie viele dieser Geistesheroen gibt es heute noch? Und ob die Zahl früher viel größer war, wissen wir auch nicht. Schau dir all die *Babas*[1] und *Sadhus*[2] in *Pashupatinath*[3] an! Sie beherrschen ein paar Übungen, um sie staunenden Touristen für ein paar Rupien vorzuführen. Und sobald sie genügend Geld beisammenhaben, betrinken sie sich in den nahen Kaschemmen, ja, selbst in den Tempeln, in denen sie hausen. Es sind keine wirklichen Yogis, es sind nur Bettler, die ein paar Tricks beherrschen, um den Pilgern das Geld aus der Tasche zu locken. Weiter nichts.«

Und nachdem wir uns ausführlich über das seltsame Völkchen der »Scheinheiligen« unterhalten hatten, das *Pashupatinath* bevölkert, fuhr er fort in seiner Kritik, der Kritik des Arztes, an der so weit verbreiteten Art des Yoga – Hatha-Yoga – und dem geringen Nutzen, den die meisten daraus zu ziehen in der Lage sind. »Schau dir nur die Zeit an, die ein richtiges Üben erfordern würde!« Und er zitierte einen

Sloka[4] aus der *Hatha-Yoga Pradipika*, der »Kleinen Leuchte des Yoga«, jenem Standardwerk über den Hatha-Yoga aus dem 16. Jahrhundert: *»Wer diese Viparita Karani*[5] *drei Stunden täglich übt, besiegt den Tod.«* Drei Stunden. Für eine einzige Übung! Und Goraknath nennt in seiner *Gorakshasataka* noch ganz andere Zeiten, wenn er über die drei letzten Zweige des achtgliedrigen Yoga Patanjalis[6] spricht, die wir heute unter dem kurzen Begriff der Meditation zusammenfassen: zweieinhalb Stunden für das Fokussieren der Sinne, deren ›Einspitzigkeit‹ (*Dharana),* fünfzehn Stunden für die Versenkung (*Dhyana)* und zwölf Tage für die Krone dieser Trias, *Samadhi.*
Ich hatte ihm zuvor mein Leid mit meinen – zumeist westlichen – Yogaschülern geklagt, dass sie sich kaum in der Lage sähen, ihre täglichen Übungen auch außerhalb der Kursstunden regelmäßig durchzuführen. »Dies ist einer der nicht zu unterschätzenden Unterschiede zwischen dem Yoga der Einsiedler und der Praxis des ayurvedischen Yoga – die benötigte Zeit! Daher ist er – auch und vor allem – für den tätigen, mitten im Leben stehenden Menschen gedacht, den *Grihasta,* während der Yoga der Einsiedler und Asketen den Lebensabschnitten des *Brahmacharya* und des stufenweisen Zurückziehens von der Welt als *Vanaprastha* und schließlich als *Sannyasin*[7] vorbehalten blieb. Nur ganz wenigen wurde das Privileg zuteil, sich niemals dem Wohl der Familie oder Kaste zuwenden zu müssen, um von klein auf den Weg des Yoga zu beschreiten. Für uns andere aber bietet dieser ayurvedische Yoga allen Segen jedweden Yogaweges.«
Die Zeit! Als ich – Jahre zuvor – meinen damaligen Yogamentor und Freund, Lal Bahadur Basnet aus Sikkim, nach *Pranayamas*[8], *Mudras*[9] und *Bandhas*[10] und den Prinzipien der Meditation fragte, antwortete er zunächst erstaunt mit einer Gegenfrage: »Woher willst du denn die Zeit nehmen, um all das praktizieren zu können? Mit Familie und Beruf. Ich lebe allein, von meiner kleinen Rente, brauche mich um niemanden zu kümmern. Und trotzdem bin ich mit meinen *Asanas* genug beschäftigt!« Wir benötigten damals zweimal vier Stunden pro Tag für unser Yogaprogramm, dazu kamen Einkaufen im Dorf im Tal, Kochen, etwas Hausarbeit in der kleinen Klause, die er hoch oben am Berg bewohnte, eine Siesta nach dem Essen, dann wieder Yoga, bis die frühe indische Nacht über dem nahen Dschungel hereinbrach und ich mich auf den Heimweg machen musste. Die Tage waren wirklich ausgefüllt, und doch gab es so viel mehr zu tun! Aber die Zeit!
Ich war also mehr als angenehm überrascht, nun von einem Yoga-

weg zu hören, der weniger Zeit benötigte und doch alle heilsamen Wirkungen versprach, die dem Yoga eigen sind.
»Der ayurvedische Yoga ist viel älter als zum Beispiel die *Yoga-Sutras* Patanjalis und war in alter Zeit Bestandteil der Heilkunst Indiens, dem *Ayur Veda*, der Wissenschaft vom Leben. Jedermann war gehalten, zur Gesunderhaltung von Körper und Geist ein paar Übungen täglich auszuführen, und erst viel später wurde der Yoga zum Privileg der Mönche und Asketen!«
Krank hatte ich die Reise angetreten, und in Nepal erwarteten mich Unruhen, die in Generalstreiks, Ausgangssperren, einer Verhängung des Ausnahmezustandes und schließlich der Ermordung des gesamten Königshauses gipfelten. Doch während die äußeren Umstände meiner Reise dadurch alles andere als angenehm waren, führte mich die innere Dimension dieser Reise zu einem neuen Verständnis des Yoga.
Einundzwanzig Übungen. Als der Übungszyklus beendet war, von Dr. Ram Narayan Sah fein säuberlich in mein Tagebuch notiert, waren es genau einundzwanzig Übungen – einschließlich der Meditation! –, die seiner Ansicht nach vollauf genügten, mich schnell wieder fit werden zu lassen und Körper und Geist gesund zu erhalten.
Ich war begeistert. Nicht nur die Übungsfolge sprach mich an, auch die schiere Zahl. Einundzwanzig. Ich gebe zu, dass ich von der Zahlenmystik Asiens etwas infiziert bin; nicht, dass ich wirklich daran glaube, aber es freut mich, ihm hin und wieder zu begegnen – dem Glauben an die Magie der Zahl. Dreifach sind die Grundeigenschaften aller Objekte[11], dreifach ist die Zeit[12], mit drei Schritten durchmaß Vishnu die Welt[13], drei Körper besitzt der Buddha[14], dreifach ist die Zuflucht[15]. Und sieben heilige Städte erwarten den Pilger[16], siebenfach sind die Siegel der Apokalypse, sieben Sprossen hat die zum Himmel führende Leiter in den Mithras-Mysterien, sieben Metalle kennt die rosenkreuzerische Alchemie, in sieben unterschiedlichen Farben schuf Allah die Menschen ... Immer wieder: die Sieben und die Drei. Die heiligen Zahlen. Kein Wunder also, dass mir ihr Produkt so gefiel. Und so nannte ich diese Übungsfolge bald »Einundzwanzig Schritte zur Glückseligkeit«.
Das Wissen, das sich in diesem Buch manifestiert, ist ein wahres Geschenk an die Menschheit, »sein Gewicht in Gold wert«, wie ein indischer Freund einst meinte, und es erfüllt mich mit tiefer Dankbarkeit, dass ich dazu beitragen kann, dieses Wissen zu verbreiten.

Ayurveda – die Wissenschaft vom Leben

Yoga und Ayurveda sind einzigartige Wissenschaften des Altertums: Beide wurden im selben Land entwickelt und unter ähnlichen Bedingungen praktiziert, beide haben dieselben Ziele.

Ayurveda (*Ayur* = »Leben«, *Veda* = »Wissen«), eine umfassende Wissenschaft des Lebens, wurde entwickelt, um *Arogya* zu gewährleisten, eine ganzheitliche Gesundheit, welche als essentiell betrachtet wurde, um die vier Antriebskräfte des Lebens – *Dharma* (»Gesetz, tugendhafter Lebenswandel«), *Artha* (»Wohlstand, Besitz«), *Kama* (»Lust, Verlangen«) und *Moksha* (»Befreiung, Erlösung«)[17] –, die die Quintessenz hinduistischen Denkens beinhalten, zu verwirklichen.

> *»Dharmarth Kama Mokshanamarogyoam Mulmuttamam.«*
> »Gesundheit ist die Basis aller tugendhaften Handlungen *(Dharma)*, des Erlangens von Wohlstand *(Artha)*, der Befriedigung des Verlangens *(Kama)* und letztendlicher Befreiung *(Moksha)*.«
>
> Charak Sutra I/15

Und da beide – Yoga und Ayurveda – die gleichen Ziele verfolgten, war Yoga natürlich ein wesentlicher Bestandteil des Ayurveda.

Während das primäre Ziel des Ayurveda jedoch die Verwirklichung aller vier menschlichen Antriebskräfte war, war Yoga hauptsächlich auf ein Ziel gerichtet: die Erlangung von *Moksha,* der letztendlichen Befreiung. Ayurveda beschäftigt sich also mit der gesamten psychospirituellen und psychosomatischen Einheit, die man gemeinhin »Mensch« nennt, und steht daher einerseits für die Lösung aller drei möglichen Kategorien von Miseren – körperlichen, geistigen und seelischen –, andererseits sichert er die Gesundheit *(Arogya)*, welche *Dharma, Artha, Kama* und *Moksha* gewährleistet. Yoga dagegen kümmert sich speziell um die psychospirituellen Aspekte des Lebens und ermöglicht *Moksha.*

> *»Yoga Moksha Pravatkah.«*
> »Yoga führt zur Befreiung.«
>
> Charak Samhita I/17

Sushruta, ein berühmter ayurvedischer Arzt des 2. nachchristlichen Jahrhunderts und Verfasser der *Sushruta Samhita,* definiert Gesundheit als einen Zustand vollkommenen Wohlseins des Geistes, der Seele und des Körpers (in all seinen Dimensionen) und das Gegenteil dessen als Krankheit. Er geht davon aus, dass Gesundheit der Normalzustand ist, der dadurch charakterisiert wird, dass neben optimalem Wohlsein des Gemüts *(Manas)*, der Sinne *(Indriyas)* und des Geistes *(Atma)* Gleichgewicht herrscht zwischen den drei *Doshas* (»Mängel«, Körperenergien), den dreizehn unterschiedlichen Verdauungsfeuern *(Agnis)*, den sieben Arten der *Dhatus* (»Bereich, Element«, elementare Körperbestandteile) und *Malas* (Ausscheidungen):

> *»Sam dokhah, sam ginisha, sam dhatu malakriyah. Prasannat mendriy amanah. Swasth swasthetya vhidhiyatey.«*
> »Die Ausgewogenheit und die ungestörte Funktion der *Doshas*[18], *Agnis*[19], *Dhatus*[20] und *Malas*[21] verbunden mit einem Wohlbefinden der Seele, der Sinne und des Geistes nennt man Gesundheit *(Sawastha).«*
>
> Sushruta Sutra 15/48

Aus dieser Definition wird klar ersichtlich, dass Gesundheit und Krankheit keine getrennten Wesen sind, wie man allgemein annimmt, vielmehr sollte Gesundheit als kontinuierlicher Prozess verstanden werden, der auf einen Zustand des Wohlseins hindeutet.
Lassen Sie mich zunächst einmal einen, meiner Ansicht nach höchst »modernen« Kerngedanken des Ayurveda aufgreifen. Nach diesem Verständnis ist die Welt eines jeden Menschen in seiner eigenen Person begründet und endet mit ihr:

> *»Stwatma shariranch; Trayametat tridandvat. Lokashtishthati sanyogat tatra sarvam pratishthitam.«*
> »Geist, Seele und Körper sind wie ein Dreifuß; die Welt entsteht durch ihre Verbindung, sie bilden die Grundlage von allem. Dies (die Verbindung von Körper, Geist und Seele) ist der Mensch. Dies ist empfindungsfähig, und dies ist Gegenstand des Ayurveda.«
>
> Charak Samhita I/46

Gesundheit ist also stets das Wohlbefinden von Körper, Geist und Seele. Krankheit entsteht – folgt man diesen Überlegungen – aufgrund falscher Verhaltensweisen:

»Kalbhuddhindriyarthanam, yogo mithya na chaticha. Dvayashrayanam vyaddhinam; trividho hetu sangrah.«
»Die Erkrankungen von Körper und Geist können dreierlei Ursachen haben: die Verwendung, Nichtverwendung oder exzessive Verwendung von Zeit, geistigen Fähigkeiten und Objekten der Sinnesorgane.«

Charak Samhita I/54

»Asatmyendriya Artha Samyoga, pragyaparadha parinam.«
»Ungesunde Verbindung der Sinnesorgane mit ihren Objekten, intellektueller Hochmut *(Pragyapradha)* und ungesunde ›Entwicklungen‹ *(Parinam)* sind die drei möglichen Ursachen aller Erkrankungen.«

Charak Samhita XI/43

Auch die Behandlung von Krankheiten kann daher auf dreierlei Arten erfolgen: spirituell, physisch und psychisch.

»Trividham aushamithi – Daivyapashrayam; Yuktivyapashrayam; Sattvavajayasha.«
»Es gibt drei Arten ayurvedischer Therapie: spirituelle, physische und psychische.«

Charak Samhita XI/54

Das tägliche Praktizieren des Yoga macht bewusster, bewusster im Umgang mit uns selbst und der Welt, in der wir leben, sodass wir schließlich die Ursachen von Erkrankungen in uns selbst ausrotten und sie von nun an meiden und uns Förderliches im festen Vertrauen auf die Wirksamkeit unserer täglichen Praxis stärken:

»Yogarambhe Satatam Nirvedah.«
»Vertraue stets auf die Yogapraxis.«

Charak Samhita V/12

Der Ayurveda, das Wissen (Skrt. *Veda*) vom Leben (Skrt. *Ayur*), reicht weit zurück in die nahezu geschichtslose Zeit der uralten Induskulturen Harappas und Mohenjo-Daros, des Zusammenpralls der drawidischen Ureinwohner mit den in mehreren Wogen aus dem Nordwesten über Indien hereinbrandenden Ariern (um 1500 v. Chr.). Schon die Heerscharen Alexanders des Großen (356–323 v. Chr.) fanden bei ihrem Eindringen ein in sich geschlossenes Gesundheitssystem vor, das sie durch ihre Medizin, die die Inder bis zum heutigen Tag *Unani* (Grieche) nennen, bereicherten. Die fünf Elemente – einige Schulen betrachten das Bewusstsein als sechstes Element – Erde, Wasser, Feuer, Luft und Äther (Raum) dienen als Metaphern der elementaren Zustände des kosmischen Seins.
Nach der *Samkhya*-Philosophie – einem der sechs orthodoxen Philosophiesysteme (*Darshanas*) Indiens – entsteht aus der Vereinigung von *Prakriti*, der Urnatur, und *Purusha*, dem reinen, ungetrübten Bewusstsein, die Welt. *Brahman*, das absolute Sein, nicht zu verwechseln mit dem Schöpfergott *Brahma*, manifestiert sich in *Prakriti* und *Purusha*. Die Urnatur wiederum manifestiert sich durch *Rajas*, *Sattva* und *Tamas*, die drei Urkonstitutionen aller Gestaltungen der Erscheinungswelt. Aus diesen drei Urkräften, Energie, Licht und Materie, entstehen die fünf (bzw. sechs) Elemente, entstehen die fünf *Pranas*, *Tejas* und *Ojas*.

»Weder Nichtsein noch Sein war damals,
Nicht war der Luftraum noch der Himmel darüber.
Was strich hin und her? Wo? In wessen Obhut?
Was war das unergründliche tiefe Wasser?

Weder Tod noch Unsterblichkeit war damals;
Nicht gab es ein Anzeichen von Tag und Nacht.
Es atmete nach seinem Eigengesetz ohne einen Windzug
dieses Eine.
Irgendein anderes als dieses war nirgends vorhanden.

Im Anfang war Finsternis in Finsternis versteckt;
All dieses war unkenntliche Flut.
Das Lebenskräftige, das von der Leere eingeschlossen war,
Das Eine wurde durch die Macht seines heißen Dranges geboren.

Über diese kam am Anfang das Liebesverlangen,
Was des Denkens erster Same war. –
Im Herzen forschend machten die Weisen durch Nachdenken
Das Band des Seins im Nichtsein ausfindig.

Quer hindurch ward die Richtschnur gespannt.
Gab es denn ein Unten, gab es denn ein Oben?
Es waren Besamer, es waren Ausdehnungskräfte da.
Unterhalb war der Trieb, oberhalb die Gewährung.

Wer weiß es gewiss, wer kann es verkünden, woher sie entstanden,
Woher diese Schöpfung kam?
Die Götter kamen erst nachher durch die Schöpfung dieser Welt.
Wer weiß es dann, woraus sie sich entwickelt hat?

Woraus diese Schöpfung sich entwickelt hat,
Ob Er sie gemacht hat oder nicht –
Der der Aufseher dieser Welt im höchsten Himmel ist,
Der allein weiß es, es sei denn, dass auch Er es nicht weiß ...«

Rig Veda 10/129

Der Ayurveda beschreibt die wichtigsten Prinzipien der irdischen Natur, das Zusammenspiel der elementaren Kräfte Wind *(Vata)*, Schleim *(Kapha)* und Galle *(Pitta)*. Krankheiten entstehen gemäß der Lehre des Ayurveda als Folge eines Ungleichgewichts dieser *Doshas* oder durch die Ablagerung von Schlacken *(Ama)*. Die Behandlung besteht daher folgerichtig aus der Ausscheidung dieser Schlacken und der Harmonisierung der *Doshas*. Hierzu werden pflanzliche und mineralische Arzneien, Ernährungsvorschriften und verschiedene physiotherapeutische Maßnahmen – unter anderem Yoga – angewendet.
Der Ayurveda war ursprünglich ein Anhang zum *Atharvaveda*, dem vierten Veda. Der *Atharvaveda* erhielt seinen Namen der Überlieferung zufolge nach seinem Verfasser, einem Weisen *(Rishi)* namens *Atharvan*. Der *Atharvaveda* besteht aus einer großen Anzahl von Hymnen, Zaubergesängen und Zaubersprüchen. Er war vor allem für den häuslichen Gebrauch bestimmt und wurde ursprünglich von den Priestern nicht akzeptiert, da sein Inhalt zum Teil erheblich von den anderen *Vedas (Rigveda, Samaveda* und *Yajurveda)* abwich. Erst als

die Brahmanen das Buch bei ihren Opferzeremonien benutzten, wurde er offiziell anerkannt. Die wichtigsten autoritativen Lehrbücher der vedischen Medizin sind die drei großen Sammelwerke *(Samhita)* der altindischen mythischen Ärzte Charaka, Susruta und Vagbhatta, die um 500 n. Chr. entstanden sind. Ihre Ursprünge reichen jedoch – folgt man indischen Quellen – bis zu 3000 v. Chr. zurück.

Die Lehre von den drei Gunas

> *»Rajas, Sattva und Tamas sind die drei Wesenheiten aus dem Schoße der Natur, die die unsterbliche Seele an den Körper binden.«*
>
> Bhagavad Gita XIV/5

Jeder der drei Körper (siehe Abschnitt »Trikaya – die Lehre von den drei Körpern«), ja, alles Seiende, wird von drei Eigenschaften, Kräften oder »Qualitäten«, den so genannten *Gunas*, geprägt:

- der grobstoffliche Körper von *Tamas*
- der feinstoffliche Körper von *Rajas*
- der Kausalkörper von *Sattva*

Alles Seiende wird von diesen Faktoren bestimmt, sie befinden sich in einer ständigen Wechselwirkung, sind ineinander verwoben, verschmolzen. Die jeweilige Vorherrschaft der einen oder anderen *Guna* bestimmt das Wesen eines Gegenstandes oder Lebewesens. Während *Sattva* und *Tamas* beständiger sind, ist *Rajas* Veränderung. *Rajas* ist die aktiv-stimulierende, dynamische Kraft, *Tamas* die passive, dumpfe, hemmende und *Sattva* die ausgleichende, harmonisierende. *Sattva* ist Licht und Liebe und Leben, *Rajas* ist Leidenschaft und Verlangen, *Tamas* Unwissenheit und Dunkel. Yoga und Ayurveda streben danach, *Sattva* zu stärken, denn *Sattva* bedeutet, Körper und Geist zu läutern, zu heilen, auf eine höhere Ebene zu bringen.
Hierbei kommt selbstverständlich auch der Nahrung, ihrer Qualität und jeweiligen Quantität eine große Bedeutung zu. Wer zu viel isst, fördert in jedem Fall *Tamas*. Und wer kennt es nicht, dieses träge Völlegefühl nach einem opulenten Mahl! *Sattvaische* Nahrung för-

dert natürlich auch das *Sattva* im Konsumenten, *rajaische* Nahrung fördert *Rajas* und *tamasische Tamas*. Jeder kann unschwer nachvollziehen, welche Nahrung welche *Gunas* im Übermaß enthält. Scharfe, salzige und saure Speisen und Getränke enthalten im Allgemeinen viel *Rajas*. Sie fördern zwar die Verdauung, reizen aber gleichzeitig das Nervensystem, verbrauchen viel Energie, verstopfen unter Umständen die Arterien und fördern die Gärung und damit die Bildung giftiger Gase im Körper. Bittere und zusammenziehende Speisen und Getränke enthalten viel *Tamas*. Sie fördern die Produktion von *Vata* und machen träge und dumpf. Es gilt also, seine Nahrung so zu wählen, dass sie dem Körper möglichst viel *Sattva* zuführt. Dies betrifft vor allem Milch und Milchprodukte (Käse in Maßen, er enthält je nach Geschmacksrichtung viel *Rajas* oder *Tamas*) von »glücklichen Kühen«, Vollkornprodukte (vor allem Weizen, Reis und Hafer), Obst, Gemüse (nicht zu viel Zwiebeln und Knoblauch, sie enthalten viel *Rajas*), Nüsse und Samenkerne, Naturzucker etc. Industriell hergestellte Nahrung ist – zumindest leider heute noch – so gut wie nie *sattvaisch*! Der Verzehr von Fleisch (vor allem von Säugetieren), Fisch, Eiern, tierischen Fetten, weißem Mehl, weißem Zucker, Alkohol, Tabak und Konserven sollte auf ein Mindestmaß beschränkt oder gänzlich aufgegeben werden.

Die drei Doshas

Unsere biologische Existenz wird von den drei Körpersäften, den so genannten *Doshas* (Skrt. »Makel«) – *Vata*, *Pitta* und *Kapha* bzw. »Wind«, »Galle« und »Schleim« – bestimmt, die von den jeweiligen Elementen gebildet werden. Die Elemente Luft und Äther (*Vayu* und *Akasha*) formen *Vata*, Feuer und Wasser (*Agni* und *Apaha*) formen *Pitta*, die »Kraft des Verdauens«, Wasser und Erde (*Apaha* und *Prithvi*) bilden *Kapha*, den Schleim. Im menschlichen Körper gehören Knochen, Fleisch, Haut, Nerven und Haar zum Erdelement; Samen, Blut, Fette, Urin, Schleim, Speichel und Lymphe zum Element Wasser; Hunger, Durst, Körpertemperatur, Schlaf, Lethargie, Intelligenz, Ärger, Hass, Eifersucht und Leidenschaft zum Feuerelement. Alle Regungen des Körpers wie Atmung, Ausscheidung und Sekretion ge-

hören dem Luftelement an; Liebe, Hass, Schüchternheit, Angst und Anhänglichkeit werden dem Element Äther zugeordnet.
Jeder Organismus wird von einer dieser drei Kräfte dominiert und bestimmt dadurch den körperlichen und geistigen Typus des Individuums, seine Konstitution, seine Gewohnheiten und Neigungen. Ihre relative Ausgewogenheit bedeutet Gesundheit, ihre Unausgewogenheit Krankheit und Verfall. Die Kenntnis dieser drei *Doshas* ist für Yoga und Ayurveda gleichermaßen wichtig, um Körper und Geist richtig »behandeln« zu können: Im Ayurveda wird eine Krankheit dadurch bekämpft, dass einer extremen Unausgewogenheit der *Doshas* durch Ernährung, Heilkräuter und Ähnliches entgegengewirkt wird; *Asanas*, *Pranayama* und Meditation stellen wirkungsvolle Maßnahmen dar, die *Doshas* ins Gleichgewicht zu bringen und damit das gesamte Potential des Menschen zu entfalten. Häufig wird im Ayurveda die Wirkungsweise der drei Körperenergien oder *Doshas* mit den elementaren Kräften von Wind, Sonne und Mond verglichen. *Vata* entspricht bei dieser Betrachtungsweise der Kraft des Windes, *Pitta* der Kraft der Sonne und *Kapha* der Kraft des Mondes.

Vata (Wind)

Vata ist der Antrieb für *Pitta* und *Kapha. Vata* ist die Luft in Knochen, Gelenken und Organen, ist Lebenskraft und Energie, verleiht Kreativität und Wendigkeit. *Vata* fördert die Verdauung (sein wichtigster Sitz ist im Dickdarm), bildet, im Übermaß vorhanden, jedoch auch giftige Gase und löst dadurch Störungen im Nervensystem, in der Verdauung und im Gewebe aus. *Vata*-dominierte Personen benötigen wenig Schlaf, sie bewegen sich schnell und reden meist (zu)viel. Ihr Körper ist trocken, das Haar dünn und brüchig, ihr Geist ruhelos. Sie lieben sinnliche und sexuelle Genüsse, süße, saure oder scharf gewürzte Nahrung, essen entweder zu viel oder zu wenig, sind oft sorglos im Umgang mit Geld und verschwenderisch, gleichzeitig jedoch ängstlich und nervös. Ihr Körper ist meist aufgeschossen und dünn mit spitzen, schwachen Knien. Ihr Puls ist schwach und bewegt sich schlangengleich. Sie leiden häufig an starkem Durst, Trockenheit, rauer, roter Haut, Husten und Asthma, Erkrankungen von Nase, Ohren und Hals, Kreislaufbeschwerden, Problemen beim Urinieren, Erkrankungen der Harnwege und Verstopfung. Sie frieren leicht und

haben eine schlechte Durchblutung. Im Traum ersteigen sie häufig Bäume oder Berge und fliegen, ohne sich mechanischer Hilfsmittel zu bedienen. Ihre Lebensspanne ist eher kurz.
Um die negativen Auswirkungen von einem Zuviel an *Vata* zu behandeln, müssen die Übungen so gewählt werden, dass sie dieses *Dosha* dämpfen. Die *Asanas* sollten in diesem Fall besonders sanft, fließend, ruhig und langsam ausgeführt werden. Besonders Übungen für Unterleib und Dickdarm sind hier zu empfehlen. Vorwärts- und Rückwärtsbeugen eignen sich besonders zur Reduzierung von *Vata*; sie sollten jedoch sehr langsam und behutsam ausgeführt werden. Für den *Vata*-Menschen empfiehlt es sich, zwischen den einzelnen Übungen etwas länger zu verweilen und die Entspannung in der Totenstellung *(Shavasana)* ein wenig auszudehnen. *Pranayama* und Meditation führen zu tieferer Ruhe und Gelassenheit.
Wichtige Übungen, um ein Zuviel an *Vata* zu dämpfen, sind unter anderem der Diamantsitz *(Vajrasana)*, der Löwe *(Simhasana)* und die vollkommene Stellung *(Siddhasana)*. Da *Vata* sich auch in der Wirbelsäule ansammelt und sie steif macht, sollten *Vata*-Persönlichkeiten die Wirbelsäule in alle Richtungen dehnen; hierzu werden vor allem die Wirbelsäulendehnung *(Prishtha-Vansa-Vistar-Asana*, im Westen oftmals auch als Krokodil-Übungen bezeichnet), das Krokodil *(Makarasana)*, die Brücke *(Setu-Bandh-Asana)*, der Drehsitz *(Matsyendrasana)*, das Siegel des Yoga *(Yoga Mudra)*, die Zange *(Pashimothanasana)*, die Kobra *(Bhujangasana)* und beide Heuschrecken-Übungen *(Ardha Shalabasana* und *Shalabasana)* empfohlen. Auch die aufrechte Stellung *(Tadasana)*, der Baum *(Vrikshasana)*, das Dreieck *(Trikonasana)*, die Kriegerstellung *(Virabhadrasana)*, die umgekehrte Haltung *(Viparita Karani)*, die Kopf-Knie-Stellung *(Janu-Shirsh-Asana)* und das Boot *(Naukasana)* leisten hier gute Dienste. Die Gas lösende Stellung *(Pavanmuktasana)* dient – wie der Name schon sagt – in besonderer Weise dazu, zu viel Gas aus dem Körper zu entfernen.

Pitta (Galle)

Da das Feuerelement als solches nicht im menschlichen Körper existieren kann, lagert es sich in Form von Fetten und allerlei sauren Sekreten im Körper ein. *Pitta* ist für Verdauung und Resorption

zuständig und sitzt vor allem im Dünndarm, im Magen, in den Schweiß- und Talgdrüsen sowie in Blut und Lymphe. *Pitta* verleiht Intelligenz, Mut und Vitalität. *Pitta*-dominierte Personen haben einen durchschnittlich muskulösen und flexiblen Körperbau mit guter Durchblutung. Ihr Puls ist recht stark und bewegt sich wie ein hüpfender Frosch. Das Haar ist weich und fettend und wird früh grau oder weiß. Auch die Haut ist weich, ölig und warm. Der *Pitta*-Typus liebt Blumen und Wohlgerüche, ist mutig und freundlich, aber auch aggressiv, ehrgeizig und eifersüchtig. Dennoch ist sein Interesse am anderen Geschlecht eher schwach ausgeprägt. *Pitta*-dominierte Personen träumen häufig von Feuer, Sternschnuppen, Sonne und Mond, Lichterscheinungen und giftigen Pflanzen.
Wenn der *Pitta*-Haushalt gestört ist, zeigt sich dies vor allem in Hitzegefühlen in Brust und Bauch, Übersäuerung, Durst, roten Augen, Verdauungsstörungen, Hauterkrankungen, Sehstörungen, Schweißausbrüchen und Hysterie. Bei einer weiteren Zunahme von *Pitta* kommt es zu starken Hitzewallungen, gelben Augen und einer gelben Gesichtsfarbe, gelbem Stuhl und gelbem Urin, Schwächeanfällen, Schlaflosigkeit und einer eingeschränkten Funktion der Sinnesorgane. Ist *Pitta* zu schwach ausgeprägt, führt dies zu allgemeiner Mattigkeit, stumpfen, glanzlosen Augen und verminderter Körpertemperatur.
Kühlende Körperhaltungen *(Asanas)* und Atemübungen *(Pranayamas)* können einen gestörten *Pitta*-Haushalt ausgleichen. Hierbei sollte insbesondere auf ein völlig entspanntes Ausführen der einzelnen Asanas geachtet werden. Geeignet sind vor allem sämtliche Umkehrhaltungen wie Schulterstand *(Sarvangasana)* und Kopfstand *(Shirshasana)*. Da Pitta sich hauptsächlich in der Mitte des Unterleibs, im Dünndarm und in der Leber ansammelt, profitiert der *Pitta*-Typus von allen Übungen, die Verspannungen in diesem Bereich beseitigen. Insbesondere die Kobra *(Bhujangasana)*, das Boot *(Naukasana)*, die Heuschrecke *(Shalabasana)*, die Zange *(Pashimothanasana)*, der Fisch *(Matsyasana)* und der Bogen *(Dhanurasana)* kommen hierfür in Betracht. Weitere Übungen zur Harmonisierung des *Pitta*-Haushaltes sind der Baum *(Vrikshasana)*, das Dreieck *(Trikonasana)*, die Wirbelsäulendehnung *(Prishtha-Vansa-Vistar-Asana)*, die umgekehrte Haltung *(Viparita Karani)*, der Drehsitz *(Matsyendrasana)* sowie das Siegel des Yoga *(Yoga Mudra)* und *Shavasana*, die Totenstellung.

Kapha (Schleim)

Kapha bedeutet »Schleim«, »Kohäsion«, das, »was die Dinge zusammenhält«, und ist vor allem in Brust, Hals und Kopf, in der Bauchspeicheldrüse und Lymphe sowie im Bauch und Fettgewebe lokalisiert. Der Hauptsitz von *Kapha* ist der Magen, wo der Schleim erzeugt wird, der später an Lunge und Lymphsystem weitergegeben wird. *Kapha*-dominierte Persönlichkeiten haben einen starken, zu Fettansatz neigenden Körperbau. Ihr Puls ist langsam, stetig und stark und bewegt sich wie ein auf und ab gleitender Schwan auf dem Wasser. Ihr Verstand ist von Natur aus nüchtern und klar. Der *Kapha*-Typus hat starke, geschmeidige Gelenke, bronzefarbene Haut, lange Hände und eine breite, stark ausgebildete Brust. Sein Haar ist stark, dick und fettend, das Gesicht mondförmig. *Kapha*-Typen lassen sich kaum von Geräuschen, Hunger, Durst oder Schmerzen stören, sind ordnungsliebend und stehen zu ihrem Wort. Sie lieben sexuelle Genüsse, bittere und scharf gewürzte Nahrung und schlafen gerne (geräuschvoll) lange und viel. In ihren Träumen tauchen immer wieder Flüsse, Teiche, Seen, Meere, Wasservögel und Wasserpflanzen auf.
Ist der *Kapha*-Haushalt gestört, zeigt sich dies in weißlichem Urin und Stuhl, einem süßlichen Geschmack im Mund, Drüsenschwellungen, Zysten, Knochenspornen, Gewichtszunahme, Kreislaufproblemen, einem hohen Cholesterinspiegel (und anderen hohen Blutfettwerten) und Herzkrankheiten.
Für *Kapha*-Persönlichkeiten besonders geeignet sind alle Übungen, die sie zum Schwitzen bringen, insbesondere der Sonnengruß *(Surya Namaskar)* und die Kriegerstellung *(Virabhadrasana)*. Auch alle Arten von Rückwärtsbeugen, Kamel *(Ushtrasana)*, Heuschrecke *(Shalabasana)*, Wirbelsäulendehnung *(Prishtha-Vansa-Vistar-Asana)*, Löwe *(Simhasana)*, Schulterstand *(Sarvangasana)*, schleimlösende Atemübungen *(Pranayamas)* und ein kurzes Verweilen in der Totenstellung *(Shavasana)* helfen, ein Zuviel an *Kapha* abzubauen.

Diagnose des radialen Pulses zur Bestimmung der Doshas

Die vorangegangenen Ausführungen zu den unterschiedlichen *Dosha*-Persönlichkeiten haben es Ihnen sicher ermöglicht, sich selbst dem einen oder anderen *Dosha*-Typus zuzuordnen. Selbstverständ-

lich kommen diese kaum in ihrer »Reinform« vor, sondern stets als Mischtypus. Dem Ayurvediker steht eine Vielzahl weiterer Untersuchungsmethoden wie Augen-, Zungen-, Nagel- und Lippendiagnose zur Verfügung, um den jeweiligen *Dosha*-Typus zu erkennen.
Eine der effektivsten Methoden, die auch vom Laien mit etwas Übung und Erfahrung praktiziert werden kann, ist die Pulsdiagnose. Abweichend von der westlichen Lehrmeinung geht Ayurveda davon aus, dass der Mensch nicht nur einen, sondern drei fühl- und messbare Pulse besitzt. Abhängig von der Vorherrschaft eines der *Doshas*, herrscht dann auch dieser entsprechende Puls vor. Eine Pulsdiagnose erfolgt am besten morgens nach dem Aufstehen, vor dem Frühstück. Sie ist wenig aussagekräftig nach dem Essen oder Baden, nach körperlicher Anstrengung, Geschlechtsverkehr, längeren Sonnenbädern oder Massagen. Auch starker Hunger oder Durst oder das Sitzen nahe der Heizung verändert den Puls. Für Ihre tägliche Praxis benötigen

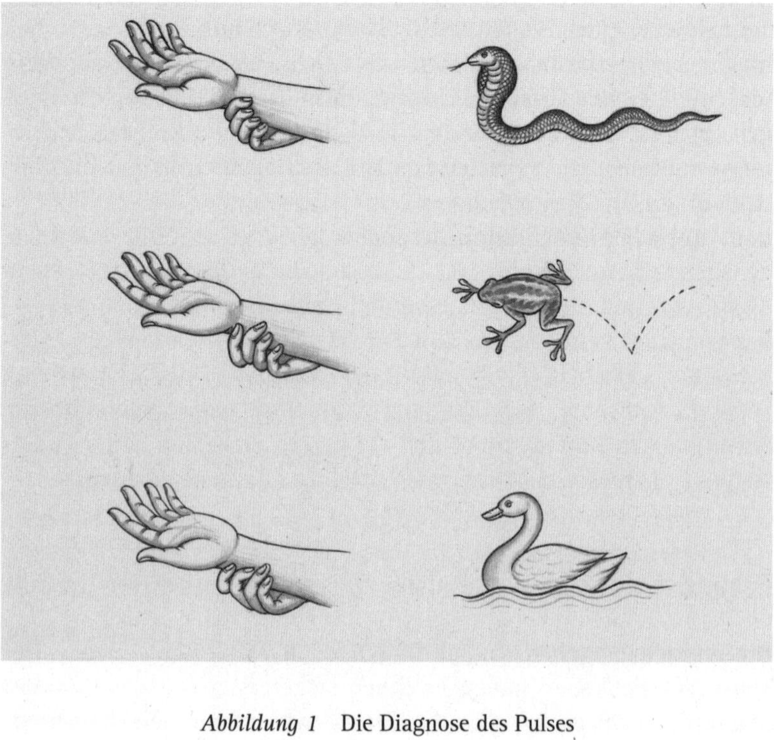

Abbildung 1 Die Diagnose des Pulses

Sie selbstverständlich nicht das gesamte Wissen, das sich der ayurvedische Arzt in jahrelangem Studium aneignet. Ihnen sollte es vollauf genügen, Ihre Konstitution zu einem bestimmten Zeitpunkt besser einschätzen zu können.
Hierzu sitzt der »Patient« dem Diagnostizierenden gegenüber. Um eine vollständige Pulsdiagnose durchzuführen, die auch den Zustand der inneren Organe analysiert, wird der Puls – besser die Pulse – an beiden Handgelenken gemessen. Zur Bestimmung der *Doshas* reicht es jedoch auch, den Puls auf einer Seite zu messen; bei Frauen am linken, bei Männern am rechten Handgelenk. Zur Kontrolle, da die Pulse rechts und links teilweise stark voneinander abweichen können, empfiehlt es sich jedoch, beide Handgelenke zu diagnostizieren. Arm und Handgelenk des Patienten sind leicht abgewinkelt, und man legt nun Zeigefinger, Mittelfinger und Ringfinger unterhalb des Daumens leicht an das Handgelenk. Der Zeigefinger zeigt Ihnen die Intensität *Vatas*, der Mittelfinger *Pittas*, der Ringfinger *Kaphas* an. Verstärken oder verringern Sie abwechselnd den Druck der einzelnen Finger, bis Sie die jeweiligen Pulse eindeutig unterscheiden können. Der Pulsschlag, den Sie am deutlichsten wahrnehmen, und damit das entsprechende *Dosha*, dominiert zur Zeit der Diagnose den Körper des Patienten. Der *Vatta*-Puls bewegt sich – wie schon erwähnt – mit schlängelnder Bewegung und einer Frequenz von 80 bis 100 Schlägen pro Minute, der *Pitta*-Puls springend wie ein Frosch mit 70 bis 80 Schlägen pro Minute, der *Kapha*-Puls mit dem sanften Wiegen eines auf dem Wasser dahingleitenden Schwans mit 60 bis 70 Pulsschlägen je Minute.

Wenn Sie sich dem praxisorientierten, therapeutischen Teil dieses Buches zuwenden, werden Sie sehen, dass die Übungsfolge der einundzwanzig Schritte hervorragend zur Harmonisierung aller drei *Dosha*-Persönlichkeiten geeignet ist. Bei schwerwiegenderen Störungen im Gleichgewicht der *Doshas* können entsprechende Ergänzungsübungen für den jeweiligen *Dosha*-Typus in die Übungsfolge integriert werden. Im Allgemeinen reichen jedoch die einundzwanzig Grundübungen vollkommen aus, um das »Gleichgewicht der Kräfte« herzustellen und zu erhalten.

Yoga

Der Begriff Yoga scheint heute in aller Munde zu sein. Doch: Nichts bleibt so verborgen wie das Offenbarte. Was bedeutet also dieser allseits bekannte Ausdruck? Folgt man der Erklärung eines beliebigen etymologischen Lexikons, so leitet sich das Wort Yoga aus dem altindischen *yuga* her, was so viel bedeutet wie »Joch«. Es ist eng verwandt mit ähnlichen Begriffen anderer indogermanischer Sprachen wie dem englischen »yoke«, dem schwedischen »ok«, dem lateinischen »iugum« usw. und bedeutet »Anschirren, Verbinden«; aber auch die Bedeutung von »Unterdrückung, Unterwerfung« ist durchaus gebräuchlich.

Dies ist seit alters her Ursache für höchst unterschiedliche Betrachtungsweisen des Yoga: Sahen die einen im Yoga ein höchst harmonisches Verbinden von Körper und Geist, individuellem Selbst und Allseele, Mensch und Gott, so betrachteten die anderen den Yoga als probates Mittel zur Unterwerfung des Körpers unter das Diktat des Geistes, was zum Teil wahnwitzige Züge annahm, verbunden häufig mit dem Ziel, übernatürliche Kräfte *(Siddhis)* oder körperliche Unsterblichkeit zu erlangen. So sieht man zum Teil auch heute noch in Indien immer wieder recht »seltsame Heilige«. Manche stets stehend, niemals sitzend oder liegend, so genannte »Steher« *(Khareshwaris)*, die sich zum Ausruhen nur auf eine kleine Schaukel stützen. Mit der Zeit erstarren ihre Gelenke, und sie sind nicht einmal mehr zu den einfachsten Bewegungen in der Lage, sodass sie von ihren Anhängern von Ort zu Ort getragen werden müssen, aber sie genießen höchste Verehrung, symbolisieren sie doch die Herrschaft des Geistes über den Körper.

Überhaupt gilt strengste Askese, freiwilliges Leiden vielen dieser Einsiedler und *Sadhus* als höchstes Gut, um ihr Ziel zu erreichen: *Moksha*, die endgültige Befreiung vom Rad der Wiedergeburten. Dafür stehen sie stundenlang auf einem Bein oder strecken einen Arm so lange nach oben, bis das Gelenk erstarrt ist und das gemarterte Glied einem abgestorbenen Ast gleicht, oder sie üben *Panchtapas* (»fünf Feuer«), eine Askeseübung, bei der der Asket in einem Geviert aus vier Feuern sitzt und stundenlang in die Sonne, die fünfte Glut, starrt, manche bis zu völligem Erblinden. Sie hängen mit dem Kopf nach unten von den Bäumen oder lassen sich stundenlang in den Ufersand des Ganges eingraben, ballen ihre Hände zu Fäusten, bis die Nägel den Handballen durchstoßen und zum Handrücken herauswachsen, sie betten sich auf Nagelbretter oder in Dornengebüsch, langmähnig, aschebeschmiert, allem entsagend, denn es gilt ihnen, alle menschlichen Existenzmodalitäten aufzuheben, sich selbst den elementarsten menschlichen Bedürfnissen zu verweigern, sie bestenfalls zu transzendieren, um so den unaufhörlichen Strom des Lebens von Geburt zu Tod, neuerlicher Geburt und neuerlichem Tod umzukehren. Doch viele von ihnen bleiben der reinen Verweigerung verhaftet und verfehlen so ihr eigentliches Ziel.

Manchen Tag verbrachte ich in diesem Indien der Einsiedler und Asketen, manchen Monat, um schließlich festzustellen: »Unedel, nicht zum Ziele führend« waren die meisten dieser extremen Wege, ihre Anhänger oft nur verbohrte Einfältige, dem Mittelalter kaum entronnen. Nur einigen wenigen war es offenbar bestimmt, auf diesem Weg zum Heil zu kommen. Zwar imponiert mir noch immer die absolute Hingabe dieser Menschen, ihr totaler Einsatz, ihre Leidensfähigkeit. Aber dies ist nicht das Ziel und nicht der eigentliche Weg des Yoga. Ursprünglich meinte man mit diesem Begriff das »Anschirren der Seele an Gott«, die allen Religionen gemeinsame *unio mystica*. Der Lehre des Yoga zufolge ist diese Vereinigung des individuellen Selbst mit der Allseele, des *Atman* mit *Brahman*, der einzige Weg zu wahrer Erkenntnis. Eine Minderheit atheistischer Yogis setzt an die Stelle der Gotteserkenntnis die vollkommene Einsicht in die eigene Natur. Das Ideal jeglichen Yoga ist jedoch Erkenntnis und nicht, wie viele meinen, das Beherrschen einiger höchst erstaunlicher »Verrenkungen« oder gar das Vollbringen irgendwelcher »Wunder« wie Levitation oder Hellsehen. Diese »übernatürlichen Kräfte« *(Siddhis)* gelten dem wahren Adepten vielmehr als Stolperfallen auf dem Weg zur letztendlichen Befreiung.

Eine Vielzahl von Yogaschulen – insbesondere der Hatha-Yoga und ihm verwandte Systeme – geht davon aus, dass durch das Praktizieren bestimmter Übungen die körperlichen Grenzen überschritten werden können und man sich dadurch von den Täuschungen der Sinne und den Irrungen konditionierten Denkens befreien kann, um sich mit dem Gegenstand der Erkenntnis zu »vereinen«. Dieses »Ver-

einen« *(Ekagrata)*, diese »Einspitzigkeit« des Geistes, jener Zustand, in dem Erkennender, Erkenntnisakt und Erkenntnisobjekt zu einem verschmelzen, ist das Ziel aller Bemühungen. Alles andere – Gesundheit, Beweglichkeit, langes Leben – sind nur »Blumen am Weg«, wie dies einer meiner Lehrer nannte.
Doch leider ist es nur den wenigsten von uns vergönnt, ihr Leben gänzlich dem Yoga widmen zu können, selbst wenn wir es wollten. Wir müssen unseren Lebensunterhalt verdienen, eine Familie ernähren und vieles mehr. Und so können wir uns der Wissenschaft des Yoga nur in unserer karg bemessenen Freizeit hingeben – als »Freizeityogis«! Und doch gibt es auch für den »Freizeityogi« die Möglichkeit, in den Genuss der Segnungen des Yoga zu gelangen – die ayurvedische Disziplin des Yoga, die sich speziell an den in der Welt tätigen Menschen richtet. Er bietet Ihnen die Möglichkeit, Ihr Leben zu zweihundert Prozent zu leben: als tätiger Mensch, mit allen Segnungen des Yoga. Beginnen Sie also Ihr Studium des Yoga! Treten Sie wie im alten Indien ein in den Stand des *Brahmacharia*, gleichgültig, wie alt oder jung Sie auch sein mögen, bereichern Sie Ihr Leben als tätiger Mensch *(Grihastha)* durch Ihre Übungen, um sich mit gesundem Körper und Geist zu einem späteren Zeitpunkt eventuell ganz dem Yoga widmen zu können.

Kurze Geschichte des Yoga

Die Lehren und Praktiken des Yoga, wie wir sie auch heute noch kennen, lassen sich lückenlos bis zur Zeit der *Upanishaden*[22] (um 750 v. Chr.) zurückverfolgen. Vor allem die *Maitrī Upanishad*, die *Shvetashvatara Upanishad* und die *Mundaka Upanishad* bieten eine Fülle von Abhandlungen über den Yoga. Doch handelt es sich hierbei nur um eine schriftliche Fixierung eines weitaus älteren Systems. Schon in den alten Induskulturen von Harappa und Mohenjo-Daro (um 2500 v. Chr.) finden sich Spuren einer Disziplin des Yoga; die ayurvedische Disziplin des Yoga schließlich geht im Wesentlichen auf einen Anhang zum *Atharva Veda* (um 1500 v. Chr.) zurück. So verlieren sich die Ursprünge des Yoga im Nebel vorgeschichtlicher Zeit, doch die Lehre wurde weitergereicht. Von Generation zu Generation. Vom Meister zum Schüler in ungebrochener Reihe. Im zweiten vorchristlichen Jahrhundert schließlich traten die Lehren des Yoga in ihrer heutigen Form ans Licht: die *Yoga-Sutras* des Patanjali, jenes indischen Gelehrten, der von vielen als »Begründer« des Yoga angesehen wird.

Patanjali leitete seine Lehre vor allem aus dem *Samkhya* ab, dem ältesten klassischen System der Hinduphilosophie. Und von allem Anfang an war der Yoga durch seine stark praktisch orientierte Ausrichtung eine der einflussreichsten Richtungen des Hinduismus. Auch auf den Buddhismus übte der Yoga großen Einfluss aus, hatte doch der Buddha selbst vor seiner Erleuchtung unter dem Bodhi-Baum in Bodh Gaya das Heil als Wanderasket und Schüler der angesehensten upanishadischen Yogalehrer seiner Zeit – Alara Kalama *(*Skrt. *Arada Kalama)* und Uddaka Ramaputta *(*Skrt. *Udraka Ramaputra)* – gesucht.

Im Mittelalter, ab dem 9. nachchristlichen Jahrhundert, trat der heute auch im Westen so beliebte Hatha-Yoga seinen Siegeszug an. Goraknath – einer Legende nach ein Schüler Matsyendranaths – trat mit seinen *Kanphata-Yogis* ins Licht einer breiteren Öffentlichkeit. Die Legende berichtet, dass Shiva, der Herr allen Yoga, einst am Ufer des Meeres seine Gemahlin Parvati in die Lehren des Yoga einführen wollte. Doch Parvati schlief ein, während Shiva ihr die Lehre enthüllte. Vom nahen Ufer aus jedoch lauschte ein Fisch den Unterweisungen des Gottes. Als Shiva schließlich bemerkte, dass der Fisch jedes Wort der Lehre behalten hatte, besprengte er ihn mit heiligem Wasser und verlieh ihm menschliche Gestalt, damit er den Menschen die Lehren des Yoga enthüllen könne. Matsyendranath, der »Herr der Fische«, der Ahnherr aller *Hatha-* und *Kanphata-Yogis*, war geboren, um den Menschen den Yoga zu lehren. Svatmarama Suri, der Verfasser der *Hatha-Yoga Pradipika*, Gheranda und andere Wegbereiter des Hatha-Yoga legten größten Wert darauf, sich als unmittelbare Schüler jener großen Meister darzustellen, lückenlose Glieder einer Kette der Tradition, die bis zur göttlichen Offenbarung der Lehre des Yoga zurückreicht.

Nach einem teilweisen Niedergang der Spiritualität, der mit dem Niedergang Indiens einherging, erfolgte in der Mitte des 19. Jahrhunderts eine Rückbesinnung auf traditionelle Werte und Wege. Shri Ramana Maharishi, Ramakrishna und Vivekananda sind nur einige Namen in der Reihe der Geistesheroen jener Tage, die die uralten Wissenschaften des Yoga und der Versenkung zu neuer Blüte brachten.

Zu Beginn des 20. Jahrhunderts schließlich ist die Wissenschaft des Yoga untrennbar mit zwei Namen verbunden: Swami Shivananda und Rishikesh. Rishikesh, jenes verträumte Dörfchen am Oberlauf des Ganges, wurde zum Mekka der Sinnsucher, und Swami Shivananda (1887–1963) war eine der herausragendsten Persönlichkeiten unter ihnen. Der Arzt aus angesehener Familie verließ eines Tages Haus und Familie und pilgerte auf der Suche nach letztendlicher Befreiung durch ganz Indien, bis er schließlich in Rishikesh zum Mönch geweiht wurde. Hier begründete er 1936 die *Divine Life Society* und die *Yoga-Vedanta Forest Academy* und rief sein *World Parliament of Religion* ins Leben. Zwei seiner engsten Schüler schließlich, Swami Vishnu-Devananda und Swami Satyananda, verhalfen dem Yoga, wie ihn Swami Shivananda lehrte, zu weltweiter Anerkennung. Der eine, Swami Satyananda, begründete 1964 in Munger, Bihar, die *Bihar School of Yoga*, die sich heute höchster Anerkennung erfreut, der andere, Swami Vishnu-Devananda, verbreitete auf Anweisung seines Gurus, Swami Shivananda, »die Samen des Yoga im Westen«. Heute gibt es nahezu überall auf der Welt *Shivananda Yoga Vedanta*-Zentren.

Neben einer Vielzahl anderer Yogameister und -lehrer, denen allerdings meist nur eine eng begrenzte, regionale Bedeutung zukam und zukommt, war es vor allem B. K. S. Iyengar, der dem Yoga weltweite Anerkennung bescherte. B. K. S. Iyengar wurde am 14. 12. 1918 in Bellem, Karnataka, als elftes von dreizehn Kindern geboren. Von Geburt an war er schwächlich und fiel von einer Krankheit in die nächste: Malaria, Typhus, Tuberkulose. Den Wendepunkt in seinem Leben verdankte er dem Mann seiner älteren Schwester, T. Krishnamacharya, der auf einer Reise nach Nepal Yoga erlernt hatte und nun Yogakurse gab. Krishnamacharya hatte einen Waisenjungen aufgenommen, der in den Kursen die *Asanas* vorführte. Mit diesem teilte Iyengar das Zimmer. Als der Junge plötzlich 1934 starb, hatte Krishnamacharya niemanden mehr, der die Übungen vorführte, und so brachte er Iyengar die ersten *Asanas* bei. Beharrlich übte Iyengar, überwand seine Krankheiten, und schon nach einem Monat führte er zum ersten Mal öffentlich die Übungen vor. Heute gilt Iyengar in Ost und West als einer der größten lebenden Hatha-Yogameister.

Heutzutage erfreut sich Yoga auch in den Ländern des Westens immer größerer Beliebtheit. Zu den Anhängern des Yoga zählten und zählen neben den Schriftstellern Aldous Huxley, Christopher Isherwood, Mircea Eliade und dem Musiker Lord Yehudi Menuhin auch viele Größen der Unterhaltungsindustrie und des Showbiz wie Madonna, Sting usw. In den letzten Jahren haben immer mehr Ärzte und Experten auf dem Gebiet körperlicher Fitness Yogaübungen als Mittel zu seelischer Reinigung, zur Stärkung von Nerven und Muskeln, zur allgemeinen Verbesserung des Gesundheitszustandes und zur Erreichung eines längeren und erfüllteren Lebens empfohlen.

Hauptrichtungen des Yoga

Raja-Yoga

Patanjalis Yogasystem, der Ashtanga-Yoga (*asht* = »acht«, *anga* = »Glieder«), gilt vielen als die »Königsdisziplin«, Alpha und Omega jedweden Yogaweges, weshalb dieser Yoga vor allem – weit entfernt von Patanjalis Intentionen – als Raja-Yoga, als »königlicher Yoga«, die Zeiten überdauerte. In seinen weltberühmten *Yoga-Sutras* legte Patanjali seine Sicht des »Yogasystems« *(Yoga Darshana)* dar, eine Sicht, der bis heute nahezu alle Yogawege mehr oder weniger folgen, bald dem einen Zweig mehr Gewicht verleihend, bald dem anderen. Patanjali beginnt seine Abhandlung mit einer Definition des Begriffs Yoga:

> *»Yogash citta vrtti nirodhah. Tada drashthuh svarupe vasthanam. Vrtti sarupyam itaratra.«*
> »Yoga ist das Zur-Ruhe-Kommen der Geistestätigkeit. Dann ruht der Sehende in seinem Wesenskern. Alle anderen Zustände sind durch die Identifizierung mit den geistig-seelischen Vorgängen gekennzeichnet.«
>
> Yoga-Sutras I/1–3

Kein Wort also zunächst von körperlichen Übungen, kein Wort von *Kundalini* oder *Chakras*, ganz zu schweigen von Räucherstäbchen, Yogamatten und ähnlichem »Handwerkszeug«. Einfach und klar und deutlich:

»Yogash citta vrtti nirodaha.«
»Yoga ist das Zur-Ruhe-Kommen der Geistestätigkeit.«

Nicht mehr und nicht weniger. Doch wie kann dieses Ziel erreicht werden? Patanjali skizziert ein achtgliedriges System (von vielen fälschlicherweise als Stufenweg verstanden, bei dem eine Stufe gemeistert sein muss, ehe mit der nächsten begonnen werden kann), mit dem man dieses Ziel erreicht – den Ashtanga-Yoga.

Die acht Glieder des Raja-Yoga

Acht Glieder führen also nach Patanjali zu vollkommener Erkenntnis:

1. *Yama.* Abstinenz/äußere Disziplin. Diese Abstinenz beinhaltet die Einhaltung bestimmter Verbote, das »Sichenthalten« dessen, was nicht getan werden sollte; also nicht lügen *(Satya)*, nicht unkeusch leben *(Brahmacharya)*, nicht stehlen *(Asteya)* und nicht töten *(Ahimsa)*.
2. *Nyama.* Observanz/innere Disziplin. Diese umfasst Gebote all dessen, was als besonders förderlich auf dem Weg zu letztendlicher Befreiung angesehen wird, wie Reinheit *(Shaucha)*, Zufriedenheit *(Santosha)*, Enthaltsamkeit *(Tapas)*, Selbsterforschung und das Studium der heiligen Schriften *(Svadhyaya)* und die Hingabe an Gott oder das höhere Selbst *(Ishvara Pranidhana)*.
3. *Asana.* Die richtige Körperhaltung in vollendeter Harmonie zur Kräftigung und Verjüngung des Körpers.
4. *Pranayama.* Beherrschung der Lebensenergie/Atemübungen. *Pranayama* dient der Steigerung der Vitalität und einer bewussten Ausdehnung der Lebenskraft. Auch Willenskraft und Zielstrebigkeit werden hierdurch gefördert.
5. *Pratyahara.* Das Zurückziehen der Sinnesorgane von den Objekten, die Abkehr von äußeren Dingen und die Versenkung des Geistes ins eigene Selbst.
6. *Dharana.* Konzentration. Hierbei wird die Aufmerksamkeit auf ein Meditationsobjekt gelenkt, einen Teil des eigenen Körpers etwa, eine heilige Silbe *(Mantra)*, ein mystisches Diagramm *(Yantra/ Mandala)*.
7. *Dhyana.* Versenkung/Meditation.
8. *Samadhi.* Vollkommenes Aufgehen des Geistes in dem Gegen-

stand der Erkenntnis sowie die Vereinigung und Einswerdung mit diesem. Das Erreichen dieses Zustandes befreit das eigene Selbst von den Täuschungen der Sinne und den Widersprüchlichkeiten der Vernunft. Es ist der Gedanke, der den Gedanken überwunden und sein Ziel durch die eigene Verneinung erreicht hat, das Ziel der inneren Erleuchtung, der ekstatischen, wahren Erkenntnis der Wirklichkeit.

Hatha-Yoga

In Europa und den USA ist Hatha-Yoga die am weitesten verbreitete Form des Yoga und wird meistens ausgeübt, um die körperliche Gesundheit zu steigern. Allerdings hat dieser so genannte Hatha-Yoga häufig nicht mehr allzu viel mit der ursprünglichen Form dieses Yogaweges zu tun. Vielmehr bedient man sich einiger *Asanas* (Körperhaltungen) und *Pranayamas* (Atemübungen), um diese »körperbetonte Form des Yoga« auszuüben.
Folgt man allerdings den klassischen Quellen dieser Richtung des Yoga, so zielt der Hatha-Yoga (abgeleitet von *Ha* = »Sonne« und *Tha* = »Mond«, was auf das eigentliche Ziel dieses Yogaweges hinweist, die Vereinigung solarer und lunarer Energien im menschlichen Körper) auf wesentlich mehr: einen vollendeten Körper, frei von allen Krankheiten, regiert von einem klaren Geist, frei von allen emotionalen Störungen. Der Körper als adäquater Tempel des Selbst und der Geist als dessen effizientes Werkzeug. So widmet sich der klassische Hatha-Yoga vor allem sechs Gliedern aus Patanjalis Yogaweg, lässt nur die beiden ersten *(Yama/Nyama)* außer Acht – weil er diese als selbstverständliche Voraussetzung betrachtet! So formuliert Svatmarama Suri in seiner *Hatha-Yoga Pradipika*, der »Kleinen Leuchte des Yoga«, jenem Standardwerk des Hatha-Yoga aus dem 16. Jahrhundert: *»Ohne Hatha-Yoga gibt es keinen Erfolg im Raja-Yoga und ohne Raja-Yoga keinen im Hatha-Yoga«* und belegt hiermit die enge Verwandtschaft dieser beiden Systeme. Insbesondere speziellen Reinigungstechniken, so genannten *Kriyas*, kommt neben den sechs Gliedern aus Patanjalis *Yoga-Sutras* große Bedeutung zu.
Auch andere Richtungen des Yoga unterscheiden sich hauptsächlich dadurch, dass sie den einzelnen Gliedern des »achtgliedrigen Pfades« unterschiedliche Bedeutung beimessen.

Karma-Yoga, Bhakti-Yoga und Jnana-Yoga

Während der Hatha-Yoga als eigenständiger Weg relativ jung erscheint, finden – neben dem Raja-Yoga – drei weitere Systeme seit alters her Verbreitung in Indien: Karma-Yoga, Bhakti-Yoga und Jnana-Yoga.

Bhakti-Yoga ist das in Indien vielleicht am weitesten verbreitete System. Es findet seinen Ausdruck in tiefer Volksfrömmigkeit und religiöser Hingabe, bedeutet *Bhakti* doch »Hingabe an Gott«. Es betont somit vor allem die ersten beiden Glieder aus Patanjalis achtgliedrigem Pfad, Selbstbeherrschung und die Einhaltung religiöser Gebote.

Weitere bedeutende Formen des Yoga sind der Karma-Yoga, der die Tat und das Dienen in den Vordergrund stellt, und der Jnana-Yoga, der den intellektuellen Weg einschlägt.

Ayurvedischer Yoga

Das Hauptziel des ayurvedischen Yoga ist es, ein ausgewogenes Verhältnis der drei *Doshas* zu erreichen und damit Krankheiten zu verhindern oder aber zu heilen. Dieser ayurvedische Yoga geht auf das uralte Gesundheitswesen Asiens zurück und ist wohl weitaus älter als die klassischen Yogasysteme, dennoch ist dieser Weg meiner Ansicht nach gerade heute wieder höchst aktuell, wendet er sich doch an den tätigen Menschen, den »Hausvater« *(Grihasta)*, und nicht an den Asketen. Er gilt – wie kein anderer – als der Yoga der Reinigung und des Heilens. Er ist nichts grundsätzlich anderes als die anderen Yogawege, vielmehr beinhaltet der ayurvedische Yoga alle Techniken, deren sich auch der Hatha-Yoga und der Raja-Yoga bedienen, allerdings auf den ersten Eindruck mit einem völlig anderen Ziel. Während die asketisch ausgerichteten Yogawege ursprünglich auf die totale Umkehr aller natürlichen Lebensabläufe abzielten – war doch das Ende aller natürlichen Lebensläufe der Tod, den es zu überwinden galt –, so zielt der ayurvedische Yoga auf eine Bereicherung dieses Lebens. Auch der ayurvedische Yoga bedient sich hierzu bestimmter Körperhaltungen *(Asanas)*, Atemtechniken *(Pranayamas)*, Reinigungsübungen *(Kriyas)*, Verschlüsse *(Bandhas)* und Siegel *(Mudras)*.
Viele Übungen – wie der Kopfstand, das extreme Anhalten der Luft bei bestimmten Atemübungen, die Betonung des stundenlangen unbeweglichen Verharrens in der einen oder anderen *Asana* bis hin zu höchst seltsamen Formen der Selbstkasteiung – zeugen noch heute von dem Grundgedanken der asketischen Formen des Yoga: die Umkehrung aller natürlichen Lebensabläufe. Während der asketische Yogi sich also frustriert von der Welt abwendet, entfaltet der ayurvedische Yogi sich in ihr; gilt dem asketischen Yogi nur noch ein Ziel – *Moksha*, die endgültige Befreiung aus dem Kreislauf der Geburten –, so verwirklicht der Ayurvediker alle vier Ziele menschlichen Strebens, die die indische Philosophie kennt, in vollkommener Harmonie: *Dharma*, *Artha* und *Kama*[23], um letztendlich ebenfalls *Moksha* zu erlangen, in einem langen, glücklichen, erfüllten und gesunden Leben.

Ich nenne den asketischen Yoga deshalb nicht schlecht, doch sollte der Yogaschüler wissen, worauf er sich einlässt, und wer sich dieser »asketischeren« Disziplin verschreibt, sollte sein Leben wirklich von Grund auf ändern. Nicht umsonst sind auch heute noch die Lehrer dieser Systeme größtenteils Angehörige streng asketischer Orden, und nur ihre Schüler glauben, unbeschadet alle möglichen Heilswege kunterbunt mischen zu können, um so vermeintlich »mit Yoga zu besserem Sex« und ähnlichem Wahnsinn gelangen zu können. Dabei weisen immer wieder alle wahrhaften Lehrer dieser Systeme, denen es nicht nur um scheinbar leicht verdientes Geld *(Artha!)* geht, auf die Notwendigkeit eines enthaltsamen Lebenswandels *(Brahmacharya)* hin, und auch die autoritativen Schriften des Hatha-Yoga und des Raja-Yoga lassen keinen Zweifel:

> *»Ein Yogi sollte auf Folgendes verzichten: Säuren, Zusammenziehendes, Scharfes, Salz, Senf und Bitteres, zu viel Gehen, Baden vor Sonnenaufgang, in Öl Geröstetes, Diebstahl, das Töten von Tieren, Feindschaft gegen jedwede Person, Stolz, Falschheit und Betrug, Fasten, Unwahrheit, Denken, das nicht auf Moksha gerichtet ist, Grausamkeit gegenüber Tieren, die Gesellschaft von Frauen, der Umgang mit Feuer, viel Reden und schließlich viel Nahrung.«*
>
> Shiva Samhita III/33

> *»Frauen, Betten, Samen, Kleider und Reichtümer sind Hindernisse auf dem Weg des Yoga.«*
>
> Shiva Samhita V/3

> *»Ein Anfänger sollte viele Reisen, die Gesellschaft von Frauen und das Wärmen am Feuer meiden. Auch frische Butter, Ghee, Dickmilch, Zucker, Bananen, Kokosnüsse, Granatäpfel, Datteln, Lavanis und Amla, kurz alles, was Fruchtsäure enthält, sollte gemieden werden.«*
>
> Gheranda Samhita V/26, 27

Der ayurvedische Yoga dagegen wendet sich an den mitten im Leben stehenden, tätigen Menschen und trägt dieser Tatsache Rechnung. Er ist also, obwohl er sich derselben Übungen bedient, dem asketischen Yoga häufig diametral entgegengesetzt. Manche Ayurvediker sind sogar der Meinung, dass die asketischen Yogawege eine – aus

Frustration und Abscheu entstandene – Übersteigerung, manchmal sogar »Entartung« des ursprünglichen Yogaweges darstellen.
Die ayurvedische Disziplin des Yoga erachtet eine einmalige Übungseinheit pro Tag für vollkommen ausreichend, während die asketischeren Richtungen ein zweimaliges, mehrstündiges Üben pro Tag für erforderlich halten. Auch die strengen Keuschheitsregeln *(Brahmacharya)*, die die meisten Yogawege – schamhaft stillschweigend zumeist – fordern, verbieten sich für die Klientel der »Hausväter« und »Hausmütter« von selbst, vielmehr fordert der ayurvedische Yoga einen verantwortungsvollen, »energiebewussten« Umgang mit der eigenen Sexualität und der des Partners.
Körper, Geist und Psyche, auch die drei Körper, werden als etwas Ganzheitliches, voneinander Abhängiges betrachtet, sodass der Behandlung des einen immer auch eine Auswirkung auf die anderen Faktoren zugeschrieben wird. Auch der ayurvedische Yoga hat also – bei aller scheinbaren grobstofflichen Körpertherapie – stets seine spirituelle Komponente! Daher verbindet der ayurvedische Yoga stets *Asanas, Pranayamas* und Meditation zu einer Übungsfolge. Je nach Entwicklungsstand und – von den *Doshas* geprägter – Körperkonstitution werden unterschiedliche Übungen eingesetzt. Die einundzwanzig Übungen der hier dargestellten Übungsreihe eignen sich jedoch hervorragend zur Harmonisierung aller *Dosha*-Typen. Bei der Ausführung der *Asanas* liegt die Betonung nicht so sehr auf dem »unnatürlichen Verharren in schwierigen Verrenkungen«, wie dies manchem beim Hatha-Yoga erscheint, sondern auf den dynamischen Phasen; auch bei den Atemübungen *(Pranayamas)* liegt das Hauptgewicht nicht so sehr auf dem Anhalten des Atems *(Kumbhaka)*, sondern auf dem sanften Fluss des Atems. Vom Standpunkt des ayurvedischen Yogis aus betrachtet, reinigt Ayurveda Körper und Geist, während Yoga nach Selbstverwirklichung strebt – was allerdings von einem reinen Geist in einem reinen Körper abhängt. Insofern ist Ayurveda die Wurzel des Yoga und Yoga die Blüte des Ayurveda.

> *»Wenn in dem Körper, der aus Erde, Wasser, Feuer, Wind und Äther besteht, in fünffacher Weise die Anzeichen des Yoga eingetreten sind, dann quälen den, der einen Leib aus Yogafeuer erlangt hat, weder Krankheit noch Alter noch Tod.«*
>
> Shvetashvatara Upanishad

Befreiung – das letztendliche Ziel

Die letzte Stufe jeglichen Yoga, das letzte Ziel, wird selten in einem einzigen Leben erreicht. Gewöhnlich wird die Befreiung erst nach einigen Wiedergeburten erlangt, und zwar zunächst durch die Befreiung von der Erscheinungswelt, dann von den Gedanken des Selbst und schließlich von der Gebundenheit des Geistes an die Materie. Die Loslösung des Geistes von der Materie wird *Kaivalya* genannt, die wahre Befreiung.

Die Annäherung an *Kaivalya* geht mit dem Entstehen bestimmter Fähigkeiten einher, wie z.B. der Unempfindlichkeit gegenüber Hitze und Kälte, gegenüber Verletzungen, Lust und Schmerz. Der Yogi wird zu übernatürlichen geistigen und körperlichen Leistungen fähig und kann gegebenenfalls sogar den Lauf der Natur verändern.

Außenstehenden konnten diese Kräfte allerdings sehr selten erfolgreich vorgeführt werden. Allerdings sind einige dieser außerordentlichen Fähigkeiten durch Zeugenberichte belegt. Eines der beeindruckendsten Zeugnisse dieser Meisterschaft ist sicherlich der »Yogischlaf«, der den Yogi befähigt, einige Tage lang lebendig begraben zu verharren. So wird im Museum von Kalkutta ein Schriftstück verwahrt, das belegt, dass ein Fakir namens Hari Das 1837 in Lahore in Anwesenheit von König Ranjit Singh, Sir Claude Wade, Dr. Honigberger und anderen bei lebendigem Leib begraben wurde. Das Grab wurde vierzig Tage lang von Soldaten bewacht, um sicherzustellen, dass kein Betrug stattfinden würde. Als man den Mann nach sechs Wochen wieder ausgrub, erfreute er sich bester Gesundheit. Vielen solcher Geschichten begegnet man im Indien der *Yogis* und *Swamis* und *Sadhus*, im Indien der Heiligen und – der Blender und Täuscher.

Trikaya – die Lehre von den drei Körpern

Immer wieder wird von den Weisen Indiens betont, dass alle Yogaübungen stets Auswirkungen auf alle drei Körper haben. Nach dieser Lehre wird *Atman*, das unsterbliche Selbst, das absolute Bewusstsein im Menschen, von fünf Hüllen *(Koshas)* umgeben, die sich in drei »Körpern« manifestieren:

- Der *Kausalkörper (Karana Sharira)* ist identisch mit der »Seligkeitshülle« *(Anandamaya-Kosha).*
- Der *feinstoffliche, subtile Körper (Linga Sharira* oder *Sukshma Sharira)* wird aus der »Vitalhülle« *(Pranamaya-Kosha),* deren fühlbarer Ausdruck der Atem *(Prana)* ist, der »Denkhülle« *(Manomaya-Kosha)* und der »Intelligenzhülle« *(Vijnanamaya-Kosha)* gebildet.
- Der *grobstoffliche, elementare Körper (Sthula Sharira)* schließlich ist identisch mit *Annamaya-Kosha,* der »Nahrungshülle«.

Diese drei Körper manifestieren sich, vom feinsten Schwingungszustand ausgehend zum gröberen, verdichten sich in den sechs Elementen der indischen Philosophie – Erde, Feuer, Wasser, Luft, Äther und Bewusstsein. Der grobstoffliche Körper besteht aus den »gröberen« Elementen Erde, Feuer und Wasser. Der feinstoffliche Körper entspricht den »feineren« Elementen Luft und Äther. Im Tod löst sich der grobstoffliche Köper in seine Bestandteile auf und zerfällt wieder in die Elemente, aus denen er einst erschaffen wurde (»Asche zu Asche ...«). Der feinstoffliche Körper aber löst sich im Tode nicht auf, denn er unterliegt der Wiedergeburt und »schafft« sich einen neuen grobstofflichen Körper. Dieser ist stets so beschaffen, dass er den feinstofflichen Körper befähigt, sein *Karma* auszuleben, das sich als Summe all unserer Handlungen dem feinstofflichen Körper in Form so genannter *Samskaras* eingeprägt hat, einem Datenträger vergleichbar, der all unsere Aktivitäten speichert. Der Kausalkörper schließlich ist reines Bewusstsein.

> *»Bring mir von da eine Nyagrodha-Frucht.« »Hier ist sie, Ehrwürdiger.« »Spalte sie.« »Sie ist gespalten, Ehrwürdiger.« »Was siehst du da?« »Ganz feine Körner, Ehrwürdiger.« »Spalte eines von ihnen.« »Es ist gespalten, Ehrwürdiger.« »Was siehst du?« »Nichts, Ehrwürdiger.« Da sprach Uddalaka, der Sohn des Aruna: »Der feinste Stoff, den du nicht wahrnimmst, aus dem besteht der große Nyagrodha-Baum. Dieser feinste Stoff durchzieht das All.* Das *ist das Wahre,* das *ist das Selbst,* das *bist du, Shvetaketu ...«*
>
> Chandogya Upanishad

Nadis und Chakras

»Im menschlichen Körper verlaufen 350 000 Nadis, die vierzehn wichtigsten davon sind: Shushumna, Ida und Pingala, Gandhari, Pusha, Shankhini, Payashvani, Hastijihvka, Yahasvati, Alambusha, Kuhu, Vishvodhara, Varuna und Sarasvati.«

Shiva Samhita II/13–15

Die vierzehn Hauptnadis und ihre Körperöffnungen

72 000 *Nadis* (350 000, folgt man der *Shiva Samhita*) durchziehen nach der Lehre des Yoga und des Ayurveda den menschlichen Körper, Energiekanälen, Nervenbahnen vergleichbar, die die Lebensenergie – *Prana* – im Körper verteilen. Diese Kanäle haben ihre Entsprechungen im physischen Körper und steuern sämtliche Prozesse dieses Körpers. Sie gehen jedoch weit über das rein Physische hinaus, sie sind Energiekanäle des Geistes und stellen darüber hinaus die Verbindung zwischen Physis, subtilem Körper und Kausalkörper dar.

Vierzehn dieser *Nadis* steuern die Körperfunktionen. *Alambusha* und die *Shushumna* entspringen im Zentrum des Wurzelzentrums *(Muladhara Chakra)*, die übrigen haben ihren Ursprung in einem eng umrissenen, dreiecksförmigen Bereich an der Wirbelsäulenbasis, der so genannten »Knolle« (Skrt. *Kanda*), unmittelbar unterhalb des Nabels, etwa zwölf Finger breit oberhalb des Afters und der Geschlechtsorgane, und folgen bis zu ihrer jeweiligen Verzweigung der *Shushumna*. Von dort aus führen sie zu ihrem jeweiligen Endpunkt, ihrer »Öffnung«, und versorgen die entsprechenden Organe mit *Prana*.

1. Shushumna Nadi (»die Glückselige«)
Sie verläuft im Rückenmarkkanal von der Basis bis zum Scheitelzentrum und versorgt die Wirbelsäule, die Knochen, das Gehirn und die Nerven mit *Prana*. Im Bereich des Stirnzentrums *(Ajna Chakra)* vereinigt sie die Energie der anderen hier verlaufenden *Nadis*. Sie ist die »astrale Wirbelsäule« und steuert die Funktion der Chakras. Wenn sich solare und lunare Energie (*Ha* und *Tha*) vereinigen, erwacht die am Ende der Wirbelsäule im Wurzelzentrum *(Muladhara Chakra)* schlummernde Energie (*Kundalini* = »die Zusammengerollte«) und steigt in der *Shushumna* aufwärts, auf ihrem Weg alle Chakras aktivierend, bis sie das Scheitelzentrum *(Sahashrara Chakra)* erreicht und uns zu höheren Bewusstseinsstufen befähigt.

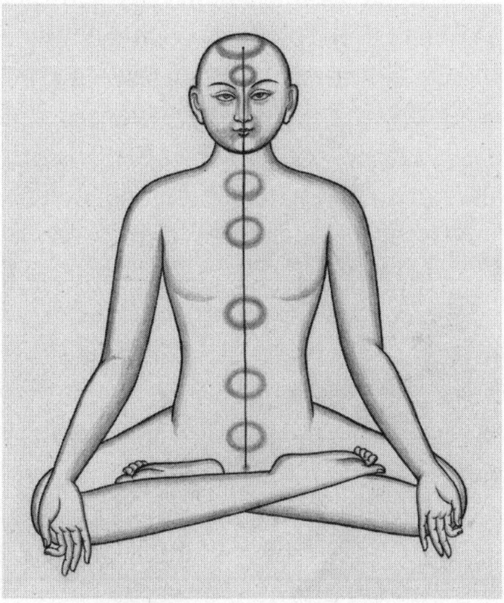

Abbildung 2 Shushumna

2./3. Ida und Pingala Nadi (»die Inspirierende« und »die Rote«)
Rechts und links, sich schlangenförmig überkreuzend, winden sich die beiden *Nadis Ida* und *Pingala* entlang der sympathischen und parasympathischen Ganglien nach oben und verzweigen sich am Dritten Auge *(Ajna Chakra)*. *Ida* endet im linken Nasenloch. Sie ist mit der rechten Gehirnhälfte verbunden und regiert unser Sehen und Sprechen und die Phantasie. Sie ist Trägerin der lunaren, weiblichen Energie *(Soma/Chandra)* und wirkt kühlend. *Pingala* korrespondiert mit der linken Gehirnhälfte, ist Trägerin der männlichen, solaren Energie *(Surya)* und erwärmt den Körper. Sie endet – nach ihrer Verzweigung im Dritten Auge – im rechten Nasenloch. Die Harmonisierung dieser beiden Hauptenergieströme ist das Ziel vieler Yogaübungen.

Zusammen mit diesen drei zentralen *Nadis* bilden elf weitere die vierzehn Haupt*nadis*. Um gezielt auf sie einwirken zu können, sind vor allem ihre Endpunkte, ihre »Öffnungen«, von großer Bedeutung.

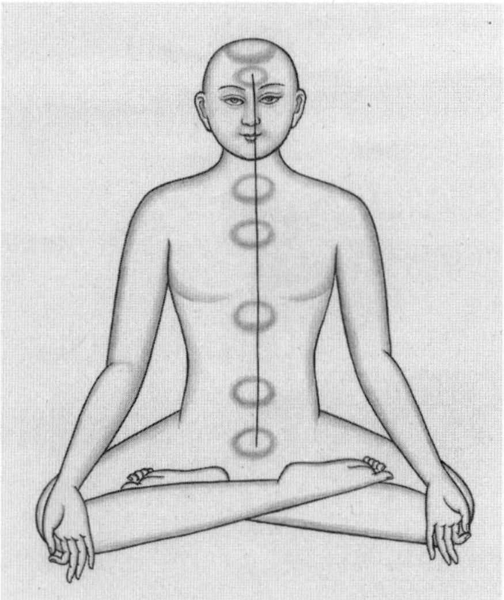

Abbildung 3 Ida

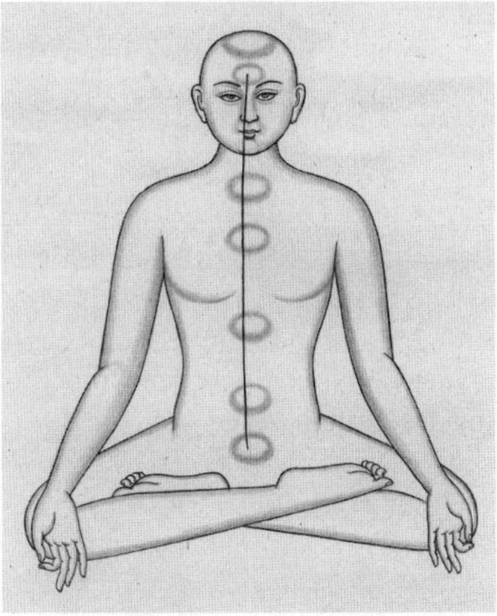

Abbildung 4 Pingala

4. Gandhari Nadi (»das wohlklingende Lied«)

Gandhari Nadi verzweigt sich im Stirnzentrum *(Ajna Chakra)* und hat ihr Ende im linken Auge. Sie regiert gemeinsam mit *Pusha* das Sehen und fördert unsere Träume und Visionen.

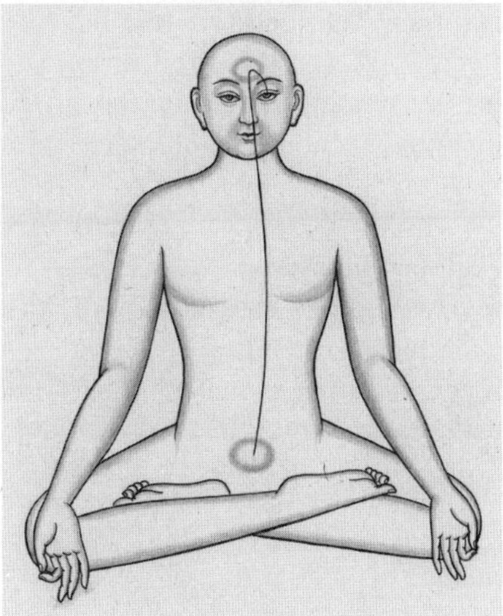

Abbildung 5 Gandhari Nadi

5. Pusha Nadi (»der Ernährer«)
Pusha Nadi endet – nach ihrer Verzweigung im Stirnzentrum *(Ajna Chakra)* – im rechten Auge.

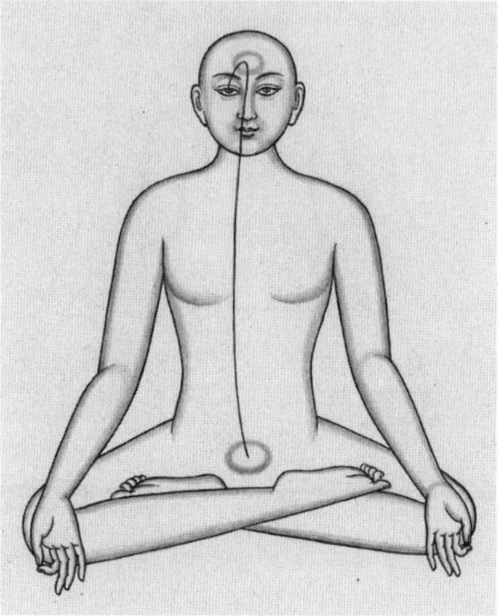

Abbildung 6 Pusha Nadi

6. Shankhini Nadi (»die Muschelförmige«)
Shankhini Nadi verzweigt sich im Stirnzentrum *(Ajna Chakra)* und führt zum linken Ohr, regiert – gemeinsam mit *Payashvani* – die eustachische Röhre und macht uns empfänglich für höhere Einflüsse. (Siehe Abbildung 7.)

7. Payashvani Nadi (»voller Saft«)
Payashvani Nadi verzweigt sich ebenfalls im Stirnzentrum und endet im rechten Ohr. Sie regiert die eustachische Röhre und ist eng mit den inneren Klängen *(Nadas)* verbunden. (Siehe Abbildung 8.)

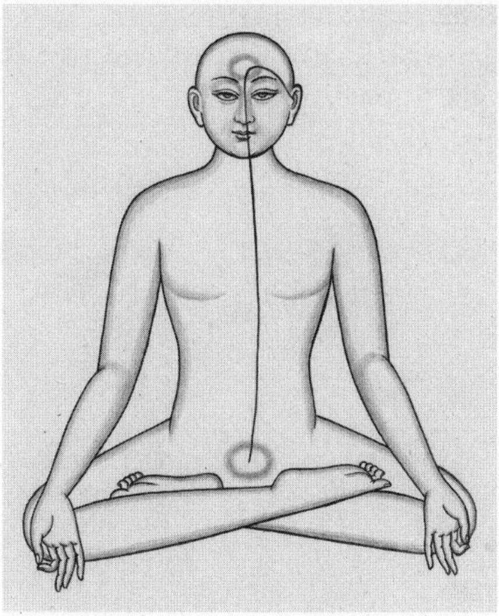

Abbildung 7 Shankhini Nadi

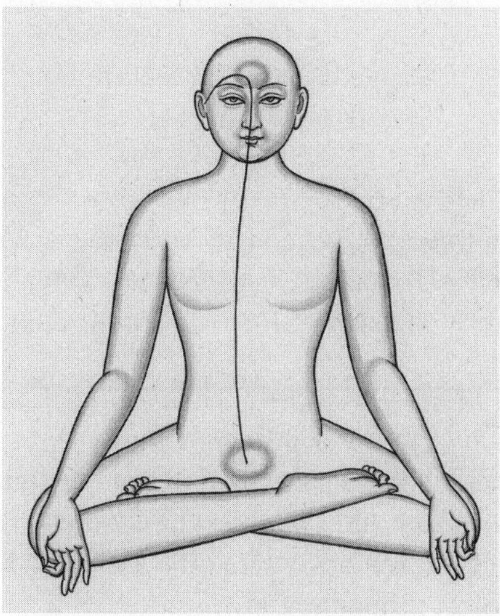

Abbildung 8 Payashvani Nadi

8. Hastijihvka Nadi (»die Elefantenzunge«)
Hastijihvka Nadi verzweigt sich im Nabelzentrum *(Manipura Chakra)* und endet in der Mitte des linken Fußes und der linken Hand und strahlt von dort in Zehen und Finger.

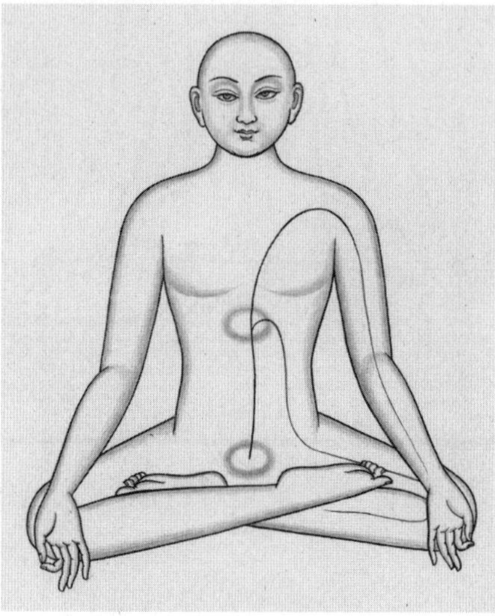

Abbildung 9 Hastijihvka Nadi

9. Yahasvati Nadi (»die üppige Pracht«)
Yahasvati Nadi verläuft vom Nabelzentrum zur Mitte des rechten Fußes und der rechten Hand. (Siehe Abbildung 10.)

10. Alambusha Nadi (»die geöffnete Hand«, auch »der Versorger«)
Alambusha Nadi steht in enger Verbindung zum Wurzelzentrum *(Muladhara Chakra)*, dem Sitz des Erdelements, und verläuft zwischen Wirbelsäulenbasis und Mastdarm, endet im After und versorgt die Ausscheidungsorgane mit *Prana* und *Apana* (vgl. Abschnitt »Die fünf Pranas«). (Siehe Abbildung 11.)

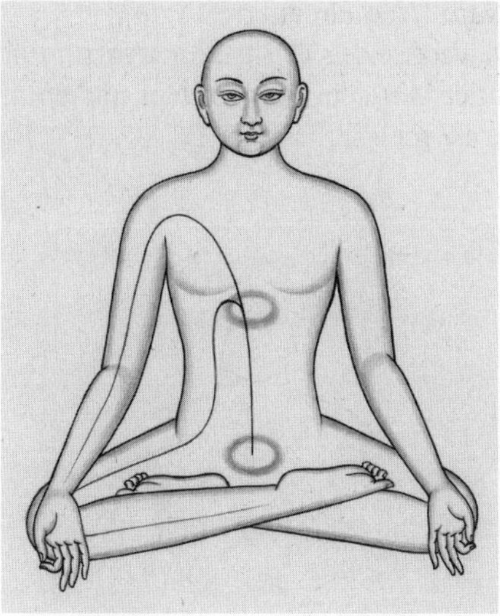

Abbildung 10 Yahasvati Nadi

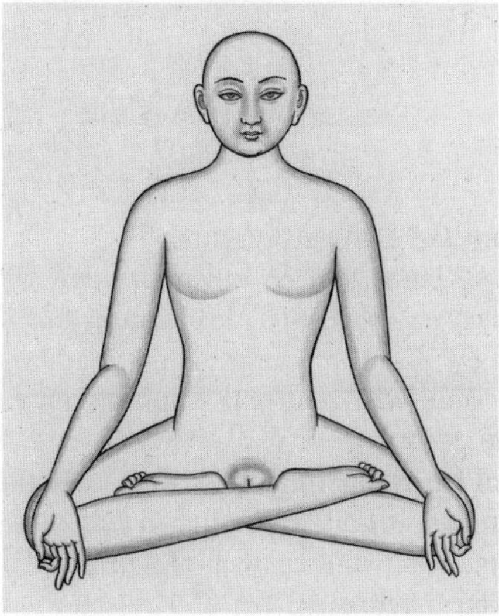

Abbildung 11 Alambusha Nadi

11. Kuhu Nadi (»der Neumond«)
Kuhu Nadi verläuft von der Wirbelsäulenbasis zum Sexualzentrum *(Svadhishthana Chakra)*, dem Sitz des Elements Wasser, und zur Spitze von Vagina oder Penis, um diese mit Lebensenergie zu versorgen.

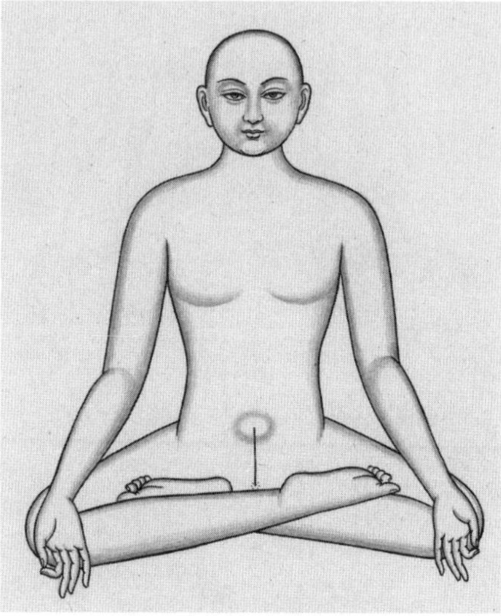

Abbildung 12 Kuhu Nadi

12. Vishvodhara Nadi (»der Allesträger«)
Vishvodhara Nadi verläuft nach ihrer Verzweigung im Nabelzentrum, dem Sitz des Feuerelements, zum Magen. Ihre »Öffnung« ist der Nabel. Sie versorgt das Verdauungssystem mit *Prana* und *Samana* (vgl. Abschnitt »Die fünf Pranas«). (Siehe Abbildung 13.)

13. Varuna Nadi (»der Durchdringer«, vedischer Gott des Raumes)
Varuna Nadi verläuft zum Herzzentrum *(Anahata Chakra)*, dem Sitz des Luftelements. Ihre Öffnung ist die Hautoberfläche. *Varuna* versorgt vor allem die Talgdrüsen, den Blutkreislauf und die Atemwege und damit den gesamten Körper mit *Prana* und *Vyana* (vgl. Abschnitt »Die fünf Pranas«). (Siehe Abbildung 14.)

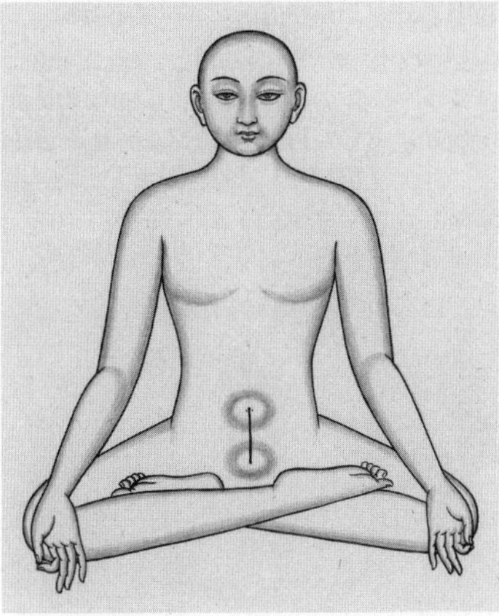

Abbildung 13 Vishvodhara Nadi

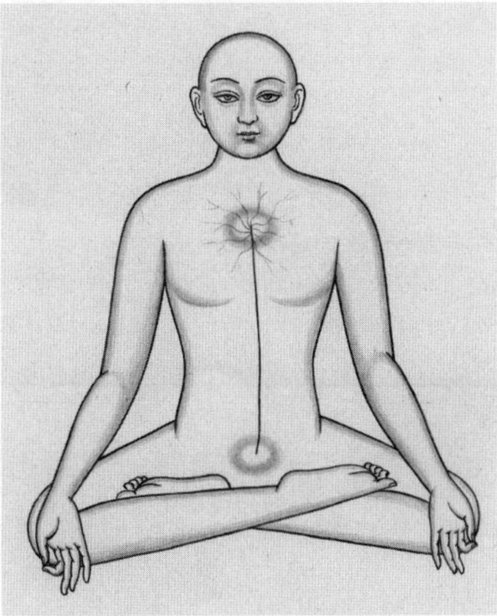

Abbildung 14 Varuna Nadi

14. Sarasvati Nadi (»die Fließende«; Göttin der Rede und der schönen Künste, Gemahlin Brahmas)

Sarasvati Nadi verzweigt sich im Kehlkopfzentrum *(Vishuddha Chakra)*, dem Sitz des Elements Äther, und endet in der Zungenspitze, die sie mit *Prana* versorgt. Diese *Nadi* ist die Wurzel der Sprache und *Mantras*. Darüber hinaus versorgt sie den Körper mit *Udana* (vgl. Abschnitt »Die fünf Pranas«).

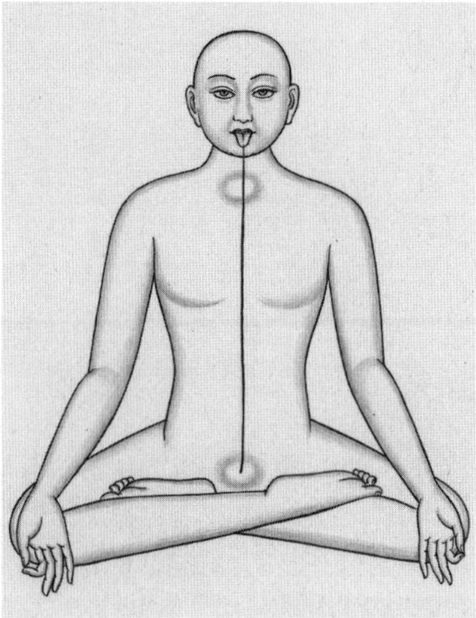

Abbildung 15 Sarasvati Nadi

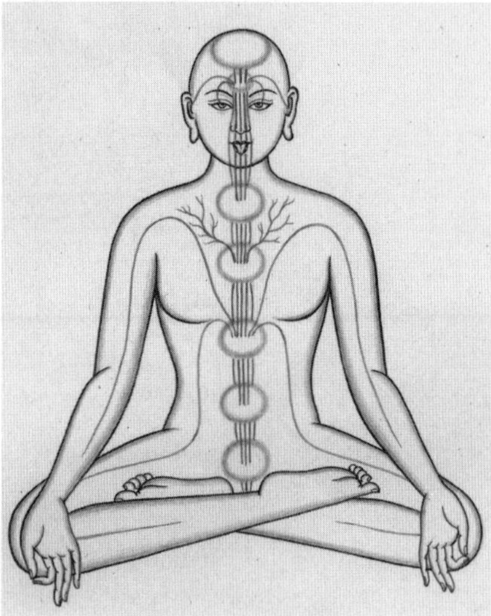

Abbildung 15a Nadis

Chakras

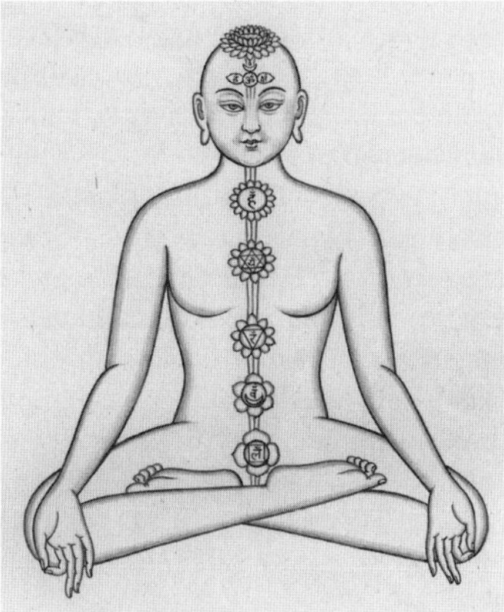

Abbildung 16 Chakras

Entlang der Wirbelsäule befindet sich eine Reihe von Energiezentren (sechs entlang der Wirbelsäule in jedem Rückenmarksegment, ein siebtes am Scheitel), die so genannten *Chakras* (Skrt. »Rad, Ring«). Es handelt sich hierbei um »Energiewirbel«, Akkumulatoren und Transformatoren vergleichbar, die die Lebensenergie den einzelnen Körperteilen in entsprechender Quantität und Qualität zuführen und die *Nadis* mit den verschiedenen »Hüllen« *(Koshas)* verbinden. Jedes Zuviel oder Zuwenig an Energie bedeutet Krankheit und Verfall.
Ein Hauptziel des Yoga ist es nun, die optimale Funktion dieser »Schaltzentren« zu gewährleisten und die im Wurzelzentrum *(Muladhara Chakra)* am Ende der Wirbelsäule schlummernde *Kundalini* oder Schlangenkraft zu wecken und in der *Shushumna* aufsteigen zu lassen. Ihr Aufstieg aktiviert die einzelnen *Chakras* und befähigt uns zu höheren Bewusstseinsstufen.
Die drei unteren *Chakras* – Wurzelzentrum, Sakralzentrum und Nabelzentrum – bilden die Region des Feuers *(Agni)*, die drei oberen – Kehlkopfzentrum, Stirnzentrum und Scheitelzentrum – die Region des Mondes *(Soma)*. Zwischen diesen beiden Bereichen steht als Mitt-

ler das Herzzentrum, *(Anahata Chakra)*, die Sonne *(Surya)*. Die drei unteren *Chakras* bestimmen die vitale Funktion unseres Körpers, die drei oberen unsere Spiritualität, das Herz die Welt unserer Gefühle.

Muladhara Chakra (der »Wurzelträger«; Wurzelzentrum)

Das *Muladhara Chakra* liegt zwischen der Afteröffnung und den Geschlechtsorganen an der Basis der Wirbelsäule im Coccygealsegment. Ihm werden das Erdelement und *Vata* zugeordnet. All unsere »animalischen« Kräfte und Triebe haben hier ihre Wurzel. Hier ist die wahre Basis der menschlichen Entwicklung. Es ist die Grundlage der »Nahrungshülle« *(Annamaya Kosha)* und damit des grobstofflichen Körpers. Das Wurzelzentrum beeinflusst Ausscheidungs- und Fortpflanzungsorgane und ist eng mit dem Geruchssinn und der Nasenhöhle verbunden und kann daher auch von hier aus (z.B. durch *Nasikagra Drishti, Neti*) stimuliert werden. Es wird durch eine vierblättrige rote Lotusblüte dargestellt. Seine Keimsilbe ist der Klang *LAM*.

Svadhishthana Chakra (der »Sitz [*Shthana*] des Selbst [*Sva*]«; Sakralzentrum)

Das *Svadhishthana Chakra* hat seinen Sitz unmittelbar oberhalb der Geschlechtsorgane (beim Mann an der Basis des Penis) im Sakralsegment. Es beherrscht die inneren Organe der Fortpflanzung und Ausscheidung, beherbergt das Element Wasser und ist eng mit *Kapha* und dem Geschmackssinn verbunden. Symbolisiert wird es durch einen sechsblättrigen oxidroten Lotus. Seine Keimsilbe lautet *VAM*.

Manipura Chakra (*Mani* = »Edelstein«, *Pura* = »Stadt«; Nabelzentrum)

Das Nabelzentrum, die »Stadt der Edelsteine«, liegt in der Lendengegend in der Höhe des Nabels im Lumbarsegment (Solarplexus). Es ist Sitz des Feuerelements, eng mit *Pitta* verbunden und beherrscht Leber, Magen usw. Hier vereinigen sich die *Nadis*, um sich sodann wieder zu verzweigen, hier vereinigen sich *Prana* und *Apana*, hier liegt der Durchgang vom Groben zum Feineren. Es ist die Grundlage der »Vitalhülle« *(Pranamaya Kosha)* und eng mit der Verdauung und der Aufnahme von Nahrung und *Prana* verbunden. Bei der Ausübung von *Pranayama* arbeiten *Svadhishthana Chakra* und *Manipura Chakra* zusammen. Das Nabelzentrum wird als Lotus mit zehn hellblauen Blütenblättern dargestellt. Die Keimsilbe lautet *RAM*.

Anahata Chakra (von *Ana* = »nicht« und *Ahata* = »Schlag, Laut«; daher »Aufhören des Pulsschlages«, aber auch »unhörbarer Laut, Nichtlaut«; Herzzentrum)

Eine Bedeutung des Sanskritworts *Anahata* ist das »Aufhören des Pulsschlages«, aber nicht des körperlichen Pulsschlages, sondern des Pulsschlages der äußeren Welt. Hier liegt auch die Quelle der »mystischen Töne«, der »nichthörbaren Laute«, der »Nichtlaute«, der *Nadas*, die man in tiefer Meditation vernehmen kann. Es liegt in der Rückenregion in der Höhe des Herzens im Dorsalsegment, beherrscht das Herz, ist die Grundlage der »Denkhülle« *(Manomaya Kosha)*, Sitz des Luftelements und Träger des Tast- und Fühlsinns. Nach den tantrischen Schriften befindet sich hier der Sitz der Individualseele, des *Jivatman*. Es wird als zwölfblättriger Lotus von zinnoberroter Farbe dargestellt. Sein *Bija-Mantra* lautet *YAM*.

Vishuddha Chakra (*Vi* = »unvergleichlich, groß«, *Shuddha* = »Reiniger«; Kehlkopfzentrum)

Das Kehlkopfzentrum hat seinen Sitz in der Halsgegend, dem Laryngeal- und Pharyngedalplexus, im Zervikalsegment. Es schützt den Körper vor Giften, beeinflusst Schilddrüse und Nebenschilddrüse, ist der Sitz von *Udana* (siehe Abschnitt »Die fünf Pranas«) und des Ätherelements und bildet die Grundlage der »Intelligenzhülle« *(Vijnanamaya Kosha)*. Es wird durch einen sechzehnblättrigen rauchgrauen Lotus symbolisiert. Sein *Mantra* lautet *HAM*.

Ajna Chakra (»der Befehl«; der »Guru«; Stirnzentrum, »Drittes Auge«)

Das Stirnzentrum liegt zwischen den Augenbrauen im Kranialsegment und ist die Basis von *Anandamaya Kosha*, der »Seligkeitshülle«. Hier vereinigen sich *Ida*, *Pingala* und *Shushumna*. Es ist Sitz der Erkenntniskräfte *Buddhi* (Intellekt, Unterscheidungsvermögen, Vernunft), *Ahamkara* (»Ich-Macher«; Ich-Bewusstsein) und *Manas* (individueller Geist, »Denken«) und der Sinne *(Indriya)*, selbst in ihrer subtilen Gestalt. Es beeinflusst die Zirbeldrüse und über diese die Hirnanhangsdrüse und damit das gesamte System der endokrinen Drüsen. Dies ist auch die tiefere Bedeutung des Namens »Befehlszentrum«. Die Zirbeldrüse sollte der Meister, der *»Guru«* der Hirnanhangsdrüse und des endokrinen Drüsensystems sein. Ist das Verhältnis zwischen den beiden Drüsen umgekehrt, kommt es zu allerlei physischen und psychischen Erkrankungen und Problemen. Das Stirnzentrum gilt auch als Sitz der Intuition. Es wird durch einen Lotus mit zwei leuchtend weißen Blütenblättern symbolisiert. Seine Keimsilbe ist das *OM*.

Sahashrara (»tausendfach«; Scheitelzentrum)
Das Scheitelzentrum liegt an der höchsten Stelle des Schädels am Ende der *Shushumna*. Es wird ebenfalls mit der Hirnanhangsdrüse verbunden, ist allerdings seiner Wesensart nach nicht mehr dem grobstofflichen Körper zugeordnet, sondern transzendent und Sitz des höchsten Bewusstseins. Hier befindet sich *Shunya Desha*, der »leere Raum«, hier befindet sich *Brahmarandhra*, das »Loch Brahmas« (die Fontanelle), durch das *Prana* im Tod den Körper verlässt, hier mündet die *Kundalini*, nachdem sie bei ihrem Aufstieg die sechs unteren *Chakras* geöffnet und aktiviert hat, hier vollzieht sich die mystische Vereinigung von *Shiva* und *Shakti*, *Ha* und *Tha*, Sonne und Mond, der Yogi wird zum Meister, zum *Siddha*. Dargestellt wird dieses Chakra durch einen tausendblättrigen vielfarbigen Lotus. Die Keimsilbe lautet *AH*.

Stimulierung, Kräftigung und Heilung der Nadis und Chakras

Zur Wiederholung – die vierzehn Hauptnadis und ihre Körperöffnungen:

	Nadi	Anfang	Verzweigung	Körperöffnung
1.	Shushumna	Muladhara (Wurzelzentrum)	–	Scheitel
2.	Ida	Kanda	Ajna (Stirnzentrum)	linkes Nasenloch
3.	Pingala	Kanda	Ajna	rechtes Nasenloch
4.	Gandhari Nadi	Kanda	Ajna	linkes Auge

	Nadi	Anfang	Verzweigung	Körperöffnung
5.	Pusha Nadi	Kanda	Ajna	rechtes Auge
6.	Shankhini Nadi	Kanda	Ajna	linkes Ohr
7.	Payashvani Nadi	Kanda	Ajna	rechtes Ohr
8.	Hastijihvka Nadi	Kanda	Manipura (Nabelzentrum)	linker Fuß und linke Hand
9.	Yahasvati Nadi	Kanda	Manipura	rechter Fuß und rechte Hand
10.	Alambusha Nadi	Muladhara	–	Anus
11.	Kuhu Nadi	Kanda	Svadhishthana (Sakralzentrum)	Penis/ Vagina
12.	Vishvod-hara Nadi	Kanda	Svadhishthana	Nabel
13.	Varuna Nadi	Kanda	Anahata Chakra (Herzzentrum)	Hautoberfläche
14.	Sarasvati Nadi	Kanda	Vishuddha (Kehlkopfzentrum)	Zungenspitze

Zur Unterstützung der Behandlung körperlicher und/oder seelischer Erkrankungen und zur spirituellen »Reifung« ist ein (bewusstes oder unbewusstes) Stimulieren der *Nadis* und *Chakras* unerlässlich, denn körperliche Erkrankungen werden von einer Disharmonie im Bereich der *Chakras* oder durch »Verstopfungen« einzelner *Nadis* hervorgerufen. Vor allem bei chronischen Erkrankungen, einem geschwächten Immunsystem oder Nervenleiden sollte an eine gezielte Beeinflussung der *Nadis* und *Chakras* gedacht werden. Dies kann am wirkungsvollsten durch bestimmte Körperhaltungen *(Asanas)*, Atemübungen *(Pranayamas)*, Akupressur und Massagen (wenn möglich mit entsprechenden Ölen) erreicht werden. Eine Stimulation der *Nadis* an deren »Öffnungen« stimuliert natürlich auch die mit ihnen korrespondierenden *Chakras*.

Die *Shushumna*, der Rückenmarkkanal, kann durch Druck und Massagen des Scheitels gekräftigt werden. Hierzu eignen sich besonders der Kopfstand *(Shirshasana)***[24], der Fisch *(Matsyasana)*** und die Massage vor der Löwenstellung *(Simhasana)**.

Hervorragend geeignet für die Stimulation von *Ida* und *Pingala*, den Nasenkanälen, sind natürlich viele Atemübungen, insbesondere die Wechselatmung *(Nadi Shodana)**, die Zirkulation der Atmung *(Prana Sanchar)** und die Hummel *(Brahma Gunjar/Brahmari)**. Eine besondere Bedeutung kommt hierbei auch der Nasenreinigung *(Neti Kriya)*** zu, die meiner Ansicht nach in keinem Yogaprogramm fehlen sollte.

Gandhari Nadi (»das wohlklingende Lied«) und *Pusha Nadi* (»der Ernährer«), die Augenkanäle, werden an ihren »Öffnungen«, den Augen, stimuliert. Hierzu eignen sich vor allem eine Reinigung der Augen (siehe Abschnitt »Reinigungsübungen – Kriyas/Shat Karmas«), leichte Ölmassagen (am besten mit Sandelholzöl oder *Ghee*[25]) rund um die Augen und am Stirnzentrum, dem »Dritten Auge«, die Hummel *(Brahma Gunjar/Brahmari)**, die erste Phase des ruhenden Krokodils *(Makarasana I)**, der Löwe *(Simhasana)** sowie einige spezielle Augenübungen *(Netra Byayam)** am besten nach der Meditation.

Shankhini Nadi (»die Muschelförmige«) und *Payashvani Nadi* (»voller Saft«), die Kanäle der Ohren, werden vor allem durch eine Massage der Ohren vor der Löwenstellung *(Simhasana)** angeregt.

Hastijihvka Nadi (»die Elefantenzunge«) und *Yahasvati Nadi* (»die üppige Pracht«), die Kanäle der Hände und Füße, werden durch Massagen der Finger, Zehen und Gelenke (Massage vor *Pashimotthanasana*, der Zange)* angeregt. Aber auch *Prana Sanchar*, die Zirkulation des Atems*, die aufrechte Stellung *(Tadasana)** und die Zange *(Pashimotthanasana)** stimulieren diese *Nadis* und die mit ihnen verbundenen *Chakras*.

Alambusha Nadi, der Kanal der Ausscheidungsorgane, kann am wirkungsvollsten durch eine Massage des Mastdarms angeregt werden. Auch der Verschluss des Perineums *(Mula Bandha)***, alle Formen der Stutenstellung *(Ashwini Mudra)*** – z. B. bei der aufrechten Stellung *(Tadasana)**, der Zange *(Pashimotthanasana)**, dem Boot *(Naukasana)** und der Heuschrecke *(Shalabasana)** –, die Kontraktion des Bauchraumes (durch *Nauli* und *Agnisara)*** sowie Einläufe *(Basti)*** stimulieren diese *Nadi*.

Kuhu Nadi (»der Neumond«), der Kanal der Zeugungsorgane, kann durch Massage des Damms oder des Punktes oberhalb der Peniswurzel und durch Einreiben der Harnröhre mit Öl gestärkt werden. Auch *Vajroli*, der Donnerkeil**, die vollkommene Stellung/Meisterstellung *(Siddhasana* bzw. *Siddha Yoni Asana)***, das Beinstrecken *(Uttanpadasana)**, die Brücke *(Setubandhasana)**, die Wirbelsäulendehnung *(Prishtha-Vansa-Vistar-Asana)**, das Boot aus der Rückenlage *(Naukasana* II*)*** und der halbe Pflug *(Ardha Halasana)*** eignen sich besonders zur Stimulation dieser *Nadi*.

Vishvodhara Nadi (»der Allesträger«), der Magenkanal, wird durch eine Ölmassage des Bauches in der Magengegend angeregt. Darüber hinaus sind vor allem die Reinigungsübungen *Nauli* und *Agnisara Dhauti*** sowie der Verschluss des Bauchraumes *(Uddiyana Bandha)*** zur Stimulation dieses Kanals hervorragend geeignet. Auch alle *Asanas*, die Druck auf diese Region ausüben, insbesondere der Pfau *(Mayurasana)***, die Zange *(Pashimotthanasana)** und die Kobra *(Bhujangasana)** fördern die Funktion dieser *Nadi*.

Varuna Nadi (»der Durchdringer), der Kanal des gesamten Körpers, wird durch Ganzkörperölmassagen – vor allem des Rückens, in der Höhe des Herzens – gezielt stimuliert. Ansonsten wirken natürlich alle *Asanas* auf diesen »Ganzkörperkanal« ein.

Sarasvati Nadi (»die Fließende«), der Zungenkanal, wird durch Ölmassagen des Halsbereiches gekräftigt. Darüber hinaus stimulieren das Reinigen der Zunge** *(Jihwa Dhauti)*, der Verschluss der Zunge *(Khechari Mudra)*** und der Löwe *(Simhasana)** sowie einige Atemübungen wie *Shitali* und *Kakini Mudra*** diese *Nadi*.

Die in diesem Buch dargelegten einundzwanzig Übungen der ayurvedischen Disziplin des Yoga regen auf sanfte und systematische Weise die vierzehn Haupt*nadis* und damit das gesamte System der *Nadis* an, stimulieren die *Chakras* und sorgen so für ein harmonisches Wachstum von Körper, Geist und Seele.

Ojas, Tejas und die fünf Pranas

»Auge und Stimme und Ohr, Verstand und Hauch gingen dereinst zu Prajapati, dem Schöpfer, und fragten, wer von ihnen der Wichtigste sei. Prajapati, der Schöpfer, erwiderte ihnen: ›Der, bei dessen Auszug der Körper sich am übelsten befindet, der von euch ist der Beste.‹«

Prashna Upanishad

Da zog die Stimme aus und blieb ein ganzes Jahr fort, doch der Körper lebte weiter, wenn auch stumm. Dann verließ das Auge den Körper, doch der Körper lebte weiter, wenn auch blind. Das Ohr verließ den Körper, und der nun taube Körper existierte weiter. Auch als der Verstand den Körper verlassen hatte, lebte dieser in einem unbewussten Zustand weiter. Erst als *Prana*, der Hauch, den Körper verließ, begann dieser zu sterben, und die anderen Sinne erkannten seine Vorherrschaft an, denn:

»Der Hauch ist es, der alles an sich zieht. Wenn einer schläft, so geht die Stimme ein in den Hauch. In den Hauch geht das Auge, das Ohr, der Verstand (Manas). Das sind die zwei, die alles an sich ziehen, der Wind unter den Göttern, der Hauch unter allen lebenden Wesen.«

Chandogya Upanishad

Prana, *Tejas* und *Ojas* sind die positiven Äquivalenzen zu *Vata*, *Pitta* und *Kapha*. Sind die drei *Doshas* Krankheitsfaktoren, die es zu dämpfen gilt, so sind *Prana*, *Tejas* und *Ojas* positive Kräfte, die wir entwickeln sollten.

Prana ist die Energie der Luft in ihrer subtilsten Form, *Tejas* das innere Strahlen, die subtilste Energie des Feuers, *Ojas* die subtile Energie des Wassers. Diese drei vitalen Energien arbeiten stets zusammen; *Prana* und *Tejas* wurzeln in *Ojas*. *Tejas* ist die Wärme und das Licht von *Ojas*, *Prana* dessen »elektrische« Energie. *Prana*, *Tejas* und *Ojas* sind eng mit der inneren Sekretion verbunden und regieren das gesamte endokrine Drüsensystem. *Prana* steuert Epiphyse und Hypophyse, Wachstum und Intelligenz, *Tejas* Stoffwechsel und Verdauung, Schilddrüse und Bauchspeicheldrüse, *Ojas* Ovarien, Hoden und

Nebennieren. *Prana* ist die Bewegung des Atems, *Tejas* seine Wärme, *Ojas* die aus dem Atem gewonnene Energie.
Um *Ojas, Tejas* und *Prana* zu stärken, ist eine entsprechende Ernährung natürlich äußerst nutzvoll; auch tonisierende Kräuter und eine Zügelung der Sinne helfen uns, diese drei Urkräfte zu entwickeln und im Körper zu speichern. Die wirksamste Art jedoch, diese Kräfte in vollendeter Harmonie zu entfalten, ist *Pranayama*, die »Ausdehnung« *(Ayama)* der Lebenskraft *(Prana)*.

Die fünf Pranas

»Aus dem Selbst entsteht der Prana. Wie an einem Menschen der Schatten haftet, so haftet am Prana der Verstand. Durch ihn als Boten gelangt er in den Leib. Und wie ein Fürst seine Diener beauftragt, dieses oder jenes Dorf zu verwalten, so stellt der Prana die einzelnen Hauche an ihren Platz.
Über After und Schoß stellt er Apana, den Abhauch, in Auge und Ohr, Nase und Mund nimmt er selbst seinen Standort. Über die Mitte herrscht Samana, der die Speisen verdaut mit siebenfacher Glut.«

Prashna Upanishad

Ohne *Prana* ist der Körper nichts anderes als ein toter Klumpen Lehm. Erst durch *Prana*, den göttlichen Hauch, den Odem, entsteht beseeltes Leben. *Prana* ist die Energie, die alles durchdringt. *Prana* ist Licht und Wärme, Schwerkraft und Elektrizität.

»Prana ist der Lebenshauch aller Wesen im Universum. Er ist die Nabe im Rad des Lebens. In ihm hat alles seinen Grund. Er ist Sein und Nichtsein und die Quelle aller Erkenntnis ... Daher sucht der Yogi sein Heil in Prana.«

B. K. S. Iyengar

Dieser Lebenshauch teilt sich im Körper in fünf Arten oder »Winde« *(Vayus)* der Lebensenergie: *Prana, Apana, Samana, Udana* und *Vyana*.

- *Prana*, der »nach vorn strebende Hauch«, strömt nach innen und regelt die Atmung. Er bewegt sich vor allem im Brust- und Kopfbereich und steuert die Nahrungsaufnahme und die Aufnahme der Luft und der Sinneseindrücke.

- *Apana*, der »sich entfernende Hauch«, fließt nach unten und nach außen und regelt die Abgabe von Urin, Samen, Kot und Kohlendioxid. Er wirkt bei der Verdauung mit und harmonisiert die unteren Organe.
- *Udana*, »der aufsteigende Hauch«, ist die vitale Energie im Kehlkopf- und Rachenbereich. Er steuert die Sprache und die Entwicklung der drei Körper.
- *Samana*, »der ausgleichende Hauch«, fließt von außen zur Mitte. Er ist die vitale Energie im Nabelzentrum und unterstützt die Verdauung und die Sauerstoffaufnahme.
- *Vyana*, »der nach außen fließende Hauch«, strebt von der Mitte nach außen. Er ist die vitale Energie in der Lunge und im Herzen und steuert den Kreislauf. Er transportiert Nährstoffe, Wasser und Sauerstoff durch den Körper.

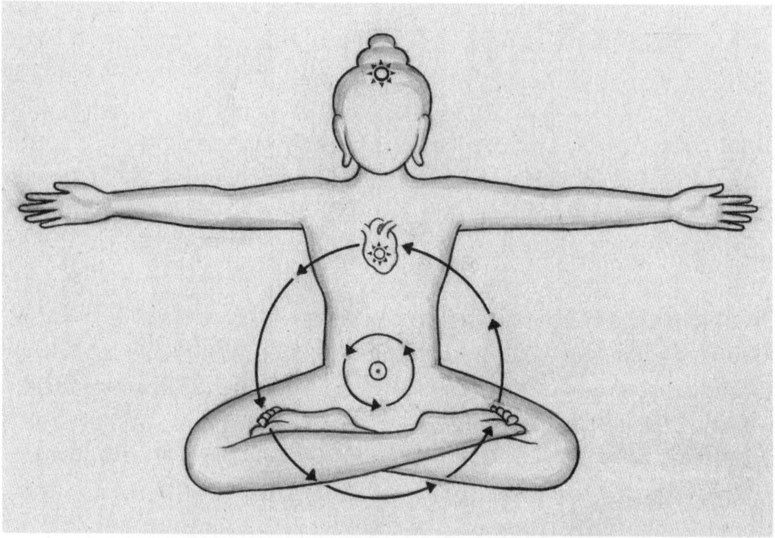

Abbildung 17 Prana, Samana und Vyana

»Das Herz ist der Sitz Pranas, Apanas Sitz ist der Anus, von Samana die Region um den Nabel; Udana sitzt in der Kehle, während Vyana sich im gesamten Körper bewegt.«

Shiva Samhita III/7

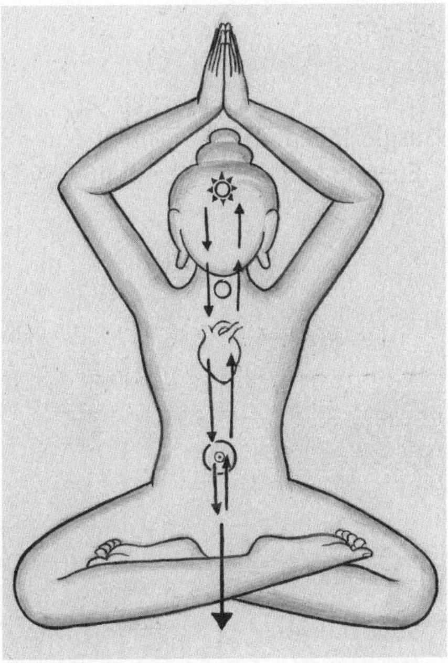

Abbildung 18 Apana und Udana

Mit Hilfe des *Pranayama* harmonisieren wir diese fünf »Hauche«, reinigen die *Nadis*, sodass die Lebensenergie ungehindert von »Verstopfungen«, so genannten *Granthis* (Knoten), fl ießen kann. In seinem natürlichen Fluss strömt *Apana* nach unten und erzeugt Alter und Krankheit und Tod, *Prana* fl ießt in entgegengesetzter Richtung. Durch *Pranayama* erreichen wir es nun, dass sich auf- und abwärts strömender Hauch, *Prana* und *Apana*, im Nabelzentrum *(Manipura Chakra)*, dem »kostbaren Edelstein«, vereinigen. Solare und lunare Energien verschmelzen; unser männlicher und unser weiblicher Teil, *Yin* und *Yang*, *Ha* und *Tha*, werden zur *unio mystica* – zu Yoga (Vereinigung).

Vorüberlegungen und vorbereitende Übungen

Übungszeit

Die folgende Übungsreihe sollte einmal täglich praktiziert werden. Zwar können vor allem die *Asanas* zu jeder beliebigen Tageszeit – nur nicht im unmittelbaren Anschluss an die Mahlzeiten – ausgeführt werden, doch eignet sich hierfür am besten der frühe Morgen vor Sonnenaufgang (Skrt. *Sandhya* = »Dämmerung, Zwielicht«, auch der Anbruch eines neuen Weltzeitalters), wenn alles noch in der Schwebe ist. Diese Zeit nennt man in Indien auch *Brahmamuhurta*, die Stunde *Brahmas*, des Schöpfergottes der indischen Göttertrias. Üben Sie in diesem Fall vor dem Frühstück mit nüchternem Magen! Eine Dusche oder ein kurzes Bad vor den *Asanas* verstärkt deren Wirkungen. Auch eventuell vorzunehmende Reinigungsübungen, so genannte *Kriyas*, sollten vor der eigentlichen Yogarunde ausgeführt werden. Sollte Ihnen das Üben am Morgen tatsächlich nicht möglich sein, wählen Sie die frühen Abendstunden für Ihre Übungen. Auch hier eignet sich am besten die Zeit des Zwielichts, des Sonnenuntergangs, auf jeden Fall jedoch vor dem Abendessen.

> *»Yoga sollte weder unmittelbar nach den Mahlzeiten noch, wenn man sehr hungrig ist, ausgeführt werden. Vor dem Üben sollte man etwas Milch und Butter zu sich nehmen.«*
>
> Shiva Samhita III/37

Übungsort

Die *Shvetashvatara Upanishad* (um 500 v. Chr.) beschreibt recht anschaulich – ganz ähnlich wie die weitaus später entstandene *Hatha-Yoga Pradipika* – die Örtlichkeit, an der sich ein Yogi des alten Indien seinen Übungen zuwenden sollte. Unschwer lassen sich hieraus die Übungsbedingungen auf unsere Zeit übertragen:

> *»Auf einem ebenen, sauberen, von Kiesel, Feuer und Sand freien Platz, der durch liebliche Laute und Teiche den Geist einlädt, das Auge aber nicht belästigt, an einer höhlenreichen, dem Winde nicht ausgesetzten Stelle soll der Yogi sich seinen Übungen hingeben.«*
>
> Shvetashvatara Upanishad

Richten Sie sich also einen ruhigen, sauberen, gut gelüfteten, aber zugfreien Raum ein, wo Sie nicht gestört werden, und wenden Sie sich mit geschlossenen Augen Ihren Übungen zu. Eine – nicht zu weiche – Unterlage, eine Decke etwa oder eine Matte, sind durchaus sinnvoll. Auch das Schaffen einer geeigneten, dem Yoga zuträglichen Atmosphäre (gedämpftes Licht, Kerzen, Räucherwerk) kann helfen, Sie »in Stimmung zu bringen«, ist aber in keinster Weise notwendig oder gar unerlässlich!

Kleidung

»Welche Kleidung muss ich tragen, wenn ich Yoga praktiziere? Muss sie immer weiß sein? Oder kann ich auch farbige Kleidung tragen? Vielleicht sogar schwarze?« Er war allem Anschein nach von all den weiß gekleideten *Swamis* ziemlich beeindruckt, die so manches Yoga-Hochglanzjournal schmücken. Er war einer meiner spanischen Schüler und distinguiert wie nur irgendein »Grande«. Eben hatte er seine erste Yogastunde hinter sich und war nun – mit der Begeisterung des »frisch Bekehrten« – dabei, sein Leben neu zu ordnen.
In Indien hatte ich – schon allein der sengenden Hitze wegen – meine Übungen zumeist nackt oder nur mit einem Lendentuch bekleidet durchgeführt. Keiner meiner Lehrer dort hatte je besonderes Interesse an spezieller »Yogakleidung« oder Ähnlichem gezeigt, und später dann, als ich die recht strenge Kälte im Norden des Landes kennen lernte, sah ich so manchen Yogi, der sich im Trainings- oder Jogginganzug seinen Übungen widmete. Doch hier im Westen scheint der Wunsch nach einem »professionellen Outfit« oft ziemlich groß. Aber

schon die *Hatha-Yoga Pradipika* bemerkt zur Frage der angemessenen Kleidung lapidar:

> *»Erfolg erreicht man nicht durch das Tragen bestimmter Kleidung oder das Reden über Yoga. Die Übung allein führt zum Ziel.«*
>
> Hatha-Yoga Pradipika I/68

Sie brauchen sich also nicht für allerlei Geld einen speziellen »Yoga-Dress« anzuschaffen! Jede leichte, weite, bequeme Kleidung – möglichst aus Naturfasern – erfüllt diesen Zweck. Auf keinen Fall sollten Sie jedoch in engen Jeans oder anderen engen Kleidungsstücken oder mit Gürtel und Schuhen üben. Auch Brillen und Schmuck sollten Sie während Ihrer Übungen ablegen.

Ernährung

Die Vorschriften über die richtige Ernährung, wie wir sie in den klassischen Yogatexten finden, beziehen sich natürlich auf indische Ernährungsgewohnheiten, das indische Nahrungsmittelangebot, und sind daher nur sehr bedingt auf unser westliches Leben übertragbar. Viele Yogaschüler »kasteien« sich geradezu mit nur schwer zugänglicher indischer Kost, weil sie glauben, nur so dem Ideal des Yogis gerecht werden zu können. Doch dies ist natürlich weit gefehlt. Eine »moderate« Ernährung (Vgl. hierzu Abschnitt »Die Lehre von den drei Gunas«) ist alles, was der Yoga wirklich erfordert.

Yoga erfordert – entgegen landläufiger Meinung – nicht einmal den Übertritt zum Vegetarismus, wenngleich es sich natürlich aus vielerlei Gründen empfiehlt, den Fleischgenuss einzuschränken und vor allem auf »rotes« Fleisch weitgehend zu verzichten. Geflügel und Fisch dagegen werden von so manchem Yogi genossen. Besonders empfehlenswert wegen ihres hohen *Prana*-Gehalts und überwiegend *sattvaischer* Natur sind natürlich sonnengereiftes Obst und Gemüse. Man sollte genügend essen, um satt zu sein, jedoch nie so viel, dass man sich schwer und träge fühlt.

»Weizen, Reis, Gerste, Mais, Milch, Ghee, Zucker, Butter, Kandiszucker, Honig, getrockneter Ingwer, Gemüse, Mungobohnen und reines Wasser sind sehr hilfreich für diejenigen, die Yoga üben. Ein Yogi sollte, den eigenen Bedürfnissen folgend, Stärkungsmittel zu sich nehmen, gut gesüßte Fette (›Schmiermittel‹), Milch und Butter, um die drei Körpersäfte (Doshas) zu kräftigen.«

Hatha-Yoga Pradipika I/64, 65

»Die Hälfte des Magens sollte mit Nahrung gefüllt werden, ein Viertel mit Wasser, und ein Viertel sollte leer bleiben, um Pranayama ausüben zu können. Zu Beginn sollte ein Yogaübender auf bittere, saure, salzige, scharfe und gebratene Nahrung, Joghurt, Käse, schwere Gemüse, Wein, Kokosnüsse und überreife Jackfruits verzichten.«

Gheranda Samhita V/22, 23

Reinigungsübungen – Kriyas/Shat Karmas

»Wenn jemand zu viel Fett oder Schleim (Kapha) im Körper hat, sollte er zunächst einmal die sechs unterschiedlichen Reinigungsübungen durchführen. Andere, die nicht darunter leiden, brauchen sie dagegen nicht. Die sechs Reinigungsübungen sind: Dhauti, Basti, Neti, Trataka, Nauli und Kapala Bhati. Man nennt sie die sechs Handlungen. Diese sechs Arten von Handlungen, die den Körper reinigen, sollten geheim gehalten werden. Sie verleihen außergewöhnliche Eigenschaften und werden von den besten der Yogis mit größtem Ernst praktiziert.«

Hatha-Yoga Pradipika II/21–23

Einige dieser Reinigungstechniken sollten tatsächlich nur bei Bedarf ausgeführt werden, andere jedoch eignen sich vorzüglich zur Ergänzung unserer täglichen Körperhygiene, und Sie werden sie bald nicht mehr missen wollen.

Basti ist eine Reinigung des Enddarms mit Hilfe eines Klistiers und wird daher oft auch als »yogischer Einlauf« bezeichnet. *Dhauti* umfasst eine Reihe verschiedener Reinigungstechniken, um das Verdau-

ungssystem vom Mund bis zum Enddarm zu reinigen. Auch Übungen zum Reinigen der Augen und Ohren, der Zähne und der Zunge gehören hierzu. Bei *Neti* handelt es sich um die Reinigung von Nase und Stirnhöhle. *Nauli* ist eine sehr wirksame Methode zur Kräftigung des Unterleibs und des Darms. *Kapala Bathi* ist eine Atemtechnik, die dazu dient, das Gehirn zu reinigen. *Trataka* oder *Tratak* schließlich dient zur Reinigung der Augen und zur Verbesserung der Konzentrationsfähigkeit.
Auch die tägliche Körperpflege – wie das Putzen der Zähne oder das Waschen der Haare – ist durchaus Bestandteil des Yoga, wie ihn die *Gheranda Samhita* und ähnliche autoritative Schriften darlegen. Allerdings war diese Körperhygiene – zumindest in unserem Teil der Welt – in jenen Tagen höchst außergewöhnlich und zeugt von der tiefen Einsicht der alten Meister auch in Alltägliches. Wenden wir uns also nun denjenigen Techniken zu, die Ihre tägliche Körperpflege höchst wirksam ergänzen sollten.

Die »Waschungen« – Dhauti

Vor allem drei kleinere *Dhautis* möchte ich Ihnen hier empfehlen, die mühelos durchzuführen und doch von großer Wirksamkeit sind: das Reinigen der Augen *(Chaksua Dhauti)*, das Reinigen der Zunge *(Jihwa Dhauti)* und die »Feuerreinigung« *(Agnisara Dhauti)*. Diese Übungen sollten am frühen Morgen, auf jeden Fall jedoch vor dem Frühstück, durchgeführt werden.
Richten Sie hierfür – und für die später beschriebene Nasenspülung *(Neti)* – eine Kanne leicht gesalzenes Wasser (ca. ein Kaffeelöffel Salz auf einen Liter Wasser) her. Es gibt hierfür zwar spezielle *Neti*-Kannen, so genannte *Lothas*, doch eignet sich durchaus auch eine Teekanne mit schmaler Tülle. Füllen Sie etwas davon in ein kleines Schnapsglas oder ein Sakeschälchen und in einen Trinkbecher.

- Pressen Sie das Schnapsglas fest in die Augenhöhle des rechten Auges, während Sie den Kopf in den Nacken legen und mit dem rechten Auge blinzeln.
- Wiederholen Sie diese Übung mit dem linken Auge.

Dies ist *Chaksua Dhauti*, die Reinigung der Augen.

- Gurgeln Sie nun mit dem Wasser aus dem Trinkbecher.
- Spucken Sie das Wasser aus, schließen Sie Zeigefinger, Mittelfinger und Ringfinger und reiben Sie sich damit die Zunge schnell zehn- bis fünfzehnmal vor und zurück, bis ein leichter Brechreiz entsteht.
- Schaben Sie zum Abschluss Ihre Zunge von hinten nach vorn entweder mit einem speziellen Zungenschaber (in jedem Drogeriemarkt erhältlich) oder mit einem Eierlöffel mit abgerundeten Kanten.

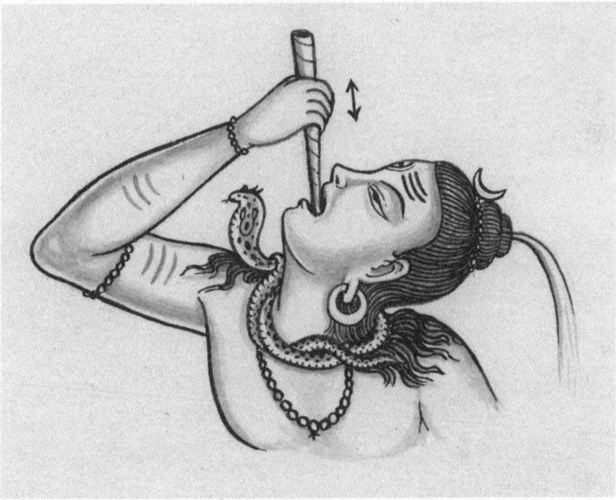

Abbildung 19 Die Reinigung von Zunge, Mund- und Rachenraum – Jihwa Dhauti

Dies ist *Jihwa Dhauti*, die Reinigung von Zunge, Mund- und Rachenraum.

- Stellen Sie sich nun mit leicht gespreizten Beinen hin.
- Legen Sie die Hände auf die Knie, und beugen Sie sich nach vorn.
- Atmen Sie tief aus, pressen Sie das Kinn gegen das Brustbein *(Jalandhara Bandha)* und bewegen Sie den Bauch zwanzig- bis dreißigmal rhythmisch vor und zurück.
- Schöpfen Sie Atem.
- Wiederholen Sie diese Übung drei- bis fünfmal.

Dies ist *Agnisara Dhauti*, die »Feuerreinigung«.

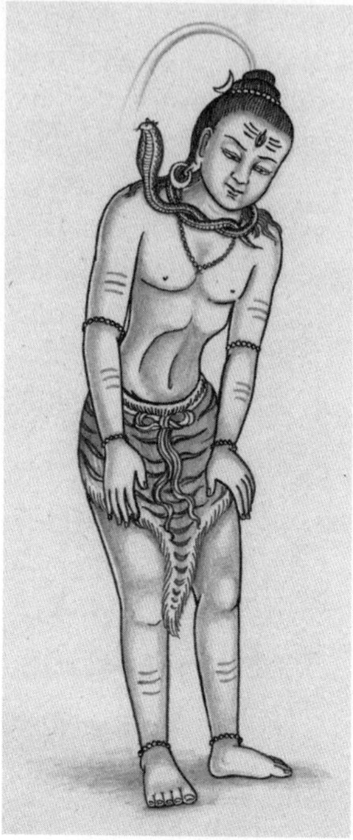

Abbildung 20 Die »Feuerreinigung« – Agnisara Dhauti

Nasenspülung – Neti

Stufe 1
(Diese Übung ist identisch mit *Vyutkrama Kapala Bhati*, einer Form der »Schädelreinigung«.)

- Halten Sie nun die Öffnung der Kanne mit dem restlichen Wasser an die Nase, und ziehen Sie das Wasser sanft mit Hilfe der Stimmritze in die Nasenlöcher, bis es durch den Mund wieder herausfließt.

Stufe 2
- Halten Sie die Tülle an das rechte Nasenloch, neigen Sie den Kopf leicht nach links und lassen Sie das Wasser in das rechte Nasenloch fließen, bis es durch das linke wieder herausläuft.
- Wiederholen Sie diese Übung mit dem linken Nasenloch.

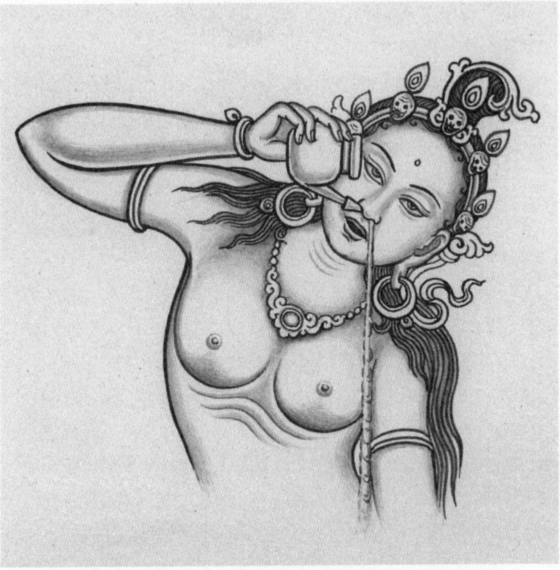

Abbildung 21 Die Nasenspülung – Neti

Stufe 3
(Diese Übung ist identisch mit *Sheetkrama Kapala Bhati*, einer Form der »Schädelreinigung«.)

- Füllen Sie nun den Mund mit dem verbliebenen Wasser, und lassen Sie es durch die Nase herausfließen.

Dies ist eine vollständige Runde *Neti*. Beziehen Sie diese Übung in Ihre tägliche Körperpflege ein, und Sie werden sie bald schon nicht mehr missen wollen!
Diese Übung ist ein ausgezeichnetes Mittel gegen Schnupfen, Nebenhöhlenentzündungen und chronische Kopfschmerzen. Auch die Funktion der Augen wird mit Hilfe dieser Übung verbessert. Sie beseitigt Schmutz und Schleim aus dem Nasentrakt und hilft – nach längerem Üben – selbst gegen Migräne, Depressionen, Hysterie und Epilepsie. Darüber hinaus entwickelt *Neti* das Stirnzentrum *(Ajna Chakra)* durch eine Anregung der Geschmacksnerven oberhalb der Stirnhöhle.
Auf eine andere Variante der Nasenspülung, *Sutra Neti*, bei der die

Nase mit Hilfe einer Baumwollkordel oder eines Gummikatheders gereinigt wird, soll hier nicht näher eingegangen werden. Sie sollte wirklich nur unter der persönlichen Leitung eines erfahrenen Yogalehrers erfolgen, um Verletzungen zu vermeiden.

»Kreisen« der »Bauchmuskeln« – Nauli

Das »Kreisen« der »Bauchmuskeln«: etwas zu viel der Anführungszeichen für diesen kurzen Text. Und doch sind sie – der Kürze wegen – notwendig. Das Wort *Nauli* setzt sich aus zwei Worten des Sanskrit zusammen: *Nauk* und *li. Nauk* ist das Boot, der Nachen, *li* das Festhalten. So, wie man in einem schwankenden Boot auf stürmischer See hin- und hergeworfen wird, wirken die Bewegungen des Darms, der »Bauchmuskeln«, wenn wir diese Übung ausführen. Die *Hatha-Yoga Pradipika* vermerkt zu dieser Übung:

> *»Nauli, die Krone der Übungen des Hatha-Yoga, bringt das Aufflammen eines langsamen Verdauungsfeuers und die weitere Verdauung in Ordnung. Sie ruft Glück und Wonne hervor und trocknet alle Krankheiten aus, die in einem Ungleichgewicht der drei Säfte (Doshas) begründet sind.«*
>
> Hatha-Yoga Pradipika II/34

- Stehen Sie aufrecht, die Füße leicht gespreizt.
- Beugen Sie sich ausatmend nach vorn, und gehen Sie leicht in die Knie, bis Ihre Hände auf den Knien ruhen.
- Kontrahieren Sie – in ausgeatmetem Zustand – den mittleren Bauchmuskel, und schieben Sie den Mastdarm nach vorn, bis er als deutlicher Strang hervortritt *(Madhyama Nauli)*. Ich weiß, dies klingt zunächst etwas abenteuerlich, wird Ihnen aber ganz sicher mit einiger Übung gelingen!
- Atmen Sie ein, dann wieder möglichst vollständig aus.
- Verlagern Sie nun Ihr Gewicht auf Ihre linke Hand, bis der »Strang« auf der rechten Seite hervortritt *(Dakshina Nauli)*.
- Atmen Sie ein und wieder tief aus, und führen Sie die Übung so aus, dass der Muskelstrang an der linken Seite hervortritt. *(Vama Nauli)*.

Wenn Sie – nach einigen Tagen oder Wochen des Übens – in der Lage sind, diese drei *Naulis* getrennt mühelos auszuführen, verbinden Sie sie zu einer einzigen, wellenförmigen Übung:

- Stellen Sie sich mit leicht gespreizten Beinen nach vorn gebeugt hin, und atmen Sie möglichst vollständig aus.
- Ziehen Sie den Bauch möglichst weit nach innen und oben *(Uddiyana Bandha).*
- Lassen Sie nun den Mastdarmmuskel kreisen, von links zur Mitte und nach rechts, in sanfter, wellenförmiger Bewegung – wieder und immer wieder, solange Ihnen dies in ausgeatmetem Zustand möglich ist.
- Entspannen Sie die Bauchmuskulatur, und schöpfen Sie etwas Atem.
- Atmen Sie tief aus, und wiederholen Sie diese Übung von rechts nach links.
- Wiederholen Sie diese Übung dreimal nach jeder Seite hin.

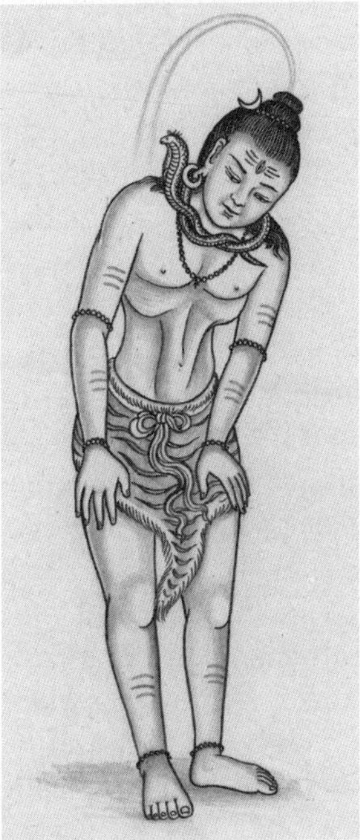

Abbildung 22 Das »Kreisen« der »Bauchmuskeln« – Nauli

Es gibt wohl in keinem anderen psychosomatischen System eine Übung zur Stärkung des Verdauungstrakts und der inneren Organe, die dieser gleichkommt. Diese Übung heilt wirklich alle (heilbaren) Erkrankungen des Unterleibs. Sie stimuliert die Organe des Bauchraumes, kräftigt den Mastdarm, verbessert die Peristaltik des Darms, verstärkt die Aktivitäten der Verdauungssäfte, entfernt Gifte aus dem Verdauungstrakt und hilft, sexuelle Probleme zu beseitigen.

Diese Übung kann selbstverständlich nur mit leerem Magen, nachdem man auf der Toilette war, ausgeführt werden!

»Schädelreinigung« – Kapala Bhati (der »scheinende Schädel«)

Kapala Bhati, der »scheinende Schädel«, besteht eigentlich aus drei Einzelübungen. Zwei davon – *Vyutkrama Kapala Bhati* und *Sheetkrama Kapala Bhati* – sind identisch mit den Stufen 1 und 3 des zuvor beschriebenen *Neti* und werden daher hier nicht nochmals erläutert. Die dritte Form – *Vama-krama Kapala Bhati* – ist auch als Atemübung bekannt. Wenn heute die Rede von *Kapala Bhati* ist, so ist zumeist diese Atem- und Reinigungstechnik gemeint. Da diese Übung Bestandteil des Übungszyklus der »einundzwanzig Schritte zur Glückseligkeit« ist, soll hier nicht näher darauf eingegangen werden (siehe Abbildung auf Seite 81).

Augenreinigung – Trataka

> *»Trataka heilt Augenkrankheiten und beseitigt Trägheit. Diese Übung sollte wie eine Schatztruhe geheim gehalten werden.«*
>
> Hatha-Yoga Pradipika II/32

Äußeres Trataka (Bahya/Bahiranga Trataka)

Die Technik des *Trataka* ist ebenso Bestandteil der Reinigungsübungen des Hatha-Yoga wie eine *Mudra* des Raja-Yoga. Sie ist die letzte der sechs Reinigungsübungen und wird häufig als Übergang zwischen eher körperlichen Übungen und der darauf folgenden Meditation eingesetzt. Zwar gibt es eine Vielzahl unterschiedlicher Techniken des *Trataka* – das Visualisieren eines mystischen Diagramms *(Yantra)* etwa oder das »Betrachten« eines Götterbildes – doch gilt die folgende als einfachste und wirkungsvollste unter ihnen:

- Setzen Sie sich in einem abgedunkelten Raum in eine Ihnen angenehme Meditationshaltung oder aufrecht auf einen Stuhl.
- Stellen Sie im Abstand von 30–50 cm eine brennende Kerze in Augenhöhe.
- Richten Sie die Wirbelsäule auf, schließen Sie die Augen und entspannen Sie sich.
- Wenn Sie vollkommen entspannt sind, öffnen Sie die Augen und starren unbeweglich und mit höchster Konzentration auf den hellsten Punkt der Flamme. Ihr gesamtes Bewusstsein sollte sich in Ihren Augen konzentrieren! Mit fortschreitender Praxis sollten Sie in der Lage sein, diesen Punkt mehrere Minuten lang anzustarren, ohne die Augen zu bewegen oder zu blinzeln. Wenn die Augen ermüden oder sich mit Tränen füllen, schließen Sie sie und entspannen sich, ohne Ihre Haltung zu verändern. Richten Sie Ihre volle Aufmerksamkeit auf das Abbild (eidetisches Phänomen), das die Flamme hinter geschlossenen Augen hinterlässt.
- Öffnen Sie die Augen, wenn das Abbild verblasst, und setzen Sie Ihre Konzentration auf die äußere Kerzenflamme fort.

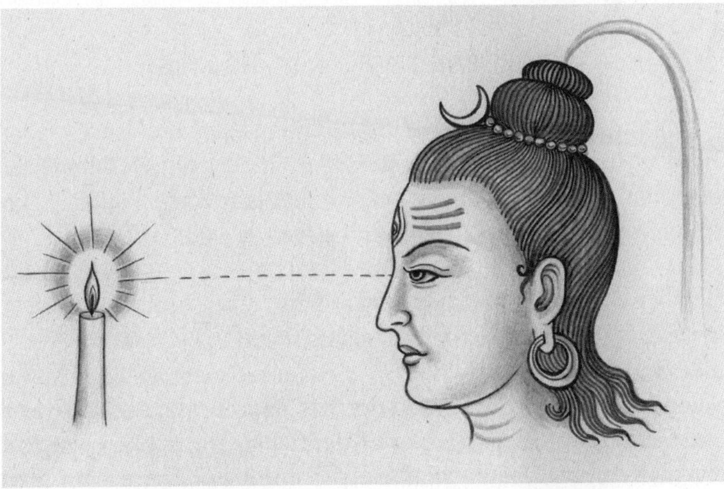

Abbildung 23 Die Augenreinigung – Trataka

Sie sollten sich für diese Übung mindestens fünf Minuten Zeit nehmen, können sie allerdings auch fünfzehn bis zwanzig Minuten lang fortsetzen. In derselben Weise können Sie den Vollmond, eine Kristallkugel, ein mystisches Diagramm, das Bild Ihres *Gurus* oder einer persönlichen Gottheit, die eigene Nasenspitze *(Nasikagra Drishthi)*, eine Wasserfläche oder Ähnliches als Konzentrationshilfe nutzen.
Wenn Sie *Trataka* vor allem aus therapeutischen Gründen ausüben, um eine Augenschwäche zu lindern oder zu kurieren, so setzen Sie die Übung möglichst lange – auch wenn die Augen zu tränen beginnen – mit geöffneten Augen fort.
Trataka heilt oder mildert eine Reihe von Augenerkrankungen und Sehschwächen wie Kurzsichtigkeit. Sie fördert die Konzentrationsfähigkeit und Ausdauer und beruhigt den Geist.

> *»Wer diese Übung praktiziert, erlangt die übernatürlichen Fähigkeiten (Siddhis) Shivas (Shambhu). Alle Augenerkrankungen verschwinden, und Hellsichtigkeit wird sicherlich erreicht.«*
>
> Gheranda Samhita I/54

Inneres Trataka (Antara/Antaranga Trataka)
Es gibt auch ein – sehr wirkungsvolles – »inneres« *Trataka*, das als eigenständige Meditation angewandt wird (siehe Abschnitt »21. Meditation«).

Elefantenübung – Kunjala Kriya

Eine weitere Reinigungsübung, die allerdings nur »bei Bedarf« durchgeführt werden sollte, ist *Kunjala Kriya*, die Elefantenübung. Auch diese Übung sollte morgens mit nüchternem Magen und – wenn möglich – leerem Darm ausgeführt werden.

- Trinken Sie aufrecht stehend möglichst rasch hintereinander ungefähr sechs Glas leicht gesalzenes Wasser (1 Teelöffel Salz pro Liter).
- Lehnen Sie sich nach vorn (natürlich über ein Waschbecken oder ein Gefäß!), und reiben Sie mit Zeigefinger, Mittelfinger und Ringfinger die Zunge im Rachenbereich, bis Sie das ganze Wasser wieder erbrochen haben und der Magen leer ist.

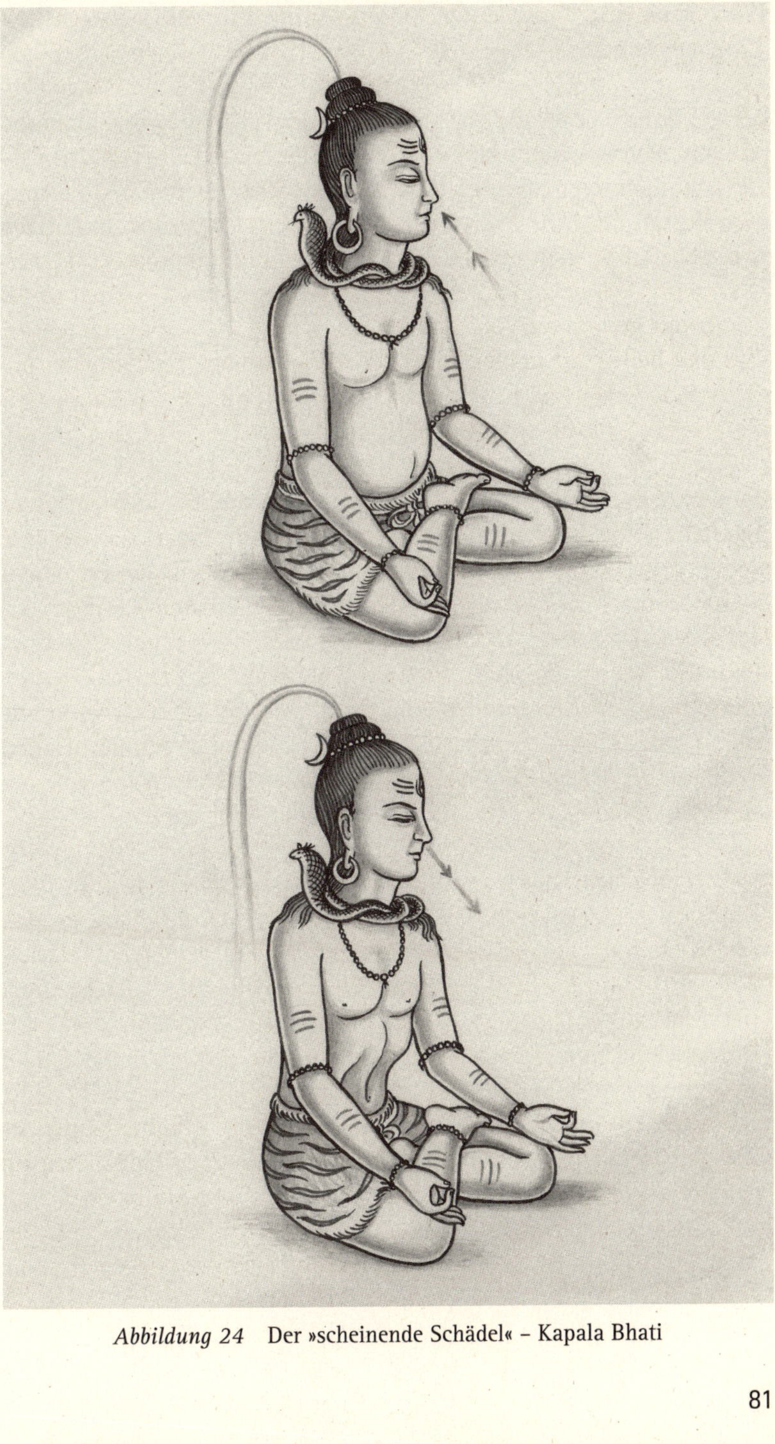

Abbildung 24 Der »scheinende Schädel« – Kapala Bhati

- Nach dieser Übung sollten Sie ca. zwanzig Minuten warten, ehe Sie etwas essen.

Diese Übung reinigt die Haut und lässt Pickel und andere Hautunreinheiten verschwinden. Sie hilft bei Zahnkrankheiten und Brusterkrankungen, Verstopfung, Gallenbeschwerden, Verdauungsstörungen, Husten, Bronchitis, Asthma und Rachitis, Mandelentzündungen sowie Nachtblindheit und normalisiert die Herzfunktion.

Bandhas und Mudras

Da wir bei verschiedenen *Asanas* auch Verschlüsse, so genannte *Bandhas*, und Siegel, so genannte *Mudras*, anwenden, sollen diese beiden Begriffe hier zunächst einmal erklärt werden. Jahrtausendelang war die Kenntnis über Körperhaltungen *(Asanas)* und Atemtechniken *(Pranayamas)* in Indien jedermann zugänglich. Das Wissen um *Bandhas* und *Mudras* jedoch wurde äußerst geheim gehalten und nur vom Meister auf den Schüler übertragen, weitergereicht wie das kostbarste Gut. So zitiert Gheranda Shiva, den Ahnherrn allen Yoga, um die Vorteile der *Mudras* darzulegen – und für ihn gehören auch alle *Bandhas* zu den *Mudras* –, mit den Worten:

> *»O Göttin! Ich habe dir alle Mudras genannt; sie zu kennen führt zu wahrer Meisterschaft. Dieses Wissen sollte sorgfältig geheim gehalten und nicht wahllos jedermann gelehrt werden.«*
>
> Gheranda Samhita III/4,5

Heutzutage jedoch scheint die Zeit reif zu sein, dieses Wissen den an Yoga Interessierten mitzuteilen. Zwar sollten einige, zum Teil höchst archaische Techniken nur unter der persönlichen Anleitung eines erfahrenen Yogalehrers erlernt werden, falls überhaupt, doch bieten die im ayurvedischen Yoga praktizierten *Bandhas* und *Mudras* – richtig ausgeführt – keinerlei Gefahren.

Bandhas

Unter *Bandhas* wird die bewusste Kontraktion bestimmter Muskelpartien, um dadurch verschiedene Nerven und Organe kontrollieren zu können, verstanden. Durch diese Kontraktionen werden die inneren Organe sanft und doch äußerst nachhaltig massiert, sodass Blutstauungen aufgelöst und die mit den Organen verbundenen Nerven stimuliert und reguliert werden. Dadurch helfen diese Verschlüsse, psychosomatische »Knoten« (so genannte *Granthis*), die den freien Fluss der Lebensenergie *(Prana)* behindern, zu lösen. Insbesondere drei »Knoten« behindern den freien Fluss unserer (spirituellen) Energien: *Brahma Granthi* im Wurzelzentrum *(Muladhara Chakra)*, *Vishnu Granthi* im Herzzentrum *(Anahata Chakra)* und *Shiva Granthi* im Stirnzentrum *(Ajna Chakra)*. Durch diese Verschlüsse gelingt es dem Yogi darüber hinaus, *Prana* und *Apana*, auf- und absteigenden Atem, zu vereinigen und im Körper zu lenken. Insbesondere drei dieser *Bandhas* begegnen uns bei unseren Übungen:

- Jalandhara Bandha
- Uddiyana Bandha
- Mula Bandha

Diese drei können zu einer vierten – *Maha Bandha* – kombiniert werden. Zwar können diese *Bandhas* bis zur vollständigen Beherrschung für sich geübt werden, doch mit zunehmender Praxis werden sie mit *Asanas* und *Pranayamas* verbunden, um möglichst hohen Gewinn aus diesen Übungen zu erzielen. Diese Verschlüsse blockieren die Öffnungen der sechzehn »vitalen Körperteile«, der *Adharas*, und führen dadurch zu höheren Stadien des Bewusstseins und der Meditation. Diese sechzehn *Adharas* sind nach den Lehren des Yoga und des Ayurveda: Daumen, Fußgelenke, Knie, Oberschenkel, Vorhaut und Geschlechtsorgane, Nabel, Herz, Nacken, Kehle, Gaumen, Nase, die Mitte zwischen den Augenbrauen, Stirn, Kopf und die Scheitelöffnung *(Brahmarandhara)*, durch die nach dem Tod des grobstofflichen Körpers die Seele den Körper verlässt. Gleichzeitig werden durch diese Übungen die drei bedeutsamsten psychosomatischen »Knoten« – *Brahma Granthi*, *Vishnu Granthi* und *Shiva Granthi* – durchstoßen.
Diese Verschlüsse erfordern ein Anhalten des Atems *(Kumbhaka)*. Zu

Beginn sollte die Luft nur wenige Augenblicke angehalten werden; mit zunehmender Praxis können Sie den Zeitraum des Verweilens mit den einzelnen Verschlüssen langsam ausdehnen.

Der Kinnverschluss – Jalandhara Bandha

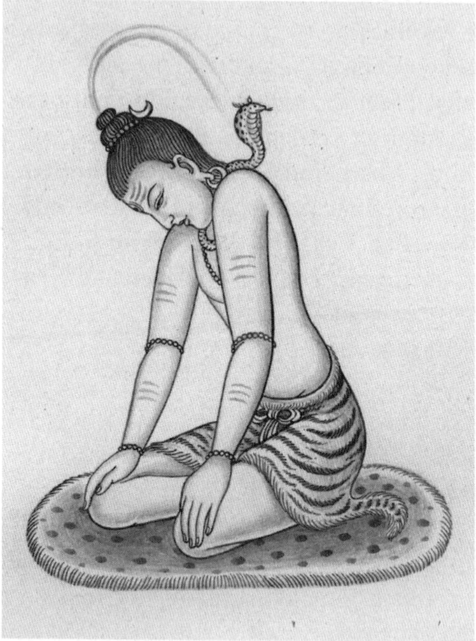

Abbildung 25 Der Kinnverschluss – Jalandhara Bandha

Bei diesem Verschluss wird die Luftröhre verschlossen und so der Fluss *Pranas* zum Herzen, zu den Halsdrüsen, zu Kopf und Gehirn gesteuert und daran gehindert, weiter nach oben zu strömen. Der Kinnverschluss presst die im Kehlbereich liegenden Nebenhöhlenrezeptoren zusammen und bewirkt durch die Drucksensitivität dieser Nervenenden eine Verlangsamung des Herzschlags und eine Beruhigung des Geistes. Schilddrüse und Nebenschilddrüse werden massiert und in ihrer Funktion gestärkt. Insbesondere die Schilddrüse übt einen starken Einfluss auf den menschlichen Organismus, auf Wachstum und Sexualität aus. Die regelmäßige Ausübung des Kinnverschlusses bewirkt einen Abbau von Stress, Angst und Wut und stellt eine ausgezeichnete Vorbereitung auf höhere Stufen der Meditation dar.

- Nehmen Sie eine Ihnen angenehme Sitzhaltung – vorzugsweise Lotussitz, Meisterstellung oder Diamantsitz – ein.
- Legen Sie Ihre Handflächen auf die Knie.
- Schließen Sie die Augen, und entspannen Sie sich.
- Atmen Sie tief ein. (Sie können auch ausatmen. Die Übung kann ebenso gut in völlig ausgeatmetem Zustand praktiziert werden.)
- Halten Sie den Atem an, senken Sie den Kopf nach vorn und drücken Sie das Kinn fest gegen das Brustbein.
- Drücken Sie die Arme fest durch, heben Sie die Schultern nach oben und verharren Sie, solange es Ihnen angenehm ist, in dieser Stellung.
- Entspannen Sie langsam Schultern und Arme, lösen Sie den Verschluss, heben Sie behutsam den Kopf und atmen Sie langsam aus (bzw. ein).

Wiederholen Sie diese Übung – bis Sie sie vollständig beherrschen – einige Male, sobald sich Ihre Atmung normalisiert hat. Sollte Ihnen zu Beginn das längere Sitzen in einer der Meditationshaltungen noch nicht möglich sein, üben Sie *Jalandhara Bandha* im Stehen.

Jalandhara Bandha im Stehen

- Stellen Sie sich mit leicht gespreizten Beinen (ca. 30–50 cm) aufrecht hin. Beugen Sie sich nach vorn, und legen Sie Ihre Handflächen auf die Knie.
- Schließen Sie die Augen, und entspannen Sie sich.
- Atmen Sie tief ein (oder aus).
- Halten Sie den Atem an, senken Sie den Kopf nach vorn und drücken das Kinn fest gegen das Brustbein.
- Drücken Sie die Arme fest durch, heben Sie die Schultern nach oben und verharren Sie, solange es Ihnen angenehm ist, in dieser Stellung.
- Entspannen Sie Schultern und Arme, lösen Sie den Verschluss, heben Sie behutsam den Kopf und atmen Sie langsam aus (oder ein).

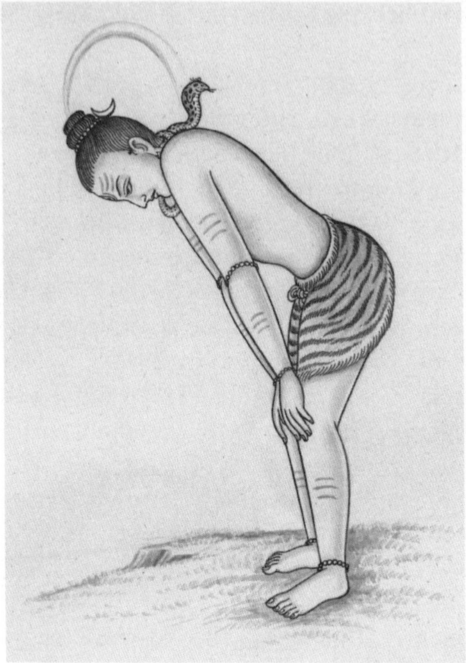

Abbildung 26 Jalandhara Bandha im Stehen

Wiederholen Sie diese Übung – bis Sie sie vollständig beherrschen – einige Male, sobald sich Ihre Atmung normalisiert hat.

Richten Sie Ihre Achtsamkeit während der gesamten Übung auf das *Vishuddha Chakra*, das Kehlkopfzentrum. Atmen Sie auf keinen Fall ein oder aus, während Sie diesen Verschluss anwenden. Führen Sie diese Übung – wenn Sie sie für sich allein üben – unmittelbar nach den *Asanas* und *Pranayamas* und vor der Meditation aus.

Der Verschluss des Bauchraumes – Uddiyana Bandha

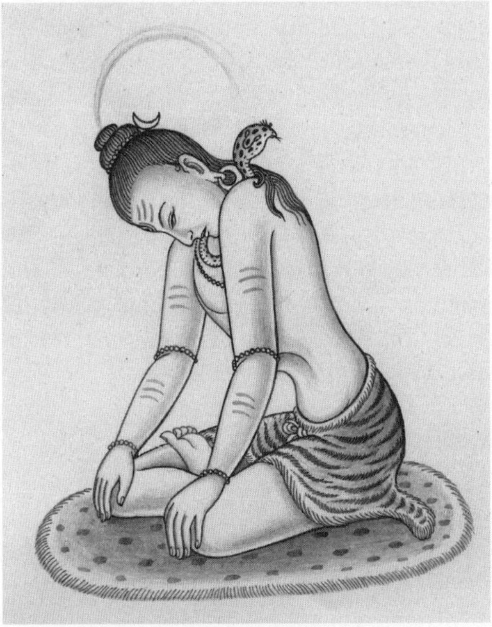

Abbildung 27 Der Verschluss des Bauchraumes im Sitzen – Uddiyana Bandha

Uddiyana bedeutet eigentlich »hochfliegen« und deutet an, was diese Übung bewirkt: das Aufsteigen der Lebensenergie im Körper. Die *Gheranda Samhita* vermerkt zu dieser Übung:

> *»Wer diese Übung ohne Unterlass ausübt, besiegt den Tod. Der große Vogel des Atems wird durch diesen Vorgang augenblicklich in die Shushumna gedrängt und bewegt sich von nun an nur noch in ihr. Von allen Bandhas ist sie die beste. Ihre vollständige Praxis macht die Befreiung leicht.«*
>
> Gheranda Samhita III/10, 11

Uddiyana Bandha stärkt und fördert die Durchblutung der inneren Organe im Becken; daher gilt dieser Verschluss als adäquates Mittel gegen allerlei Magen-, Darm- und Unterleibsbeschwerden, insbesondere Verdauungsstörungen, Wurmerkrankungen, Diabetes usw. Diese Übung regt die Verdauungstätigkeit an, die Unterleibsorgane werden gekräftigt; Leber, Bauchspeicheldrüse, Nieren, Milz usw. werden sanft massiert und dadurch gesünder. Die Funktion der oberhalb der Nieren sitzenden Nebennieren wird normalisiert. Die Nebennieren produzieren unter anderem eine große Zahl von Hormonen wie Geschlechtshormone, Adrenalin und Noradrenalin, die zur Regulierung des Kreislaufs dienen, Aldosteron, das den Salz- und Wasserhaushalt steuert, Cortison und Corticosteron, die den Fett-, Kohlehydrat- und Proteinstoffwechsel kontrollieren, um nur dic wichtigsten zu nennen. Durch eine sanfte »Massage«, eine Förderung ihrer Durchblutung und eine verstärkte Versorgung der Nebennieren mit *Prana* wird daher eine harmonisierende, verjüngende Wirkung auf den gesamten Organismus erreicht. Die Wertschätzung, die diese Übung in den Reihen der Yogis genießt, wird verständlich.

»Wer dieses übt, wird wieder jung.«

Hatha-Yoga Pradipika III/57

- Setzen Sie sich in eine Ihnen angenehme Position, vorzugsweise Meisterstellung, Lotussitz oder Diamantsitz.
- Legen Sie die Hände auf die Knie.
- Schließen Sie die Augen, und entspannen Sie sich.
- Atmen Sie tief aus, und verharren Sie in diesem ausgeatmeten Zustand *(Bahya Kumbhaka)* während der gesamten Dauer der Übung.
- Führen Sie *Jalandhara Bandha*, den Kinnverschluss, aus.
- Ziehen Sie – am Ende der Ausatmung – das Zwerchfell gegen die Wirbelsäule, die Bauch- und Unterleibsmuskeln und die Organe des Bauchraumes nach innen und oben.
- Halten Sie diesen Verschluss, solange Ihnen dies ohne Anstrengung möglich ist.
- Entspannen Sie langsam die Bauchmuskulatur, lösen Sie den Kinnverschluss und atmen Sie ein.

Wiederholen Sie diese Übung – bis Sie sie vollständig beherrschen – einige Male, sobald sich Ihre Atmung normalisiert hat. Auch diese Übung kann selbstverständlich im Stehen ausgeführt werden.

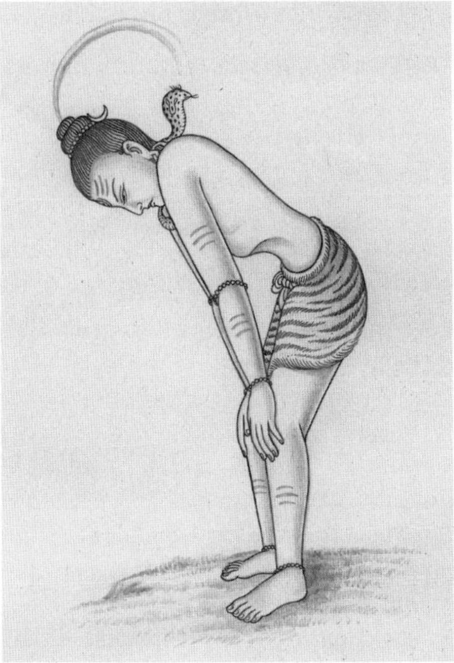

Abbildung 27a Der Verschluss des Bauchraumes im Stehen – Uddiyana Bandha

Richten Sie Ihre Achtsamkeit während der gesamten Übung auf das Nabelzentrum *(Manipura Chakra)*.
Auch dieser Verschluss wird natürlich am besten im Zusammenhang mit *Pranayamas* und *Mudras* ausgeführt. Wenn Sie diese Übung zunächst einzeln ausführen, wählen Sie am besten die Zeit nach den *Asanas* und *Pranayamas* und vor der Meditation.
Diese Übung sollte nur mit leerem Magen und Darm und – mit Ausnahme einiger fortgeschrittener Atemtechniken – in ausgeatmetem Zustand *(Bahya Kumbhaka)* durchgeführt werden. Außerdem verbietet sich diese Übung für Schwangere oder Personen, die an Herzbeschwerden, Magen- und Darmgeschwüren leiden. Konsultieren Sie in diesen Fällen unbedingt Ihren Arzt, bevor Sie mit den Übungen beginnen!

Der Verschluss des Perineums (Unterleibsverschluss) – Mula Bandha

»Wenn sich auf- und absteigender Hauch, Same und Klang verbinden, stellt sich zweifellos Erfolg im Yoga ein ... Selbst ein alter Mann wird wieder jung, wenn er diese Übung ausführt.«

Hatha-Yoga Pradipika III/63, 64

»Wer den Ozean des Lebens überqueren will, sollte an einem stillen Ort Mula Bandha üben. Durch diese Praxis wird der Fluss Pranas zweifellos kontrolliert. Übt dies schweigend, sorgfältig, ohne nachzulassen.«

Gheranda Samhita III/16, 17

Mula bedeutet »Wurzel, Ursprung«; und so, wie das *Muladhara Chakra*, das Wurzelzentrum, als »Wurzel des Lebensbaumes« (der Wirbelsäule) gilt, ist für viele Yogis *Mula Bandha*, der »Wurzelverschluss« oder der Verschluss des Perineums, der »Hauptschlüssel« zur Erweckung der *Kundalini* genannten Energie.

Durch das Üben von *Mula Bandha* wird zunächst einmal die natürliche Tendenz *Apanas*, nach unten zu strömen und den Körper zu verlassen, umgekehrt. *Apana* wird zum Aufwärtsströmen gebracht, sodass er sich schließlich mit *Prana* vereint. Durch die Vereinigung dieser beiden Hauptenergieströme im menschlichen Körper wird die Vitalität gestärkt und die *Kundalini* erweckt. *Mula Bandha* vervielfacht so die Wirkungen von *Jalandhara Bandha* und *Uddiyana Bandha.*

Durch die Verlagerung der Organe des Kleinbeckens werden diese recht wirksam zusammengepresst und massiert. Die Nerven des Beckenbodens werden stimuliert, die hiermit verbundenen Geschlechts-, Verdauungs- und Ausscheidungsorgane gestärkt. Die Afterschließmuskeln werden gekräftigt, die Peristaltik des Darms wird verbessert, Verdauungsbeschwerden und Hämorrhoidenleiden werden beseitigt. Diese Übung heilt – insbesondere auch bei Frauen – vielerlei Arten von Verstopfung. Eine wohltuende Wirkung wurde vor allem bei rektaler Obstipation aufgrund von Entleerungsstörungen, verminderter Peristaltik auf Grund von Koliken sowie funktionellen Obstipationen beobachtet.

Diese Übung ist vor allem auch für ältere Menschen äußerst wertvoll, da sie durch diese Übung die Ausscheidung besser kontrollieren können. *Mula Bandha* beseitigt oder dämpft Nervosität und steigert das Konzentrationsvermögen.

- Nehmen Sie eine der Meditationsstellungen – am besten Meisterstellung *(Siddhasana/Siddha Yoni Asana)* oder Lotussitz – ein.
- Legen Sie die Hände auf die Knie, schließen Sie die Augen und entspannen Sie sich.
- Richten Sie Ihre Achtsamkeit während der gesamten Übung auf das *Muladhara Chakra*, das Wurzelzentrum.
- Atmen Sie tief ein, halten Sie den Atem an *(Antara Kumbhaka)* und führen Sie den Kinnverschluss *(Jalandhara Bandha)* aus.
- Kontrahieren Sie nun – mit angehaltenem Atem – die Muskeln des Beckenbodens, solange Ihnen dies ohne Anstrengung möglich ist.
- Heben Sie langsam den Kopf, atmen Sie aus und entspannen Sie sich.
- Wiederholen Sie diese Übung fünf- bis zehnmal.

Diese Übung kann auch in ausgeatmetem Zustand *(Bahya Kumbhaka)* ausgeführt werden. Wie die anderen Verschlüsse praktiziert man *Mula Bandha* am besten zusammen mit bestimmten *Asanas, Mudras* und *Pranayamas*. Wird dieser Verschluss separat ausgeführt, dann am besten zwischen *Pranayamas* und Meditation.

Der große Verschluss – Maha Bandha

»Wer sich durch Maha Bandha aus des Todes Schlingen zu befreien weiß, bringt die Vereinigung der drei Nadis – Ida, Pingala und Shushumna – zustande und führt den Geist zum Kedar[26].«

Hatha-Yoga Pradipika III/24

Maha Bandha vereinigt die drei zuvor beschriebenen Verschlüsse *Jalandhara Bandha, Uddiyana Bandha* und *Mula Bandha* in sich und wird daher auch der »dreifache Verschluss« genannt. Erst wenn diese einzeln geübt und gemeistert sind, kann *Mula Bandha* sinnvoll praktiziert werden!

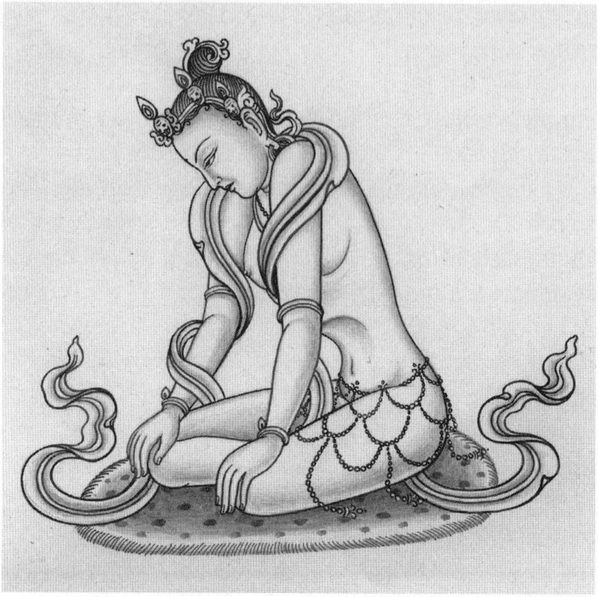

Abbildung 28 Der große Verschluss – Maha Bandha

- Setzen Sie sich in eine Meditationshaltung Ihrer Wahl, vornehmlich die Meisterstellung *(Siddhasana/Siddha Yoni Asana)*, und entspannen Sie sich.
- Atmen Sie tief ein, dann möglichst vollständig aus.
- Führen Sie nun *Jalandhara Bandha*, dann *Uddiyana Bandha* und schließlich *Mula Bandha* aus. Wann immer diese Verschlüsse gemeinsam durchgeführt werden, ist diese Reihenfolge einzuhalten!
- Richten Sie – in ausgeatmetem Zustand *(Bahya Kumbhaka)* – Ihre Achtsamkeit zunächst für einige Augenblicke auf das Wurzelzentrum *(Muladhara Chakra)*, dann auf das Nabelzentrum *(Manipura Chakra)* und schließlich auf das Kehlkopfzentrum *(Vishuddha Chakra)*. Wiederholen Sie diese Sequenz, so oft es Ihnen ohne Anstrengung möglich ist. Eine gute Möglichkeit, die Konzentration zwischen diesen drei Zentren »rotieren« zu lassen, besteht darin, die einzelnen Zentren jeweils in Gedanken mit ihrem Sanskritnamen zu benennen: *Muladhara – Manipura – Vishuddha.*
- Lösen Sie die drei Verschlüsse in umgekehrter Reihenfolge, also zunächst den Wurzelverschluss *(Mula Bandha)*, dann den Bauch-

verschluss *(Uddiyana Bandha)*, schließlich den Kehlkopfverschluss *(Jalandhara Bandha)*.
- Atmen Sie tief ein und aus, und wiederholen Sie die Übung fünf- bis zehnmal.

Die Auswirkungen dieser Übung sind mit denen der drei Einzelübungen identisch. Darüber hinaus ist *Maha Bandha* eine sehr wirkungsvolle Methode, den Fluss psychischer Energie zu verstärken und den Geist auf die Meditation vorzubereiten.

Mudras

Mudra (Skrt.) ist ein Wort mit vielerlei Bedeutung: Wörtlich bedeutet *Mudra* »Zeichen, Siegel« – ein Zeichen, ein Symbol für etwas, aber auch ein Zeichen, ein Siegel, das sich einem einprägt, das das eigene Leben verändert. Zum einen bezeichnet man symbolische Handhaltungen, wie sie bei der Darstellung von Göttergestalten, bei der Darstellung Buddhas oder im indischen Tanz Verwendung finden, als *Mudras*, zum anderen aber auch die Verbindung bestimmter Körperhaltungen *(Asanas)*, Verschlüsse *(Bandhas)* und Atemtechniken *(Pranayamas)* zu einer Gesamtheit, einem »Siegel«. Diese *Mudras* des Yoga dienen vor allem dazu, normalerweise unwillkürliche Körperprozesse, die sich außerhalb unseres Alltagsbewusstseins abspielen, willentlich zu beeinflussen. *Mudras* versetzen den Übenden in die Lage, subtile Energieströme *(Prana)* im Körper wahrzunehmen und zu kontrollieren.

Die Mudra der Stute – Ashvini Mudra

Oftmals fällt es – vor allem Anfängern – nicht leicht, die Muskeln des Beckenbodens willkürlich zu kontrahieren, ja sie überhaupt zu »finden«, wie dies bei der zuvor beschriebenen Übung des *Mula Bandha* notwendig ist. Eine Hilfe hierzu bietet zunächst einmal die Isolation bestimmter Muskelgruppen des Unterleibs.

- Setzen Sie sich in eine der Meditationshaltungen – am besten Meistersitz *(Siddhasana/Siddha Yoni Asana)* –, und entspannen Sie sich.

- Richten Sie Ihre Aufmerksamkeit mit geschlossenen Augen auf Ihren Unterleib, und versuchen Sie langsam, während Sie einatmen, Ihren Afterschließmuskel zu kontrahieren. Dies ist *Ashvini Mudra*, die Mudra der Stute.
- Lösen Sie die Spannung, während Sie ausatmen.
- Wiederholen Sie diese Übung im langsamen Rhythmus Ihres Atems fünf- bis zehnmal.

Diese Übung beugt Hämorrhoiden vor, fördert die Durchblutung und ist ein gutes Mittel gegen Verstopfung. Sie kräftigt sowohl den äußeren willkürlichen Schließmuskel als auch den etwas höher sitzenden inneren. Vor allem ältere Menschen und Frauen finden durch diese Übung Erleichterung bei einer Vielzahl von Beschwerden.

Der Donnerkeil – Vajroli

Vajroli, der Donnerkeil, ist eine der sagenumwobensten Yogaübungen, die viele Jahrhunderte lang vollkommen geheim gehalten und nur unter dem Siegel strengster Verschwiegenheit vom Meister an den Schüler weitergegeben wurde. So nennt die *Shiva Samhita* unter den zehn wichtigsten und wirkungsvollsten *Mudras* zwar ausdrücklich *Vajroli*, beschreibt aber im Folgenden nur neun. Die zehnte, *Vajroli*, bleibt im Dunkeln. Die *Hatha-Yoga Pradipika* bemerkt zu dieser Übung:

> *»Selbst wenn da einer ein Leben nach eigenen Regeln lebt, ohne sich an irgendeine der Regeln des Yoga zu halten, wenn er Vajroli ausführt, ist ihm der Erfolg gewiss, und er ist ein Yogi. Es sind nur zwei Dinge dazu notwendig, die allerdings für die gewöhnlichen Leute schwer zu bekommen sind: Milch und eine Frau, die sich wunschgemäß verhält.«*
>
> Hatha-Yoga Pradipika III/82, 83

Die deutsche Ausgabe der *Hatha-Yoga Pradipika* bedient sich für die weitere Beschreibung dieser Übung verschämt des Lateins, zu anstößig schien wohl das weitere *Procedere:*

> *»Inter coitum yogi contractione semen ...«*
>
> Hatha-Yoga Pradipika III/84

Solche »Geheimniskrämerei« und die bei dieser Übung kontrahierten Organe, Penis bzw. Vagina, vermehrten noch die Gerüchte, die sich im Laufe der Zeit um diese Übung bildeten. Vor allem einige tantrische Yogis priesen die geradezu unerschöpfliche sexuelle Energie, die man aus dieser Übung schöpfen sollte, sodass sie bald schon bei vielen »seriösen« Yogis, die sich der Askese verschrieben hatten, in Misskredit kam. Zwar kann diese Übung – von fortgeschrittenen Schülern – auch während des Geschlechtsverkehrs praktiziert werden, um das – oft ziemlich sinnlose – »Verschleudern« der Lebensenergie in unseren Tagen zu verhindern, doch hat sie in der Regel überhaupt nichts Geheimnisvolles an sich, und wer sie regelmäßig übt, kann sich von ihren segensreichen Auswirkungen überzeugen. Einige wenige Yogis in Indien führen diese Übung auch heute noch in recht archaischer Form aus, indem sie zuerst Wasser, dann Milch, Honig und schließlich Quecksilber mit einem silbernen Katheder in der Harnröhre nach oben ziehen, doch ist von dieser Art des *Vajroli* aus vielerlei Gründen dringend abzuraten. Die im Ayurveda – und auch von den meisten Yogis – bevorzugte Form des Donnerkeils ist weit einfacher und gefahrloser und bietet doch alle Segnungen dieser Übung.
Natürlich kräftigt und regeneriert diese *Mudra* die Geschlechtsorgane, da sie die *Kuhu Nadi* und das *Svadhishthana Chakra* belebt; dies hat aber sicher kein ausschweifendes Sexualleben zur Folge, vielmehr wird sie von einigen Yogis im Gegenteil dazu benutzt, die sexuelle Energie zu sublimieren. *Vajroli* verleiht mit der Zeit eine vollständige physische und psychische Kontrolle über die urogenitalen Muskeln, löst Spannungen in den Geschlechtsorganen und verleiht höhere Vitalität.

- Setzen Sie sich in eine der Meditationshaltungen, am besten *Siddhasana/Siddha Yoni Asana*, die Meisterstellung.
- Schließen Sie die Augen, und entspannen Sie sich.
- Richten Sie Ihre volle Aufmerksamkeit auf Ihren Unterleib, auf das *Svadhishthana Chakra.*
- Ziehen Sie nun die Geschlechtsorgane, während Sie einatmen, langsam nach oben, ähnlich der Bewegung, mit der man versucht, das Urinieren zurückzuhalten. Die höchste Anspannung sollte mit dem Höhepunkt der Einatmung zusammenfallen.
- Halten Sie einen Augenblick inne, und richten Sie Ihre Achtsamkeit auf diese Erfahrung.

- Lassen Sie ausatmend los.
- Wiederholen Sie diese Übung im langsamen Rhythmus Ihres Atems bis zu fünfundzwanzig Mal.

Ashvini-Mula-Vajroli-Kombination

Eine höchst wirkungsvolle – und gleichzeitig Zeit sparende – Variante ist die Kombination der drei Einzelübungen *Ashvini Mudra, Mula Bandha* und *Vajroli* zu einer einzigen Übungsfolge:

- Setzen Sie sich hierzu in eine der Meditationshaltungen, vorzugsweise die Meisterstellung *(Siddhasana/Siddha Yoni Asana)*, und entspannen Sie sich.
- Legen Sie die Hände auf die Knie, richten Sie sich vollständig auf und lenken Sie Ihre Achtsamkeit auf den Unterleib.
- Richten Sie nun Ihre Aufmerksamkeit auf das *Muladhara Chakra*, das Wurzelzentrum, und kontrahieren Sie fünfmal im langsamen Rhythmus Ihres Atems die Afterschließmuskeln in *Ashvini Mudra*, der Stutenhaltung.
- Kontrahieren Sie nun einatmend den Beckenboden *(Mula Bandha)*, und lösen Sie die Spannung ausatmend (fünfmal).
- Richten Sie Ihre Achtsamkeit nun auf das *Svadhishthana Chakra*, und führen Sie fünf Runden des Donnerkeils *(Vajroli)* aus.
- Entspannen Sie sich vollständig, und verharren Sie einige Augenblicke mit geschlossenen Augen.

Der Zungenverschluss – Khechari Mudra

Eine besondere Bedeutung innerhalb des Systems der Siegel und Verschlüsse, der *Mudras* und *Bandhas*, kommt dem »Siegel der Zunge«, *Khechari Mudra*, zu. Um einen kleinen Einblick in die recht archaische Betrachtungs- und Ausdrucksweise der mittelalterlichen Yogis zu bekommen, möchte ich hier einmal Svatmarama Suri, den Verfasser der *Hatha-Yoga Pradipika*, jenem Standardwerk des Hatha-Yoga aus dem 16. Jahrhundert, in einer längeren Passage zu Wort kommen lassen:

> *»Khechari wird erreicht, indem man die umgebogene Zunge in die Rachenhöhle schiebt und den Blick auf die Stelle zwischen den*

Augenbrauen richtet. Um dies zu erreichen, verlängert man die Zunge, indem man das Zungenband (fraenum linguae) schneidet und sie seitwärts und nach vorn zieht. Hierzu nimmt man ein scharfes, glattes und sauberes Messer gleich einem Kaktusblatt. Das Zungenband darf nur um Haaresbreite eingeschnitten werden. Dann reibt man pulverisiertes Steinsalz und Myrrhe in die Wunde. Nach sieben Tagen nimmt man erneut einen haarfeinen Einschnitt vor. Diese Prozedur sollte man sechs Monate fortsetzen, sodass am Ende des sechsten Monats das Zungenbändchen restlos durchtrennt ist. Wenn die Zunge so nach rückwärts gebogen ist, verschließt sie die drei Wege (Luftröhre, Speiseröhre und Gaumen[27]). Hierdurch entsteht die Khechari Mudra. Diese Stelle wird Vyoma Chakra genannt.

Der Yogi, der auch nur eine Minute mit nach oben gebogener Zunge verweilt, ist von Giften, Krankheiten, Alter und Tod befreit. Wer die Khechari Mudra kennt, kennt nicht Krankheit, Tod, Trägheit, Schlaf, Hunger, Durst und Ohnmacht. Wer diese Khechari Mudra kennt, wird nicht von Krankheiten geplagt, nicht vom Karma befleckt, tappt nicht in die Fallen der Zeit. Die Meister haben diese Mudra aufgrund der Tatsache ersonnen, dass Geist und Zunge durch diese Übung Akasha[28] erreichen. Wenn die Höhlung hinter dem Gaumen durch Khechari Mudra verschlossen ist, geht der Samen nicht verloren, selbst wenn man eine Frau umfängt. Wenn der Yogi, mit konzentriertem Geist und rückwärts gebogener Zunge sitzend, den Somarasa[29] trinkt, besiegt er innerhalb von fünfzehn Tagen den Tod, darüber besteht keinerlei Zweifel. Selbst wenn der Yogi, dessen Leib von Soma erfüllt ist, von einer Takshaka-Schlange gebissen wird, kann deren Gift den Körper nicht durchdringen. Wie das Feuer untrennbar mit dem Feuerholz verbunden ist und Licht mit Öl und Docht, so verlässt die Seele den Körper nicht, solange er von Soma erfüllt ist …«

Hatha-Yoga Pradipika III/32–45

Ich brauche wohl nicht zu betonen, dass ich Sie vor dieser doch recht martialischen Art des Zungenverschlusses aufs Entschiedenste warne. Selbst unter der Aufsicht eines erfahrenen Arztes und Yogalehrers lohnt es sich wohl kaum, die Gefahren dieser Prozedur auf sich zu nehmen. Und doch: Die Wirkungen klingen verheißungsvoll. Hier bietet – wieder einmal – die ayurvedische Form des Zungenverschlusses einen wesentlich einfacheren und ästhetischeren Weg, der doch alle positiven Auswirkungen dieser Übung bietet.

- Setzen Sie sich in eine Ihnen angenehme Meditationshaltung (Meistersitz, Diamantsitz, Lotus usw.) oder aufrecht auf einen Stuhl, schließen Sie die Augen und entspannen Sie sich.
- Richten Sie nun Ihre Aufmerksamkeit auf Zunge und Rachenraum.
- Rollen Sie die Zunge, ohne sich anzustrengen, so weit wie möglich nach hinten, sodass ihre Unterseite den oberen, weichen Teil des Gaumens berührt.
- Verharren Sie in dieser Position bei normaler Atmung, solange Ihnen dies möglich ist.

Versuchen Sie mit fortschreitender Übungspraxis, die Atmungsfrequenz zu verlangsamen.
Diese Übung kann sehr wohl als eigenständige Meditationspraxis betrachtet werden; doch kann sie auch in Verbindung mit anderen Formen der Meditation oder bei bestimmten *Pranayamas* (z.B. *Ujjayi*) oder *Asanas* (z.B. *Sarvangasana*) durchgeführt werden.
Khechari Mudra beeinflusst in positiver Weise das Verhältnis zwischen physischem Körper und geistiger Aktivität. Diese Übung stimuliert die druckempfindlichen Zonen der Gaumenhöhle und regt die hier liegenden Drüsen zur Sekretion an. Dies führt zu außerordentlich positiven Auswirkungen auf die Gesundheit des gesamten Körpers. *Khechari Mudra* erweckt die schlafende *Kundalini* und hilft, die vitale Energie im Körper zu bewahren. Im taoistischen Yoga heißt es sogar, dass ohne Ausübung dieser *Mudra* die in der Meditation gewonnene Energie wieder verloren gehe.

Das Fass – Tadagi Mudra

»In der Zangenstellung (Pashimotthanasana) sitzend, während man den Bauch wie ein Fass wölbt, nennt man Tadagi Mudra, Zerstörer von Tod und Verfall.«

Gheranda Samhita III/61

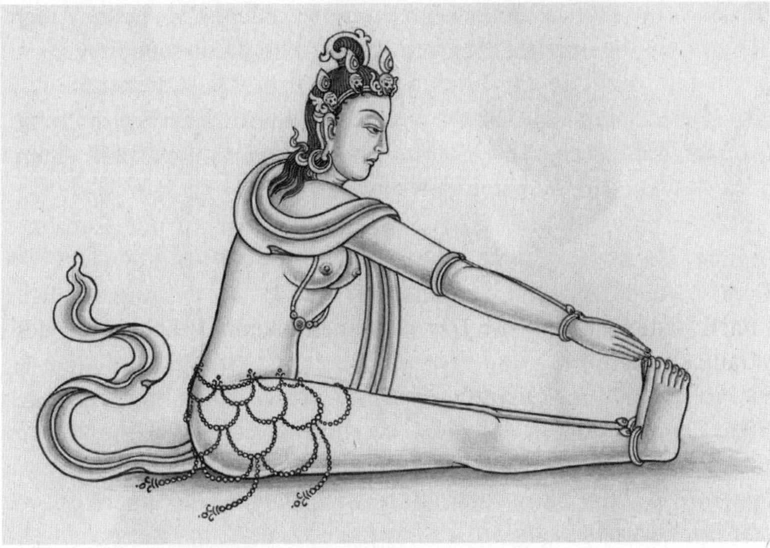

Abbildung 29 Das Fass – Tadagi Mudra

Diese *Mudra* wird im ayurvedischen Yoga vor allem dann angewandt, wenn dem Praktizierenden die Ausführung der Zange *(Pashimotthanasana)* nicht möglich ist.

- Setzen Sie sich mit leicht geöffneten, nach vorn gestreckten Beinen auf den Boden. Schließen Sie die Augen, und entspannen Sie sich.
- Richten Sie Ihre Aufmerksamkeit auf das Nabelzentrum *(Manipura Chakra)*. Beugen Sie sich mit gerade aufgerichtetem Oberkörper nach vorn, bis Sie mit den Händen die großen Zehen umfassen.
- Atmen Sie tief ein, und dehnen Sie Ihre Bauchmuskeln möglichst weit.
- Verharren Sie – solange Ihnen dies ohne Anstrengung möglich ist – ohne zu atmen in dieser Position (Ihre Aufmerksamkeit bleibt während der gesamten Dauer der Übung auf das Nabelzentrum gerichtet).
- Atmen Sie aus, und entspannen Sie sich einen Augenblick mit geschlossenen Augen (die Hände bleiben an den Zehen, der Oberkörper bleibt gerade aufgerichtet).
- Wiederholen Sie diese Übung bis zu zehn Mal.

Diese Übung kräftigt Eingeweide, Unterleibsmuskulatur und Magen. Sie fördert die Verdauung, hilft, Störungen in diesem Bereich zu beseitigen, und stimuliert das Nervengeflecht der Magengrube (Solarplexus), das eine Vielzahl innerer Organe mit Energie versorgt. Darüber hinaus ist diese *Mudra* eine gute Hilfe gegen Stress und verleiht einen »klaren« Kopf.

Das große Siegel – Maha Mudra

Die Weisen und Kommentatoren der klassischen Schriften überbieten sich geradezu darin, die heilsamen Wirkungen dieser Übung zu betonen, während sie im Yoga unserer Tage eher nachlässig behandelt wird. Die meisten Yogaschulen (und -bücher) machen sich nicht einmal die Mühe, ihre korrekte Ausführung zu beschreiben. Vielleicht liegt dies an ihrer Simplizität, die so gar nichts Spektakuläres an sich hat. Doch wer diese Übung ausführt, wird schon bald ihre segensreichen Wirkungen spüren.

> *»Die Praxis der Maha Mudra heilt Verdauungsstörungen, Verstopfungen, Milzvergrößerungen, Magenverstimmungen und Fieber. Tatsächlich: Sie heilt alle Krankheiten.«*
>
> Gheranda Samhita III/8

Und Svatmarama Suri schreibt in seiner »Kleinen Leuchte des Yoga«, nicht ohne am Ende – wie könnte es anders sein – wieder einmal auf die »Geheimhaltungspflicht« hinzuweisen:

> *»Diese Maha Mudra wurde von den Großen Meistern gelehrt. Große Übel und Schmerzen wie der Tod werden von ihr besiegt. Aus diesem Grund nennen die Weisen sie das große Siegel (Maha Mudra). Verdauungsstörungen, Lepra, Anusvorfall, Koliken und alle Arten von Magenerkrankungen werden durch das Ausführen dieser Mudra beseitigt.*
> *Diese Mudra wurde als Überbringer großer Erfolge und Wunderkräfte (Siddhis) beschrieben. Sie sollte unter allen Umständen geheim gehalten und nicht jedermann enthüllt werden.«*
>
> Hatha-Yoga Pradipika III/13–18

- Setzen Sie sich mit ausgestrecktem linkem Bein auf den Boden, die rechte Ferse liegt unter dem Anus.
- Beugen Sie den Oberkörper gerade so weit nach vorn, dass Sie den großen Zeh des linken Fußes mit den Fingern beider Hände berühren.
- Atmen Sie tief ein. Führen Sie *Mula Bandha* aus, und starren Sie mit beiden Augen auf das Zentrum zwischen den Augenbrauen. Der Kopf bleibt aufrecht, wird nicht gebeugt. Dieses »Starren« bezeichnet man als *Shambhavi Mudra*. Während Sie den Atem anhalten, kreist Ihre Aufmerksamkeit zwischen dem Wurzelzentrum *(Muladhara Chakra)*, dem Kehlkopfzentrum *(Vishuddhi Chakra)* und dem Stirnzentrum *(Ajna Chakra)*, wobei die Achtsamkeit bei jedem Zentrum höchstens ein bis zwei Sekunden verweilen sollte. Setzen Sie dies fort, solange Sie den Atem problemlos anhalten können.
- Lösen Sie *Mula Bandha*, atmen Sie langsam aus und richten Sie sich wieder auf.
- Wiederholen Sie diesen Vorgang drei- bis fünfmal. Führen Sie sodann die Übung mit vertauschter Position der Beine ebenfalls drei- bis fünfmal aus – das rechte Bein ist nun ausgestreckt, die linke Ferse liegt unter dem Anus.

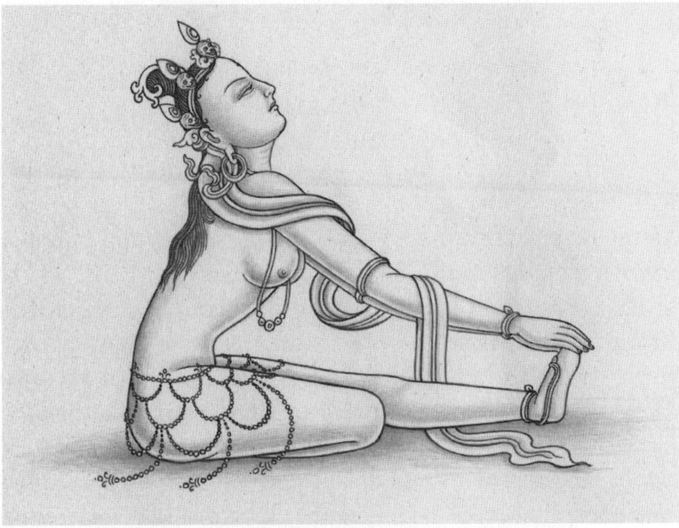

Abbildung 30 Das große Siegel – Maha Mudra

Variation 1
Eine Variation, die vor allem von Fortgeschrittenen bevorzugt wird, besteht darin, dass das Ein- und Ausatmen unter Beibehalten von *Jalandhara Bandha* durchgeführt wird. Beim Einatmen wird zusätzlich *Vajroli* ausgeführt.

Variation 2
Eine weitere Variation empfiehlt, nach dem Einatmen alle *Bandhas* auszuführen, die Luft anzuhalten, dann die unteren *Bandhas* zu lösen, auszuatmen und schließlich *Jalandhara Bandha* zu lösen.

> *»Maha Mudra ist eine Technik, die die Kanäle der Lebensenergie reinigt, die Ströme Ida und Pingala harmonisiert und den Nektar der Glückseligkeit absorbiert, sodass schließlich das gesamte Sein eines Menschen von ihm durchdrungen wird.«*
>
> Yoga Chudamani Upanishad

Diese Mudra ist eine ausgezeichnete Vorbereitung auf die Meditation, denn sie beruhigt Körper und Geist und regt den Fluss psychischer Energie *(Prana)* an. Außerdem beseitigt sie eine Vielzahl von Unterleibsproblemen. Sie kräftigt die Bauchorgane, insbesondere Nieren und Nebennieren. Sie kuriert Gebärmuttersenkungen und lindert Vergrößerungen der Prostata und einige Erkrankungen der Milz.

Handhaltungen

Wer kennt sie nicht, die Sensibilität unserer Hände und Finger? Wer genießt es nicht, das sanfte Streicheln auf nackter Haut? Wer kennt ihn nicht, den »grünen Daumen« des Pflanzenfreundes, die »heilenden Hände« großer Ärzte und Masseure? Hände sind etwas ganz Besonderes, stehen in besonders enger Verbindung zum Wesenskern einer Person. Ein indisches Sprichwort sagt: »Wenn die Hände sich berühren, berühren sich auch die Herzen!«
Dieses Wissen über den Fluss der Lebensenergien *(Prana Vidya)* ist im Yoga noch allgegenwärtig. Obwohl die folgenden Handhaltungen (und einige mehr) in Asien allgegenwärtig sind, verschwendeten die

großen Yogis alter Zeit keine Silbe über ihre Verwendung. Zu selbstverständlich wohl erschienen ihnen diese psychoneuralen Handhaltungen, eben zu »allgegenwärtig« und »alltäglich«.
Neben ihrer eher deklaratorischen Bedeutung im indischen Tanz und in der Ikonographie der Götter und ihrer unbezweifelbaren Ästhetik, ihrer symbolischen Bedeutung in der Gestaltung von Buddhastatuen kommt ihnen doch auch eine sehr praktisch-therapeutische Bedeutung zu. Hände haben – wie die Füße – sowohl in der indischen als auch in der chinesischen und tibetischen Medizin eine direkte Beziehung zu den fünf Elementen, den inneren Organen und den entsprechenden *Chakras*; ihre Stimulation bewirkt also gleichzeitig eine Stimulation der mit ihnen korrespondierenden Energiezentren und Organe.
Folgt man dieser Philosophie, so korrespondieren:

Finger	Energiezentrum (Chakra)	Element
Daumen	Manipura Chakra	Feuer
Zeigefinger	Anahata Chakra	Luft
Mittelfinger	Vishuddha Chakra	Äther
Ringfinger	Muladhara Chakra	Erde
Kleiner Finger	Svadhishthana Chakra	Wasser

Eine Harmonisierung der einzelnen *Chakras* und das Fließen der Lebensenergie *(Prana)* wird durch sanften Druck auf die jeweilige Fingerkuppe mit dem Daumen erreicht.
Ein sanfter Druck des Daumens auf den kleinen Finger stimuliert das *Svadhishthana Chakra*, verstärkt das Wasserelement und verbessert den Geschmackssinn.
Berührt der Daumen den Ringfinger, wird das *Muladhara Chakra* aktiviert, das Element Erde verstärkt und der Geruchssinn verbessert. Darüber hinaus kräftigt diese *Mudra* Nägel, Haare, Muskeln und Knochen und strafft die Haut.
Sanfter Druck des Daumens auf den Mittelfinger belebt das *Vishuddha Chakra* und dadurch das Ätherelement. Diese *Mudra* stimuliert das Gehör und soll selbst Taubheit heilen.

Das Drücken des Zeigefingers (wie bei *Jnana Mudra* und *Chin Mudra*) bewirkt eine Stimulation des *Anahata Chakras* und des damit verbundenen Luftelements. Diese *Mudra* vermehrt den Fluss der Lebensenergie, verbessert den Fühl- und Tastsinn und stärkt Nerven und Gehirn. Sie beseitigt Schlaflosigkeit, Gedächtnisschwäche und Depressionen, erhöht die Intelligenz und führt zu spiritueller Erfahrung.
Berührt schließlich der Daumen der rechten Hand den linken Daumen in der *Dhyana Mudra*, der Geste der Meditation, wird das Nabelzentrum *(Manipura Chakra)* angeregt und mit ihm das Feuerelement. Diese *Mudra* regt die Verdauungstätigkeit an und erhöht die Körperwärme.
Einige dieser Handhaltungen *(Hastas)* werden bei der Ausübung verschiedener *Asanas* oder *Pranayamas* angewendet; Sie können sie selbstverständlich auch außerhalb Ihrer täglichen Yogarunde(n) beliebig lange (bis zu einer Stunde je Handhaltung) ausführen. Zwischen den einzelnen *Hastas* sollte eine Pause von mehreren Stunden liegen, um die Wirkung vollständig zu entfalten.

Die Geste der Meditation – Dhyana Mudra

Die wohl bekannteste Handhaltung ist sicherlich *Dhyana Mudra*, die Geste der Meditation. Von Tausenden von Statuen, von vielerlei Abbildungen her ist sie uns bekannt. Dies ist die bevorzugte Handhaltung bei Darstellungen des Buddha, aber auch Shiva thront so, in tiefe Meditation versunken, als »Herr des Yoga« auf dem heiligen Berg Kailash. Sie symbolisiert *Samadhi*, die vollendete Sammlung in tiefer Meditation.

- Legen Sie hierzu Ihre rechte Hand in die linke. Die Handflächen zeigen nach oben, die Daumen berühren sich. (Siehe Abbildung 31.)

Die Geste des Bewusstseins – Chin Mudra

- Bei dieser *Mudra* bilden Zeigefinger und Daumen beider Hände einen Kreis, die Hände liegen, mit den Handflächen nach oben zeigend, auf den Knien. (Siehe Abbildung 32.)

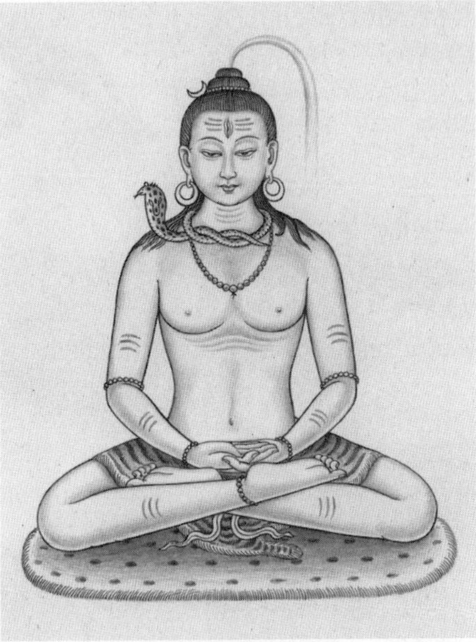

Abbildung 31 Die Geste der Meditation – Dhyana Mudra

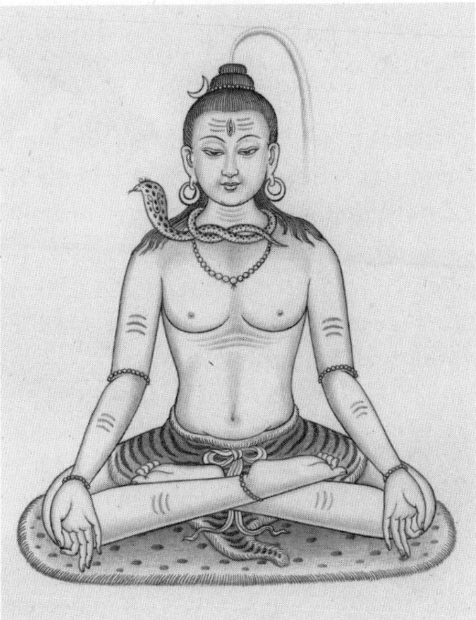

Abbildung 32 Die Geste der Weisheit und des Wissens – Jnana Mudra

Die Geste der Weisheit und des Wissens – Jnana Mudra

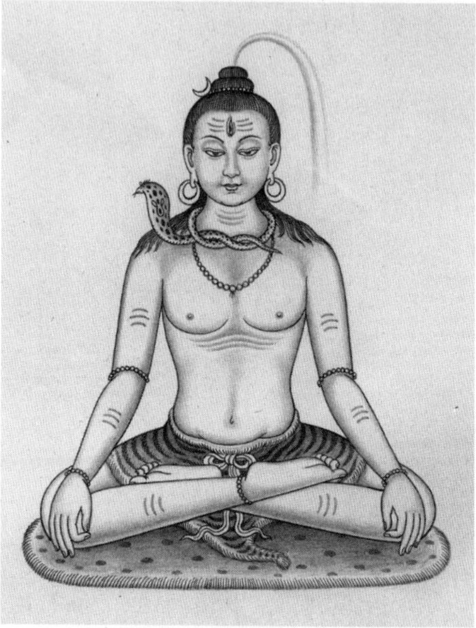

Abbildung 33 Die Geste der Weisheit und des Wissens – Jnana Mudra

- Diese Mudra ist weitgehend identisch mit der Bewusstseinsgeste, *Chin Mudra,* nur dass bei dieser Handhaltung die Handflächen der auf den Knien ruhenden Hände nach unten zeigen.

Einige Yogaschulen verwenden die Namen von *Chin Mudra* und *Jnana Mudra* genau umgekehrt, bezeichnen *Chin Mudra* als *Jnana Mudra* und *Jnana Mudra* als *Chin Mudra.*

Das Starren auf das Zentrum zwischen den Augenbrauen bzw. auf die Nasenspitze – Shambhavi Mudra und Nasikagra Drishthi

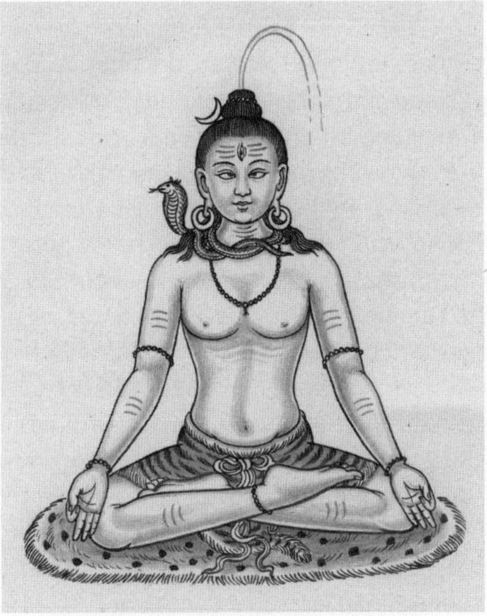

Abbildung 34 Shambhavi Mudra

Zwei weitere *Mudras*, die häufig in Verbindung mit der Meditation ausgeübt werden, sind das Starren auf das Zentrum zwischen den Augenbrauen *(Shambhavi Mudra)* beziehungsweise auf die Nasenspitze *(Nasikagra Drishthi)*.
Shambhava ist ein Beiname Shivas, des Urbildes des Yogis, in seinem freundlichen, segensreichen Aspekt; und oft wird Shiva mit dieser *Mudra* dargestellt, auf dem heiligen Berg Kailash in tiefer Meditation.
Beide *Mudras* stärken die Augen, vor allem aber dienen sie der Stärkung der Konzentrationsfähigkeit und der Beruhigung des Geistes.

> *»Wer die Shambhavi Mudra kennt, ist wie Adinatha, der Erste der Götter (Shiva), er ist Narayana (Vishnu), er ist Brahma, der Schöpfer selbst.«*
>
> Gheranda Samhita III/66

Sitzhaltungen

»Shthira sukham Asanam.«

Yoga-Sutras II/46

Dies ist alles, was Patanjali in seinen berühmten *Yoga-Sutras* über die Praxis der *Asanas* schreibt. *Shthira sukham Asanam* – Fest und angenehm soll die Körperhaltung sein. Nicht mehr und nicht weniger.

Als ich einst meinen langjährigen Lehrer und Freund, Lal Bahadur Basnet aus Sikkim, nach diesem *Shloka* fragte, meinte er lapidar: »Hast du schon einmal versucht, sieben oder acht Stunden unbeweglich in einer der Yogapositionen zu verharren, um zu meditieren. Das ist so in etwa die Mindestspanne, von der die Yogis alter Zeit ausgingen, wenn sie sich zur Versenkung zurückzogen. Fest und angenehm! Über viele Stunden! Wer sich der Disziplin des ›inneren Yoga‹ *(Antara-Yoga)*, wie ihn Patanjali lehrt, zuwandte, hatte die Übungen des ›äußeren Yoga‹ *(Bahya-Yoga)* jedenfalls längst gemeistert. Deshalb verliert Patanjali kaum ein Wort über die vielen *Asanas*: weil er sie als vollkommen bekannt voraussetzt.«

Auch die *Hatha-Yoga Pradipika* betont immer wieder die enge Verbindung von »äußerem« und »innerem« Yoga, Hatha-Yoga und Raja-Yoga:

»Asanas, unterschiedliche Atemtechniken (Kumbhakas) und andere göttliche Hilfsmittel sollten im Sinne des Hatha-Yoga praktiziert werden, bis das Ziel – Raja-Yoga – erreicht ist.«

Hatha-Yoga Pradipika I/69

»Kein Erfolg im Raja-Yoga ohne Hatha-Yoga, und kein Erfolg im Hatha-Yoga ohne Raja-Yoga. Deshalb sollte man alle beide sorgfältig praktizieren, bis der vollständige Sieg errungen ist.«

Hatha-Yoga Pradipika II/76

»Ohne Raja-Yoga erschienen uns diese Erde, diese Nacht und die Mudras, wie wundervoll sie auch sein mögen, keinesfalls schön.«

Hatha-Yoga Pradipika III/119

»Alle Methoden des Hatha-Yoga dienen allein dazu, im Raja-Yoga Erfolg zu erzielen. Denn derjenige, der im Raja-Yoga fest begründet ist, besiegt den Tod. Das Sein (Tattva) ist der Same, Hatha das Feld, Leidenschaftslosigkeit (Vairagya) ist das Wasser. Durch diese drei kommt die Liane Unmani[30] *rasch zur Blüte.«*

Hatha-Yoga Pradipika IV/102, 103

Der ayurvedische Yoga »bearbeitet das Feld« mit »körperlichen« und »geistigen« Übungen, verbindet Körperhaltungen *(Asanas)*, Atemübungen *(Pranayamas)* und Meditation zu einem sinnvollen Ganzen. Den Sitzhaltungen kommt – neben ihrer therapeutischen Bedeutung – vor allem bei der Ausführung von Atemübungen *(Pranayamas)* und Meditation größere Bedeutung zu. Diese – meditativen – Sitzhaltungen sind gleichzeitig Ausgangspunkt für eine ganze Reihe weiterer Übungen.

Sitzhaltungen im Knien

Der Diamantsitz – Vajrasana

»Schließe die Schenkel fest wie Stein und platziere die Füße zu beiden Seiten des Anus. Dies nennt man Vajrasana. Diese Haltung verleiht dem Yogi psychische Kräfte.«

Gheranda Samhita II/12

Es gibt zwei grundsätzliche Ausgangspositionen für meditative Sitzhaltungen: Sitzhaltungen im Knien und Sitzhaltungen mit gekreuzten Beinen. Wenden wir uns zunächst einmal den von vielen als einfacher empfundenen knienden Haltungen zu. Die weitaus wichtigste und gebräuchlichste ist ohne Zweifel *Vajrasana*, der Diamantsitz. Auch gilt sie als eine der ganz wenigen *Asanas*, die unmittelbar nach den Mahlzeiten ausgeführt werden können.

- Knien Sie sich hin, und setzen Sie sich vollkommen aufrecht zwischen die Fersen. Die Knie sind geschlossen, die Zehen nach hinten gestreckt, die großen Zehen leicht überkreuzt, die Fersen etwas geöffnet.

- Legen Sie die Hände mit den Handflächen nach unten auf die Knie, schließen Sie die Augen und entspannen Sie sich.
- Richten Sie Ihre Achtsamkeit einzig und allein auf das Kommen und Gehen des Atems.

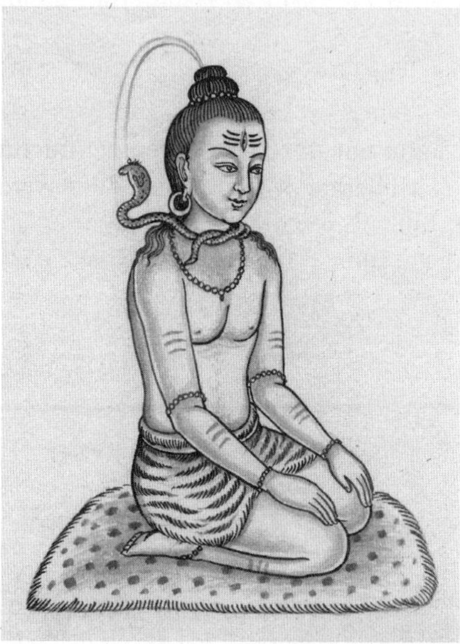

Abbildung 35 Der Diamantsitz – Vajrasana

Wenn Sie länger in dieser Position verharren, empfiehlt es sich, die Hände in der *Dhyana Mudra*, der Geste der Meditation, in »den Schoß zu legen« und den Anleitungen zur Meditation zu folgen.

Sie können beliebig lange in dieser Asana verweilen; um ihre segensreichen Wirkungen zu spüren, sollte man sie allerdings mindestens fünf Minuten lang durchführen. Diese Übung verändert die Nervenimpulse und das Fließen des Blutes im Becken- und Eingeweidebereich, sie verstärkt die Arbeit des Verdauungsapparats und ist damit natürlich all jenen besonders zu empfehlen, die an Verdauungsstörungen leiden. *Vajrasana* vermindert die Blutzufuhr zu den Genitalien und massiert sanft die Nervenbahnen in diesem Bereich. Dies hilft insbesondere Männern mit krankhaft vergrößerten Hoden. Sie hilft gegen Magengeschwüre und Übersäuerung, stärkt die Beckenmuskulatur, beugt somit Brüchen vor und hilft werdenden Müttern bei der Geburt. Sie ist die einzige Meditationshaltung für Personen, die an Ischias oder einer Infektion des Kreuzbeins leiden.

Gegenanzeigen
Der Diamantsitz sollte nur unter kompetenter Anleitung und ärztlicher Betreuung oder überhaupt nicht ausgeführt werden, wenn eine krankhafte Kniegelenkschwäche oder eine Schädigung des Meniskus vorliegt.

Die sanfte Stellung – Bhadrasana

> *»Diese Stellung besiegt alle Krankheiten. Die erfahrenen Yogis nennen sie auch Gorakshasana. In dieser Stellung sitzend, wird der Yogi von aller Ermüdung befreit.«*
>
> Hatha-Yoga Pradipika I/56, 57

- Setzen Sie sich in den Diamantsitz *(Vajrasana)*, schließen Sie die Augen und entspannen Sie sich.
- Öffnen Sie die Knie so weit wie möglich, während die Zehen auf dem Boden bleiben.
- Öffnen Sie nun die Füße gerade so weit, dass das Gesäß dazwischen auf dem Boden ruht.
- Öffnen Sie – falls möglich – die Knie noch weiter, ohne sich anzustrengen, legen Sie die Hände mit den Handflächen nach unten auf die Knie. Sitzen Sie aufrecht, und richten Sie – wenn Sie mögen – den Blick auf die Nasenspitze *(Nasikagra Drishthi)* oder auf das Zentrum zwischen den Augenbrauen *(Shambhavi Mudra)*.

Diese Übung kräftigt Knie- und Hüftgelenke und erhöht ihre Flexibilität. Vor allem aber dient sie der spirituellen Praxis, da sie einen stark stimulierenden Einfluss auf das *Muladhara Chakra* ausübt.

Gegenanzeigen
Die sanfte Stellung sollte nur unter kompetenter Anleitung und ärzt-

licher Betreuung oder überhaupt nicht ausgeführt werden, wenn eine krankhafte Kniegelenkschwäche oder eine Schädigung des Meniskus vorliegt.

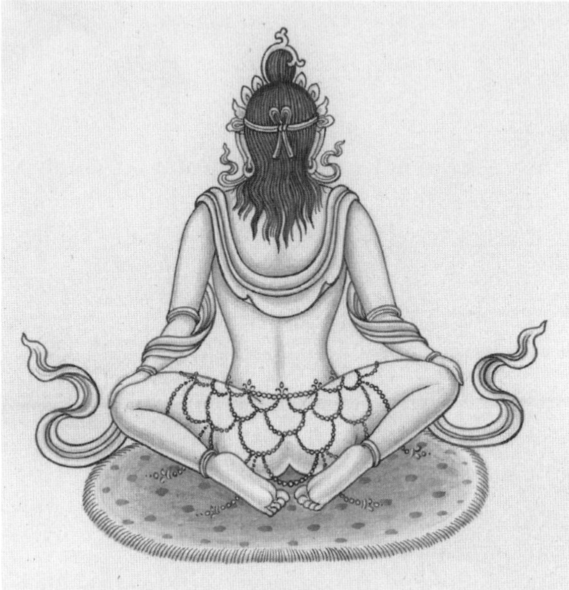

Abbildung 36 Die sanfte Stellung – Bhadrasana

Sitzhaltungen mit verschränkten Beinen

Kaum eine Körperstellung wird wohl so sehr mit Yoga assoziiert wie *Padmasana*, die Lotusstellung, obwohl sie nach Ansicht manches westlichen Mediziners – selbst der wohlmeinenden – von keinerlei therapeutischer Wirkung und darüber hinaus auch noch recht gefährlich ist, kann doch ein gewaltsames Erzwingen dieser Stellung, vor allem in den Kniegelenken, großen Schaden anrichten. Was für alle Yogaübungen gilt, gilt für diese also umso mehr: Üben Sie niemals mit Gewalt! Übungen, die auf sanfte Weise auf den Lotussitz – und alle anderen Sitzhaltungen – vorbereiten, sind insbesondere die einfache Stellung *(Sukhasana)* und die Varianten des Schmetterlings *(Baddhakonasana)*.

Die einfache Stellung – Sukhasana

Diese Übung ist die ideale Meditationshaltung für Anfänger. Sobald Sie einmal bequem in einer der anderen Meditationshaltungen über einen längeren Zeitraum hin zu sitzen vermögen, können Sie die einfache Stellung getrost vergessen.

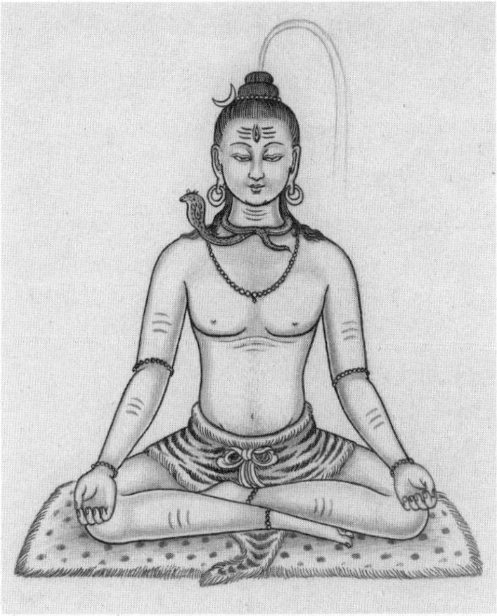

Abbildung 37 Die einfache Stellung – Sukhasana

- Setzen Sie sich mit gekreuzten Beinen auf den Boden, legen Sie den rechten Fuß unter den linken, den linken Fuß unter den rechten Schenkel.
- Legen Sie die Hände auf die Knie.
- Halten Sie Kopf, Nacken und Rücken aufrecht und gerade.
- Schließen Sie die Augen, und entspannen Sie sich.

Diese Übung bereitet Sie sanft auf schwieriger auszuführende Sitzhaltungen vor. Fußgelenke, Knie und Becken werden beweglicher, das Blut kreist in den Lenden, Rücken- und Wirbelsäulenmuskulatur werden gekräftigt.

Die Sanskritbezeichnung dieser Übung zeigt auf ihre Ausführung hin: einen »gehaltenen« Winkel *(baddha* = »halten, fassen«, *Kona* = »Winkel«). Sie eignet sich wie keine zweite als dynamische Vorübung zu Lotussitz *(Padmasana)* und Meisterstellung *(Siddhasana)*; auch das Lokalisieren des *Muladhara Chakras* wird in dieser Sitzhaltung erleichtert.

Alternative 1

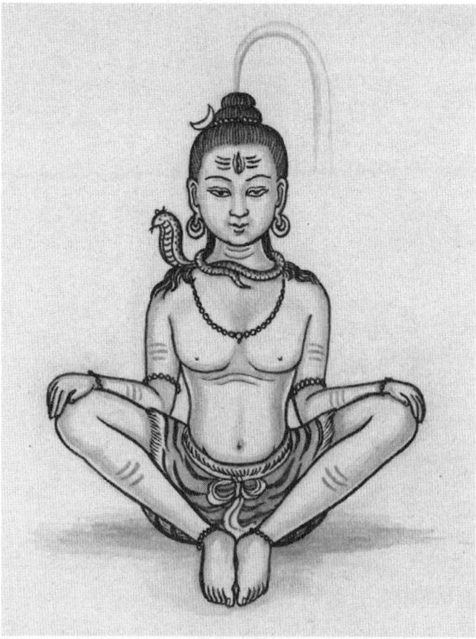

Abbildung 38 Der Schmetterling I – Baddhakonasana

- Setzen Sie sich mit nach vorn gestreckten Beinen aufrecht auf den Boden, und entspannen Sie sich.
- Legen Sie die Fußsohlen gegeneinander, und ziehen Sie sie mit um die Zehen verschränkten Fingern möglichst eng zum Schambein hin.
- Legen Sie die Hände auf die Knie, und drücken Sie die Knie sanft und ohne sich anzustrengen zum Boden hin, dann wieder in die

Höhe. Hin und zurück, ganz so, wie ein Schmetterling die Flügel bewegt, ehe er zum Flug ansetzt.

- Führen Sie dieses »Flügelschlagen« zwanzig- bis dreißigmal durch. Kehren Sie in die Ausgangslage zurück, und entspannen Sie sich.

Alternative 2

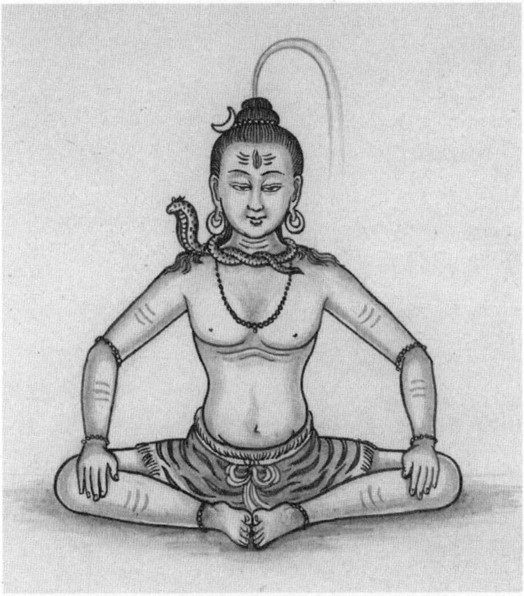

Abbildung 39 Der Schmetterling II – Baddhakonasana

- Setzen Sie sich mit nach vorn gestreckten Beinen aufrecht auf den Boden, und entspannen Sie sich.
- Legen Sie die Fußsohlen gegeneinander, und ziehen Sie sie mit um die Zehen verschränkten Fingern möglichst eng zum Schambein hin.
- Weiten Sie die Oberschenkel, drücken Sie die Knie weiter durch, bis sie schließlich – meist erst nach einer längeren Zeit des Übens – den Boden berühren.
- Sitzen Sie völlig aufrecht und gerade, während Sie diesen Druck nach und nach verstärken.
- Verharren Sie einige ruhige Atemzüge lang in dieser Position, lö-

sen Sie die Spannung und kehren Sie in die Ausgangsstellung zurück.

Alternative 3 – Der halbe Schmetterling – Ardha Baddhakonasana

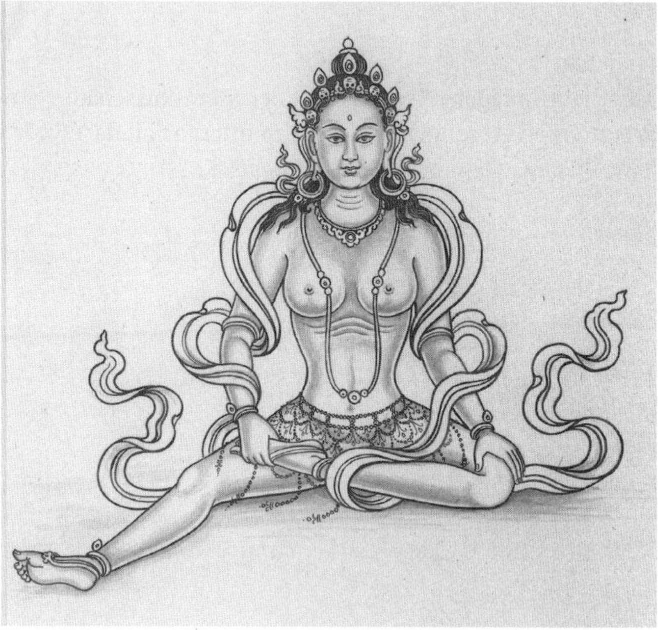

Abbildung 40 Der halbe Schmetterling – Ardha Baddhakonasana

- Setzen Sie sich mit nach vorn gestreckten Beinen aufrecht auf den Boden, und entspannen Sie sich.
- Beugen Sie das rechte Knie, und legen Sie den rechten Fuß auf den linken Oberschenkel.
- Legen Sie die linke Hand auf den rechten Fuß, die rechte auf das abgewinkelte Knie.
- Bewegen Sie das abgewinkelte Bein mit Hilfe der rechten Hand sanft auf und ab.
- Wiederholen Sie die Übung mit dem linken Knie.

Diese Übung stimuliert das Becken und stärkt die Funktion von Blase, Nieren und Prostata. Sie stimuliert die Leberfunktion und wirkt regulierend auf die Funktion der Galle. Diese Stellung ist ein wahrer Segen für Frauen, verhindert sie doch Unregelmäßigkeiten des Monatszyklus und unterstützt die Funktion der Eierstöcke. Bei Schwangeren wird die Geburt erleichtert und die Neigung zu Krampfadern reduziert.

Gegenanzeigen
In Fällen von Kniegelenkschwäche oder Meniskusschäden sowie bei Gebärmutterverlagerungen und Gebärmuttervorfall darf diese Übung nicht beziehungsweise nur unter ärztlicher Kontrolle ausgeführt werden.

Der Lotussitz – Padmasana

Dies ist die Meditationsstellung *par excellence.* Die *Hatha-Yoga Pradipika* bezeichnet sie – neben Meisterstellung *(Siddhasana)*, Löwe *(Simhasana)* und der sanften Stellung *(Bhadrasana)* – als eine der vier wesentlichsten Yogaübungen, und die *Gheranda Samhita* erklärt – wie könnte es anders sein:

> *»Diese Übung heilt alle Krankheiten.«*
>
> Gheranda Samhita II/8

- Setzen Sie sich aufrecht mit ausgestreckten Beinen auf den Boden.
- Beugen Sie das rechte Knie, ziehen Sie den rechten Fuß möglichst weit zur Taille und legen Sie ihn mit der Fußsohle nach oben auf den linken Oberschenkel.
- Beugen Sie nun das linke Bein, und legen Sie den linken Fuß ebenfalls möglichst hoch mit der Fußsohle nach oben auf den rechten Oberschenkel.
- Legen Sie Ihre Hände in der *Chin Mudra* oder der *Jnana Mudra* auf die Knie oder in der *Dhyana Mudra* in den Schoß.
- Verharren Sie – völlig aufrecht – in dieser Position, solange es Ihnen ohne Anstrengung (und schmerzlos!) möglich ist. Schließen Sie hierzu die Augen, oder richten Sie Ihren Blick in der *Shambhavi Mudra* auf das Stirnzentrum *(Ajna Chakra).*

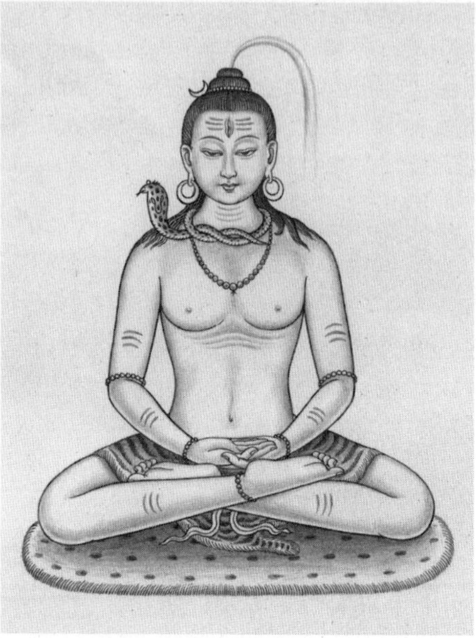

Abbildung 41 Der Lotussitz – Padmasana

Diese Übung eignet sich vorzüglich zur Ausführung Ihrer Atemübungen und zur Meditation.
Der Lotussitz bewirkt eine sehr tiefe körperliche und geistige Entspannung. Er erhöht die Beweglichkeit der Bein- und Beckengelenke, kräftigt den Rücken und die Wirbelsäulenmuskulatur, stimuliert die Funktion der Bauchorgane und die Nervenzellen des Hüft- und Kreuzbeinbereiches. Der normalerweise starke Blutstrom in die Beine wird in die Unterleibsregion geleitet. Darüber hinaus bewirkt diese Haltung den ungestörten, korrekten Fluss von *Prana* vom Wurzelzentrum *(Muladhara Chakra)* zum Scheitelzentrum *(Sahashrara Chakra)*, auf seinem Weg aufwärts alle übrigen *Chakras* stimulierend und aktivierend.

Gegenanzeigen

Der Lotus sollte nicht bei Ischias, Arthritis oder schmerzhafter Arthrose, Kniegelenkschwäche oder Meniskusschäden, nach Brüchen oder Verrenkungen ohne ärztliche Betreuung ausgeführt werden.

Der Meistersitz (die vollkommene Stellung) – Siddhasana

Diese Übung gilt als eine der wichtigsten überhaupt, die Stellung der Meister *(Siddhas)*. Iyengar betont (in Anlehnung an die *Hatha-Yoga Pradipika*):

> *»Von den 8 400 000 Asanas sollte Siddhasana am regelmäßigsten geübt werden. Sie reinigt die 72 000 Nadis. Der Yogi, der in Versenkung auf Atman meditiert und eine gemäßigte Diät einhält, wird, wenn er Siddhasana 12 Jahre lang übt, die Yoga-Siddhis erlangen.«*

Die *Gheranda Samhita* schreibt zu dieser Übung:

> *»Diese Übung führt zur Befreiung.«*
>
> Gheranda Samhita II/1

Und Svatmarama meint:

> *»Diese Übung öffnet die Tür zum Heil.«*
>
> Hatha-Yoga Pradipika I/37

Und weiter:

> *»So, wie die Weisen unter den Regeln der Abstinenz (Yama) als Erstes die Mäßigung im Essen nennen, unter den Regeln der Observanz (Niyama) zuerst Ahimsa (Gewaltlosigkeit), nennen sie unter den Asanas als Erstes Siddhasana.«*
>
> Hatha-Yoga Pradipika I/40

- Setzen Sie sich aufrecht mit ausgestreckten Beinen auf den Boden oder ein Meditationskissen (oder eine mehrfach gefaltete Decke), und entspannen Sie sich.
- Beugen Sie das rechte Knie, und legen Sie die Sohle des rechten Fußes gegen den linken Schenkel, sodass die Ferse zwischen Anus und Genitalien gegen den Damm drückt.
- Beugen Sie das linke Knie, und legen Sie den linken Fuß auf die rechte Wade, sodass die Ferse an der Wurzel der Genitalien auf das Schambein drückt.

- Führen Sie die Zehen und das vordere Ende des linken Fußes zwischen Oberschenkel und Wade des rechten Beins, die Zehen des rechten Fußes zwischen linken Oberschenkel und linke Wade.
- Sitzen Sie aufrecht, die Hände in der *Chin Mudra* oder der *Jnana Mudra* auf den Knien oder in der *Dhyana Mudra* im Schoß.

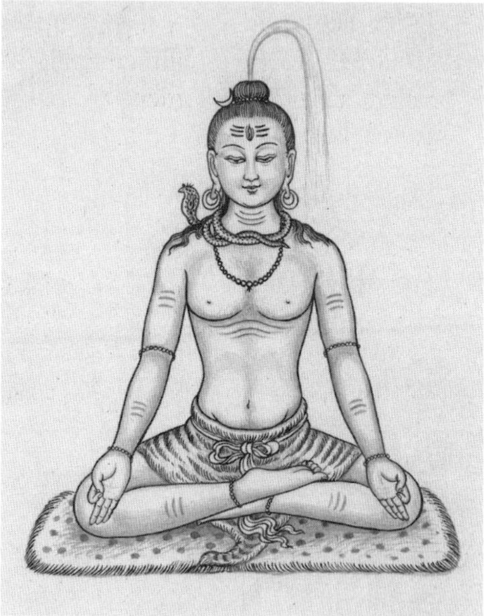

Abbildung 42 Die vollkommene Stellung – Siddhasana

Diese Stellung kann – in allen Einzelheiten – natürlich nur von Männern durchgeführt werden. Sie eignet sich ebenso wie ihr weiblicher Gegenpart vorzüglich zu Atemübungen und Meditation.

Der Meistersitz für Frauen – Siddha Yoni Asana

Der Meistersitz für Frauen *(Siddha Yoni Asana)* ist weitgehend identisch mit *Siddhasana*, nur dass hier die Sohle des rechten Fußes flach gegen den linken Innenschenkel gepresst wird, die Ferse liegt zwischen den äußeren Schamlippen.
Diese Übungen stärken den Beckenbereich, insbesondere die im Kleinbecken liegenden Organe, und verleihen die Kontrolle über die

Sexualorgane. Sie führen zu körperlicher und geistiger Entspannung, erhöhen die Konzentrationsfähigkeit, stärken den Rücken, die Lendenwirbel- und Wirbelsäulenmuskulatur, machen Knie und Knöchel geschmeidig.

Gegenanzeigen
Bei Arthritis und Arthrose, Kniegelenkschwäche und Meniskusschäden, Brüchen, Verrenkungen und anderen traumatischen Beschwerden dieser Gelenke können diese Stellungen nur unter ärztlicher Kontrolle oder gar nicht ausgeführt werden.

Einundzwanzig Schritte zur Glückseligkeit

Eine hochtrabende Überschrift – und doch, ich glaube, sie kommt der Wahrheit recht nahe. Wer sich mit der Wirkungsweise dieser Übungen beschäftigt hat und die Übungen regelmäßig bewusst praktiziert, wird erkennen, wie sich sein Leben zum Positiven hin verändert. Für mich ist dieser ayurvedische Yoga ein wahres Geschenk an die Menschheit.

Der folgende Übungszyklus ist eine höchst einfache und gerade deshalb äußerst geniale Verbindung einfacher Akupressurmassagen, klassischer Körperhaltungen *(Asanas)*, Atemübungen *(Pranayamas)*, Verschlüssen *(Bandhas)* und Siegeln *(Mudras)* und führt folgerichtig und (nahezu) mühelos zu tieferen Stadien der Entspannung und schließlich zu dem, was wir im Westen (und heute meist auch im Osten) als Meditation bezeichnen. Spezielle Reinigungsübungen können diese Übungsfolge abrunden und ergänzen. Auch eine Reihe von Aufwärmübungen kann bei Bedarf die *Asana*-Reihe einleiten; doch hat sich gezeigt, dass die beiden ersten Übungen dieses Zyklus (im Stehen) – richtig ausgeführt – im Allgemeinen reichen, um Körper und Geist auf die folgenden Übungen einzustimmen.

Die richtige Ausführung einer Asana

Der Begriff *Asana* stammt aus dem Sanskrit, wie der größte Teil der Yogaterminologie, und bedeutet »Körperhaltung«, aber auch den Platz oder die Unterlage, auf der diese Körperhaltung ausgeführt oder eingenommen wird.

Gelingt es uns bei dem Begriff *Asana* noch nahezu problemlos, ihn in jede x-beliebige Sprache des Westens zu übertragen, so wird dies bei komplexeren Sachverhalten weitaus schwieriger, denn so, wie sich der Westen – und damit natürlich auch seine Sprache – vor allem mit der Außenwelt beschäftigte, beschäftigten sich die Weisen

Indiens vor allem mit deren Innenansicht, dem »Weg zum Selbst«, und das Sanskrit war und ist der in Form gegossene Ausdruck dieser Suche, und für viele dieser Termini gibt es kein wirklich treffendes Äquivalent in den europäischen Sprachen.

Die meisten Yogaschulen des Westens wie des Ostens befassen sich in der einen oder anderen Art mit *Asanas*. Im achtgliedrigen *(Ashtanga-)* Yoga des Patanjali, dem Raja-Yoga, stellen sie nach den ethisch-moralischen Faktoren der »Abstinenz und Observanz« *(Yama, Niyama)* das dritte Glied des Yoga dar. Auch Hatha-Yoga, Kaunphata-Yoga, Kundalini-Yoga – und wie die verschiedenen Yogasysteme auch immer heißen mögen – betonen immer wieder die Wichtigkeit der *Asanas*.

Asanas verleihen Stärke, Leichtigkeit und Flexibilität des gesamten Körpers, darüber hinaus haben sie natürlich nach den Lehren des Yoga auch ihre spirituelle Komponente, wird doch der Körper als adäquates Behältnis des Geistes betrachtet. So hat jede *Asana* ihre ganz speziellen Auswirkungen auf Körper und Geist. *Asanas* sind eine *Ekagrata* (»Einung«, auf einen Punkt gerichtet sein) allererster Güte auf körperlicher Ebene. Daher sollten die Übungen auch mit geschlossenen Augen praktiziert werden, wenn wir sie erst einmal gänzlich beherrschen, um unsere Achtsamkeit wirklich vollständig auf dem Körper ruhen zu lassen.

»Shthira sukham asanam«, ist alles, was Patanjali über die Körperhaltungen zu sagen für notwendig erachtete. »Die Sitzhaltung soll fest und angenehm sein.« Doch wendet sich Patanjali mit seinen *Yoga-Sutras*, seinen Memorialversen, an Eingeweihte, Yogis mit langjähriger Yogapraxis, bei denen er ein tiefgründiges Wissen um die Funktionsweise der *Asanas* voraussetzen konnte.

Asanas, wie wir sie im Folgenden üben werden, bestehen aus drei Phasen:

- eine erste dynamische Phase zum Einnehmen der Haltung
- ein statisches Verweilen in der Endstellung
- eine zweite dynamische Phase zum Lösen der *Asana*

Sie sollten sich dieser drei Phasen beim Üben der einzelnen Stellungen stets bewusst sein, sie wirklich ganz bewusst ausführen. Beim ayurvedischen Yoga kommt den dynamischen Phasen in der Regel natürlich eine größere Bedeutung zu, da wir sie im Rhythmus unse-

res Atems durchführen und das Verweilen in der Endstellung somit nur wenige Augenblicke dauert. Andere Yogasysteme wie der Hatha-Yoga legen größeren Wert auf ein längeres Verweilen in der jeweiligen Endstellung.
Selbstverständlich hat jede *Asana* ihre ganz eigenen Wirkungen, doch ist dieser Vielzahl von Übungen eine bestimmte Wirkungsweise gemeinsam:

- Beim Einnehmen der Stellung werden bestimmte Muskeln oder Muskelgruppen gedehnt, während andere sich zusammenziehen. Hierdurch wird – ebenso wie beim Verweilen in der Endstellung – das Blut aus diesen Muskelgruppen gedrängt. Beim anschließenden Lösen der Stellung dringt vermehrt sauerstoffreiches Blut in die entsprechenden Körperregionen zurück und schwemmt die im venösen Stoffwechsel vorhandenen Schlacken aus.
- Wirbel und Gelenke werden geschmeidiger und gelenkiger; die Sehnen und Bänder gewinnen an Spannkraft und Elastizität.
- Die inneren Organe werden vermehrt durchblutet und sanft massiert.
- Die Übungen fördern die Entspannung und erhöhen das seelische Gleichgewicht.
- Darüber hinaus kommt jeder Haltung – richtig ausgeführt – wie schon erwähnt eine spirituelle Komponente zu, wirkt sie doch nach den Lehren des Yoga nicht nur auf den physischen Körper, sondern auch auf den feinstofflichen Körper und den Kausalkörper.

Die Übungen dieses Yogaweges werden im Rhythmus des Atems durchgeführt, wenn nicht ausdrücklich anderes erwähnt wird. Die Übungen im Stehen werden fünfmal, die übrigen jeweils dreimal praktiziert. Die Atmung erfolgt – wenn nicht ausdrücklich anderes gefordert wird – stets durch die Nase.

Die einundzwanzig Schritte

1. Die aufrechte (Zehenspitzen-)Stellung – Tadasana

Die erste Übung dieses Übungszyklus ist *Tadasana*, die »aufrechte Stellung«, manchmal auch als »Bergstellung« (Skrt. *Tada* = »Berg«) bezeichnet; da diese Bezeichnung aber auch für eine Anzahl weiterer Übungen verwendet wird, bleiben wir hier bei der Bezeichnung »aufrechte Stellung«.

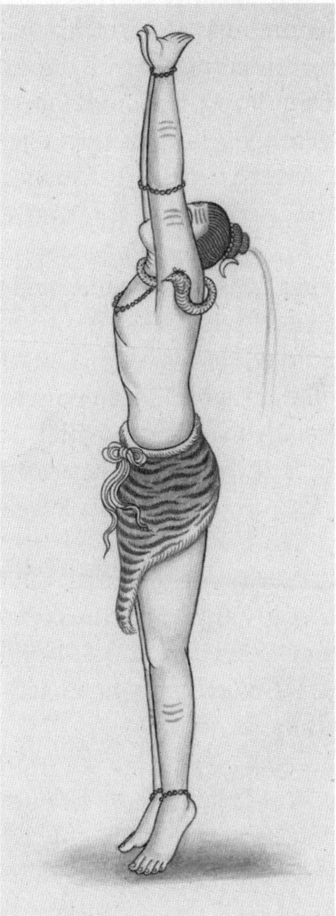

Abbildung 43 Die aufrechte Stellung – Tadasana

- Stehen Sie aufrecht mit geschlossenen Beinen und Füßen (Knie, Knöchel und große Zehen berühren sich), verlagern Sie das Gewicht leicht auf die Außenkante der Füße, um den Innenmeniskus zu entlasten.
- Stehen Sie einige Atemzüge vollkommen unbeweglich, ehe Sie mit der eigentlichen Übung beginnen. Dies bezeichnet man als *Samashthiti* (Skrt. *sama* = »aufrecht, gerade«; *shthiti* = »still, unbewegt stehen«), das »Geradestehen«.
- Verschränken Sie Ihre Finger (merken Sie sich, welche Finger außen sind, bei jeder Wiederholung sollten Sie – der vollständigen Harmonie halber – diese Stellung wechseln. Lag zu Beginn der rechte Zeigefinger außen, sollte bei der ersten Wiederholung der linke Zeigefinger außen sein usw.). Drehen Sie die Handflächen nach oben, und strecken Sie einatmend die Arme so weit wie möglich über den Kopf. Die Arme berühren hierbei die Ohren.
- Strecken Sie den gesamten Körper. Drücken Sie hierzu die Kniescheiben durch, drücken Sie die Brust heraus und ziehen Sie den Bauch ein.
- Führen Sie die Streckung weiter, bis Sie auf den Zehenspitzen stehen. Strecken Sie den ganzen Körper möglichst intensiv, kontrahieren Sie die Gesäßbacken und den Afterschließmuskel in der *Ashvini Mudra.* Halten Sie den Atem an *(Antara Kumbhaka)*, während Sie kurz in der Endstellung verharren.
- Lösen Sie ausatmend die Spannung, kehren Sie mit den Fußsohlen auf den Boden, mit den Armen seitlich zum Oberkörper zurück.
- Atmen Sie einige Male tief durch, bis Atmung und Puls wieder einigermaßen zur Ruhe gekommen sind, ehe Sie die Übung wiederholen.
- Führen Sie diese Übung insgesamt fünfmal aus. Atmen Sie während der ersten dynamischen Phase ein, beim Zurückkehren in die Ausgangsstellung (zweite dynamische Phase) aus.

Therapeutische Wirkungen

Schauen wir uns die Wirkungen dieser Übung einmal genauer an: Schon bei dieser einfachsten aller nur erdenklichen Yogaübungen wird die gesamte Bandbreite der Wirkungen deutlich: Der gesamte Körper – äußerlich und innerlich – wird gestreckt und, in der Entspannungsphase zwischen den einzelnen Wiederholungen, verstärkt durchblutet. Die Gelenke von den Zehen bis zum Hals werden geschmeidiger, sämtliche Muskeln gekräftigt, die Lungenspitzen besser »durchlüftet«. Insbesondere entwickelt diese Übung die Zehen, Fußgelenke, Waden, Knie, Oberschenkel, Pobacken und Afterschließmuskel, Bauch, Rücken und Brust, Schultergelenke, Arme, Handgelenke und Finger. Sie kräftigt die Unterleibsmuskulatur und sorgt für eine harmonische Entwicklung der Beinmuskulatur; sie kräftigt Wirbelsäule und Wirbelsäulenmuskulatur und beugt dadurch Schäden im Rückenbereich – insbesondere auch Wirbelblockaden – vor. *Tadasana* fördert den Gleichgewichtssinn und beugt Schwindelanfällen vor. Sie stimuliert die Bauchorgane und entschlackt. »Hundert Schritte in *Tadasana* zu gehen, nachdem man sechs Glas lauwarmes Wasser getrunken hat, beseitigt alle Arten von Verstopfungen«, lautet eine alte Yogaregel. Die Streckung der Wirbelsäule verschafft Linderung bei Kopfschmerzen infolge eines zu starken Blutandrangs und bei einer Arthrose der Halswirbel. Bei Krampfadern wirkt diese Übung schmerzlindernd und entspannend. Auch in den ersten sechs Monaten der Schwangerschaft wirkt *Tadasana* äußerst wohltuend für Mutter und Kind. Darüber hinaus verstärkt diese Übung bei Menschen unter zwanzig das Längenwachstum.

Wenn einer tatsächlich nur für eine einzige Yogaübung Zeit hätte und doch möglichst großen Nutzen daraus zu ziehen gedächte, dem müsste man diese empfehlen. Sie ist wirklich mehr als einfach durchzuführen und beinhaltet doch eine ganze Reihe segensreicher Wirkungen des Yoga.

2. Die Zirkulation des Atems – Prana Sanchar

Prana Sanchar ist die zweite – ebenfalls im Stehen fünf Mal auszuführende – Übung dieses Zyklus:

- Stehen Sie aufrecht und gerade, die Füße ca. 20 cm voneinander entfernt, die Arme seitlich am Körper, die Handflächen zeigen nach vorn. Schließen Sie die Augen, und entspannen Sie sich.
- Spannen Sie Waden und Schenkel an, kontrahieren Sie die Gesäßbacken und den Afterschließmuskel. Ballen Sie die Hände zu

Fäusten, beugen Sie die Arme in den Ellbogen, und heben Sie die Arme, bis sie in einem 90°-Winkel zu den Schultern stehen. All dies geschieht während einer langen, tiefen Einatmung durch die Nase.

- Atmen Sie mit einem deutlich vernehmbaren Hhhh durch den Mund wieder aus, während Sie die Hände nach vorn öffnen, die Arme strecken und sie in die Ausgangsstellung zurückführen.
- Führen Sie diese Übung weitere vier Male im Rhythmus Ihres Atems aus.

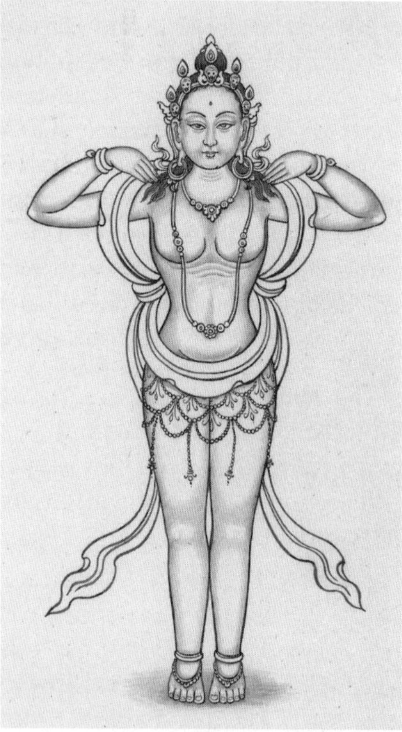

Abbildung 44 Die Zirkulation des Atems – Prana Sanchar

Therapeutische Wirkungen

Diese Übung reinigt das Atmungssystem, wirkt erfrischend und belebend. Sie kräftigt die Beinmuskulatur, Gesäß- und Schließmuskel, Finger, Handgelenke, Arme, Ellbogen und Schultern. Sie durchlüftet die Mundhöhle und beugt so Entzündungen vor.

3. Die Zange – Pashimotthanasana

Der Name der Übung deutet an, welchen Weg *Prana* bei dieser *Asana* nimmt. *Pashima* bedeutet »Westen« und bezeichnet in der Yogaanatomie den hinteren Teil des Rumpfes; *than* bedeutet »aufsteigen«. Die Lebensenergie *Prana* strömt also bei dieser Übung – vom Wurzelzentrum *(Muladhara Chakra)* ausgehend – entlang der Wirbelsäule den Rücken aufwärts bis zum Scheitelzentrum *(Sahashrara)*. Bevor wir jedoch mit der eigentlichen Übung beginnen, propagiert der ayurvedische Yoga an dieser Stelle eine kleine, aber höchst wirkungsvolle Selbstmassage.

- Setzen Sie sich mit nach vorn gestreckten Beinen aufrecht auf den Boden, schließen Sie die Augen und entspannen Sie sich.
- Beugen Sie das linke Bein, sodass Sie in dieser Haltung bequem mit beiden Händen den linken Fuß erreichen können. Massieren Sie mit kräftigem Druck die Fußsohle (Reflexzonenmassage), die Stellen zwischen den Zehen, den »Vitalitätsreif« oberhalb des Knöchels und dann beinaufwärts bis zum Knie. Bei dieser Unterschenkelmassage liegen die Daumen hinten an der Wade, die übrigen Finger berühren sich vor dem Schienbein. Drücken Sie kräftig mit den Daumen, lassen Sie los, gehen Sie höher und pressen Sie erneut, lassen Sie los usw., bis Sie die Kniekehle erreicht haben. Taucht an einer der Stellen ein deutlich über dem Druckschmerz liegender – meist stechender – Schmerz auf, »behandeln« Sie diese Stelle etwas ausführlicher durch kräftiges Drücken, Loslassen, Drücken. Entlang des Wadenbeins und entlang des Fußes verlaufen druckempfindliche Meridiane, die mit den inneren Organen korrespondieren. So stehen die Füße in enger Verbindung mit Milz, Bauchspeicheldrüse, Niere, Leber, Magen, Blase und Galle, und diese Meridiane, die ihren Endpunkt, ihre »Körperöffnung«, in den Füßen haben, ziehen sich in den Unterschenkeln nach oben.
- Führen Sie diese Massage nun am rechten Fuß und Unterschenkel aus.

Nun beginnt die eigentliche Übung der Zange:

- Legen Sie die Hände mit den Handflächen nach unten seitlich neben die Hüften, heben Sie die Brust, spannen Sie die Oberschenkel an und ziehen Sie die Zehen nach oben, den Knien zu (Dorsalflexion).

- Beugen Sie sich nun ausatmend nach vorn, während die Hände entlang der Außenseite der Beine nach vorn gleiten, bis sie die großen Zehen mit Daumen und Mittelfinger umfassen. Versuchen Sie, Ihre Stirn auf die Knie zu platzieren.
- Ziehen Sie in der Endstellung das Zwerchfell nach hinten *(Uddiyana Bandha)*, kontrahieren Sie Gesäßbacken und Schließmuskel in der *Ashvini Mudra.*
- Kehren Sie einatmend in die Ausgangsstellung zurück.
- Wiederholen Sie diese Übung zwei weitere Male im langsamen Rhythmus Ihres Atems.

Üben Sie niemals mit Gewalt! Gehen Sie in dieser Vorwärtsbeuge stets nur so weit, bis ein leichter Schmerz einsetzt – gleichgültig, wie weit Sie auch noch von Ihrem Ziel (Zehen umfassen, Stirn auf die Knie) entfernt sein mögen. Der Weg ist das Ziel! Und mit etwas Geduld und Ausdauer werden Sie Ihr Ziel bald schon erreichen.

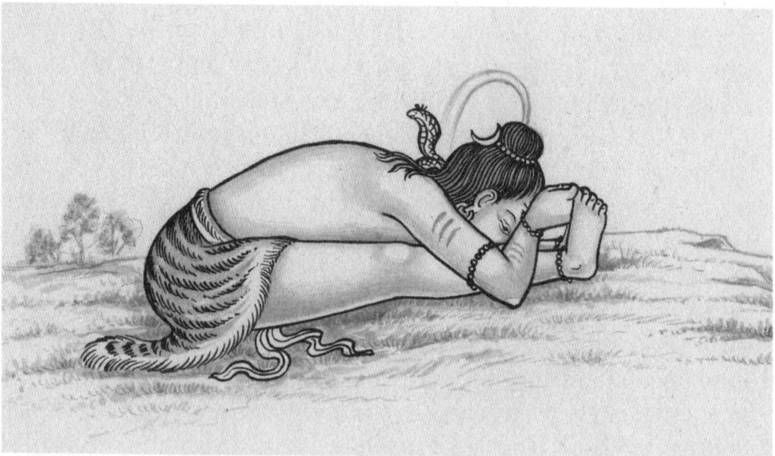

Abbildung 45 Die Zange – Pashimotthanasana

Therapeutische Wirkungen

Diese Übung steigert die Biegsamkeit und Geschmeidigkeit der Wirbelsäule und stärkt die Rückenmuskulatur. Sie regt die Verdauungstätigkeit an und erhöht die Assimilation, kräftigt die Unterleibsorgane und beseitigt eine ganze Reihe sexueller Störungen. Sie hat eine heilsame Wirkung auf alle Atemwegserkrankungen, insbesondere Asthma. Die Zange dehnt die Kniesehnen und macht das Hüftgelenk geschmeidiger, sie beseitigt Fett im Unterleibsbereich, tonisiert alle Organe des Bauchraumes und hilft gegen eine Vielzahl von Erkrankungen und »Unpässlichkeiten« in diesem Bereich. *Pashimotthanasana* massiert und aktiviert Herz, Nieren, Leber, Blase, Bauchspeicheldrüse und Adrenalindrüsen und wirkt (zumindest unterstützend) gegen Diabetes. Sie beugt Ischias und Gelenkschmerzen vor, wirkt blutreinigend und daher auch bei Hautunreinheiten. Ja, sie hält das gesamte System der Drüsen, der Verdauung und Ausscheidung und der Fortpflanzung jung und gesund und gilt daher als eine der wichtigsten Yogaübungen überhaupt.

Gegenanzeigen
Die Zange sollte bei Bandscheibenvorfällen, akutem Ischias, chronischer Arthritis, Kreuzbeinentzündungen und Bruchleiden nicht ausgeführt werden.

4. Die Kobra – Bhujangasana

Bhujanga bedeutet »Schlange«. Hier im Westen ist diese Übung aber vor allem unter dem Namen »Kobra« bekannt.

- Legen Sie sich auf den Bauch, die Stirn auf Ihre Matte. Schließen Sie die Augen, und entspannen Sie sich.
- Schließen Sie Beine und Füße, legen Sie die Hände unmittelbar unter die Schultern.
- Strecken Sie einatmend Beine, Füße und Zehen (die Zehen zeigen nach hinten), legen Sie den Kopf so weit wie möglich in den Nacken, und heben Sie langsam Kopf, Schultern und Oberkörper vom Boden, bis der Körper schließlich nur noch vom Schambein abwärts den Boden berührt. Verwenden Sie nur die Kraft Ihrer Bauch- und Rückenmuskulatur; die Arme dienen eigentlich nur dazu, nicht zurückzufallen.
- Kontrahieren Sie Gesäß- und Schließmuskel *(Ashvini Mudra)*, Beine und Füße.

- Lösen Sie die Spannung, und kehren Sie ausatmend in die Ausgangsstellung zurück, zunächst mit dem Oberkörper, schließlich mit dem Kopf durch ein langsames »Abrollen« des Nackens, sodass zunächst das Kinn, dann die Nase, schließlich die Stirn den Boden (oder die Matte) berühren.
- Wiederholen Sie diese Übung weitere zwei Male im langsamen Rhythmus Ihres Atems.

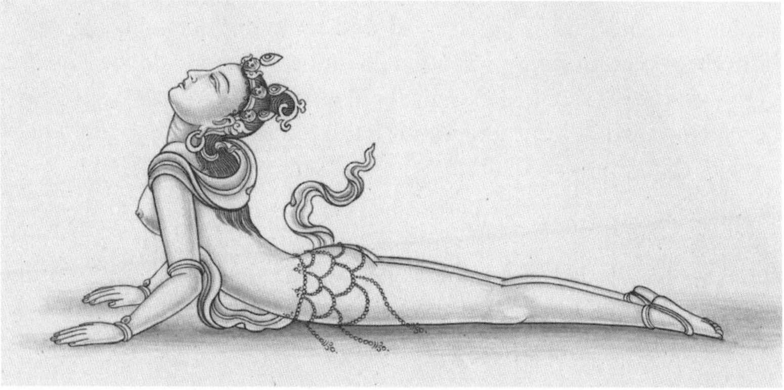

Abbildung 46 Die Kobra – Bhujangasana

Therapeutische Wirkungen

Das Besondere an dieser Übung ist ihre positive Wirkung auf eine Anzahl von Drüsen, insbesondere die Schilddrüse, und die Nebennieren. Sie verbessert die Funktion der Lunge, regt die Verdauung an, fördert die Assimilation, beseitigt Verstopfung, wirkt entschlackend und durchblutungsfördernd. Sie macht Hals und Rücken geschmeidig und hilft bei der Heilung so genannter »Frauenleiden« wie Ausfluss, gestörte Menstruation oder Amenorrhö (Ausbleiben der Monatsregel). Sie stimuliert Ovarien und Uterus und unterstützt die Funktion aller Unterleibsorgane, insbesondere Leber und Nieren. Sie hilft bei Rückenschmerzen, hält die Wirbelsäule elastisch und gesund; ja, sie ist ein wahres Allheilmittel für eine verletzte Wirbelsäule und bringt selbst verschobene Bandscheiben wieder an die richtige Stelle.

Gegenanzeigen
Bei Magengeschwüren, Bruchleiden, Darmtuberkulose, arterieller Hypertonie, Netzhautschädigungen, Glaukomen, Lungenemphysemen oder einer Überfunktion der Schilddrüse sowie während der Schwangerschaft oder der Menstruation sollte diese Übung nicht ausgeführt werden.

5. Die halbe Heuschrecke – Ardha Shalabasana

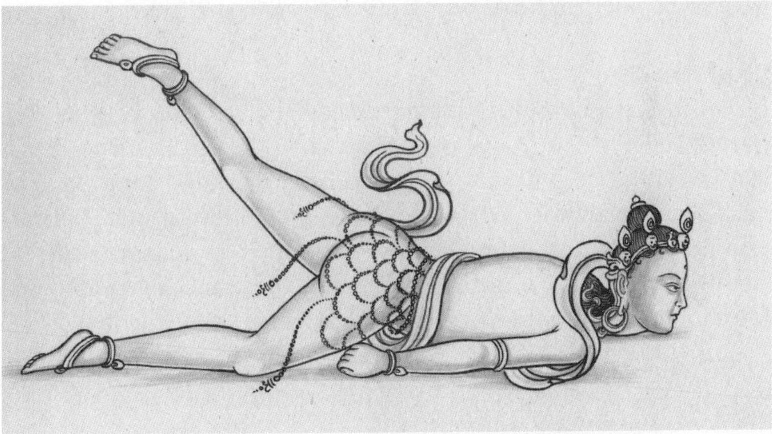

Abbildung 47 Die halbe Heuschrecke – Ardha Shalabasana

Ardha bedeutet in Sanskrit »halb«, *Shalaba* ist die Heuschrecke.

- Legen Sie sich auf den Bauch, die Hände mit den Handflächen nach oben unter den Schenkeln, das Kinn auf dem Boden. Schließen Sie die Augen, und entspannen Sie sich. Halten Sie beide Beine während der gesamten Übung gestreckt!
- Heben Sie einatmend das gestreckte rechte Bein von der Hüfte so weit wie möglich ab. Das andere Bein bleibt gestreckt am Boden.
- Kehren Sie ausatmend in die Ausgangsstellung zurück.
- Führen Sie diese Übung nun mit dem linken Bein durch.
- Wiederholen Sie diese Übung nach jeder Seite hin weitere zwei Male im langsamen Rhythmus Ihres Atems.

Therapeutische Wirkungen
Diese Übung unterstützt die Verdauung, beseitigt Magenbeschwerden und Blähungen, stärkt die Lendenregion und beseitigt Blutandrang in der Blase und den Organen des Kleinbeckens wie Prostata, Uterus und Adnexe. Sie kräftigt die Leber und andere Unterleibsorgane, vor allem Darm, Nieren und Bauchspeicheldrüse. Sie fördert die Durchblutung, erweitert den Brustkorb, verbessert die Atmung und stärkt das Herz. Sie macht die Wirbelsäule geschmeidiger, stärkt den Ischiasnerv und befreit von Schmerzen im Bereich der Lenden und des Kreuzbeins. Auch bei Bandscheibenschäden ist diese Übung – in Absprache mit dem behandelnden Arzt – äußerst hilfreich.

Gegenanzeigen
Diese Übung sollte bei akuten Magengeschwüren, Bruchleiden, Darmtuberkulose oder einem zu schwachen Herz nicht (ohne ärztliche Kontrolle) ausgeführt werden. Auch eine Verkrümmung der Wirbelsäule, Spondylose, Wirbelsäulenrheuma, Arthrose und Arthritis erfordern die Konsultation eines Arztes. Frauen sollten auf diese Übung – wie auf alle anderen Übungen aus der Bauchlage – während Menstruation und Schwangerschaft verzichten.

6. Die Heuschrecke – Shalabasana

- Legen Sie sich wie zuvor auf den Bauch, die Hände mit den Handflächen nach oben unter den Schenkeln, das Kinn am Boden, Beine und Füße geschlossen. Schließen Sie die Augen, und entspannen Sie sich.
- Heben Sie nun einatmend beide geschlossenen, gestreckten Beine, Oberkörper und Kopf gleichzeitig langsam, zeitlupenhaft vom Boden.
- Kehren Sie ausatmend in die Ausgangsstellung zurück.
- Wiederholen Sie diese Übung zwei weitere Male im langsamen Rhythmus Ihres Atems.

Therapeutische Wirkungen und Gegenanzeigen entsprechen denen der halben Heuschrecke in besonderem Maße.

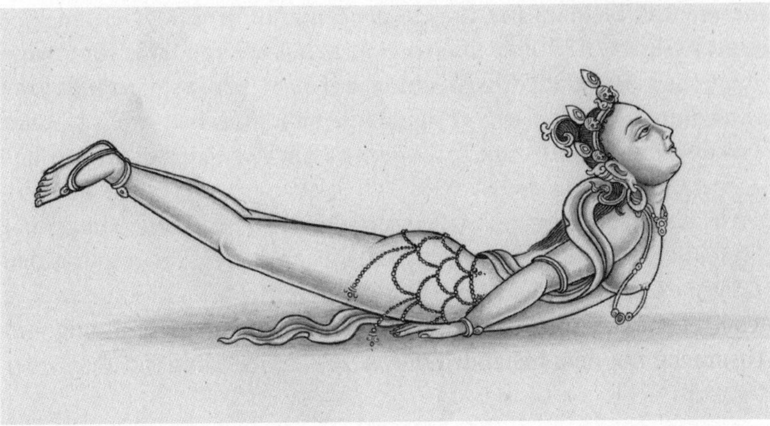

Abbildung 48 Die Heuschrecke – Shalabasana; Die Heuschrecke – Variation

7. Das Boot aus der Bauchlage – Naukasana I

Nauka (nach anderer Lesart *Nava*; dt. der »Nachen«) bedeutet in Sanskrit »Boot«. In der Endstellung erinnert diese Stellung an die Fischerboote aus alter Zeit. Wie die Überschrift schon andeutet, gibt es mehrere Übungen dieses Namens – eine wird aus der Bauchlage ausgeführt, eine aus der Rückenlage. An dieser Stelle führen wir die – weniger bekannte – Variante aus der Bauchlage durch; das Boot aus der Rückenlage wird an entsprechender Stelle erläutert.

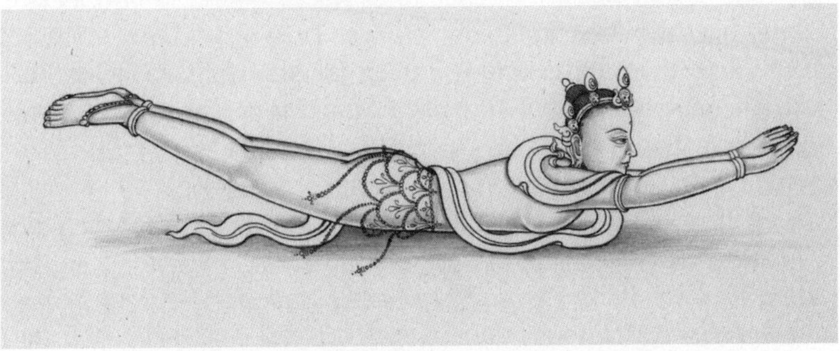

Abbildung 49 Das Boot aus der Bauchlage – Naukasana I

- Legen Sie sich auf den Bauch, die Stirn auf dem Boden, und strecken Sie die Arme nach vorn über den Kopf. Die linke Hand liegt mit der Handfläche nach unten auf dem Boden, die Finger der rechten liegen auf den »Tälern«, die sich zwischen den geschlossenen Fingern der linken bilden. Schließen Sie die Augen, und entspannen Sie sich.
- Heben Sie einatmend Arme, Oberkörper und Beine, sodass Sie weitgehend auf dem Schambein liegen, spannen Sie Gesäßmuskulatur, Schließmuskel *(Ashvini Mudra)*, Schenkel und Füße an.
- Kehren Sie ausatmend in die Ausgangsposition zurück.
- Wiederholen Sie diese Übung weitere zwei Male im langsamen Rhythmus Ihres Atems.

Durch die Mithilfe der Arme wird die Rückwärtsbeuge in dieser Stellung noch effektiver als bei der vorangegangenen »Heuschrecke«. Dadurch ergänzt und verstärkt diese Übung die Wirkungen der vorangegangenen Positionen. Die therapeutischen Wirkungen und Gegenanzeigen entsprechen denen der beiden Heuschrecken-Übungen in besonderem Maße.

8. Das Krokodil – Makarasana

Makar (oder *Mugger*) ist das Krokodil. Diese Übung ahmt die Entspannung eines in der Sonne dösenden Krokodils nach. Zwar versteht man in den meisten Schulen des Westens unter den Krokodil-Übungen eine Form der Wirbelsäulendrehung *(Prishtha-Vansa-Vistar-Asana)* oder der Bauchdrehung *(Jathara-Parivritti-Asana)* – Großes und Kleines Krokodil genannt –, doch bleiben wir hier bei den ursprünglichen Namen. Die *Gheranda Samhita* beschreibt die Übung folgendermaßen:

> *»Leg dich mit dem Gesicht nach unten auf den Boden; die Brust berührt den Boden, die Beine sind gestreckt. Fass den Kopf mit den Händen. Diese Position ist Makarasana, die die Körperwärme zunehmen lässt.«*
>
> Gheranda Samhita II/40

Die ayurvedische Disziplin des Yoga folgt hierbei einer sanften Steigerung der Spannung im Lendenwirbelbereich in drei Stufen:

Stufe 1

- Legen Sie sich mit gestreckten Beinen und nach hinten gestreckten Zehen auf den Bauch.
- Verschränken Sie die Finger, legen Sie die Stirn auf die Fingerknöchel, schließen Sie die Augen und entspannen Sie sich einige Atemzüge lang.

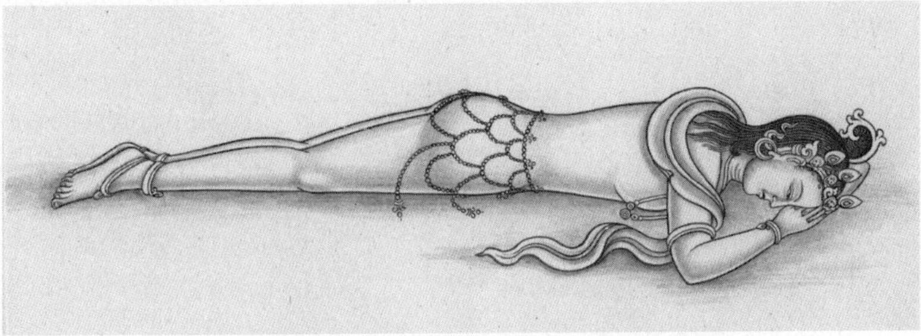

Abbildung 50 Das Krokodil I – Makarasana

Stufe 2

- Halten Sie die Augen geschlossen. Setzen Sie die zu Fäusten geballten Hände aufeinander, und legen Sie das Kinn auf die obere Faust.
- Entspannen Sie sich in dieser Position ebenso lange wie zuvor in Stufe 1.

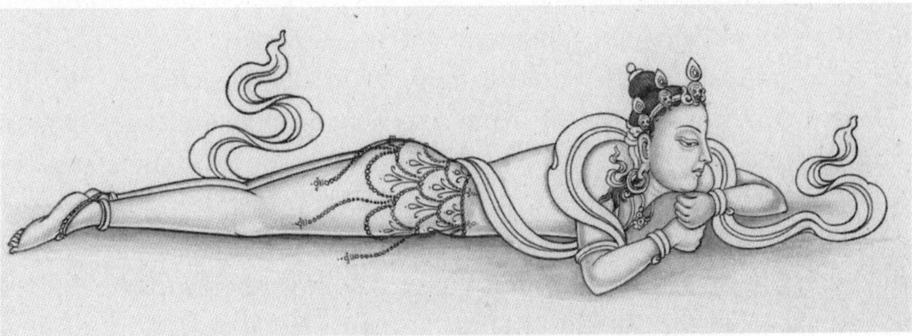

Abbildung 51 Das Krokodil II – Makarasana

Stufe 3

- Halten Sie die Augen geschlossen. Stützen Sie die Ellbogen – möglichst eng – auf den Boden, und legen Sie Ihr Kinn in die kelchförmig nach oben geöffneten Hände.
- Verharren Sie in dieser Position ebenso lange wie in Stufe 1 und 2.

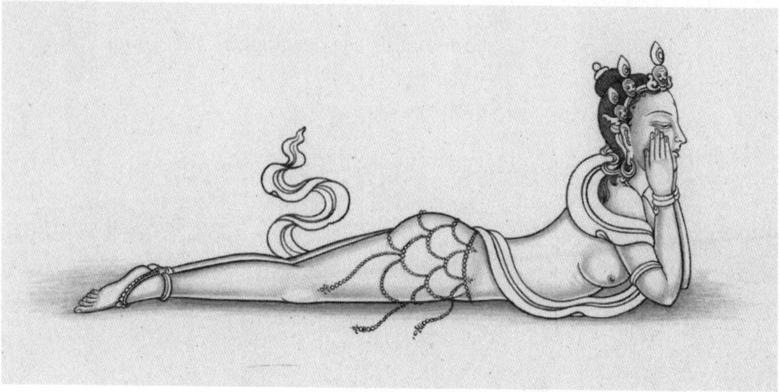

Abbildung 52 Das Krokodil III – Makarasana

Therapeutische Wirkungen

Diese Krokodil-Übung dient vor allem der Entspannung – von Körper und Geist. Sie ist darüber hinaus sehr wohltuend bei Rückenschmerzen, Problemen mit der Wirbelsäule und bei Verdauungsproblemen. Auch bei Asthma und anderen Lungenleiden sollte diese einfache Übung möglichst lange ausgeführt werden.

Dies ist das Ende der Übungen in und aus der Bauchlage. Sollten Sie doch etwas außer Atem gekommen sein, verharren Sie einige Zeit in *Advasana*, der Entspannungshaltung in der Bauchlage, die Sie selbstverständlich jederzeit – auch zwischen den vorangegangenen Übungen – einnehmen können, ehe Sie mit den Übungen aus der Rückenlage beginnen.

- Legen Sie sich hierzu auf den Bauch, die Stirn berührt den Boden. Strecken Sie die Hände weit nach vorn über den Kopf, und entspannen Sie sich.

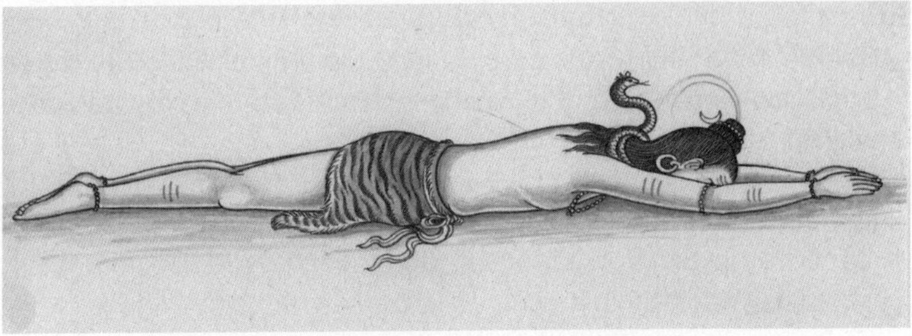

Abbildung 53 Entspannung in der Bauchlage – Advasana

9. Das Strecken der Beine – Uttanpadasana

Das Sanskritwort *Pada* bedeutet »Fuß«, *ut-tan* bedeutet, »etwas sanft, aber intensiv strecken oder weiten«. Auch diese Übung untergliedert sich in drei Stufen.

Stufe 1

- Legen Sie sich auf den Rücken, die Hände liegen mit den Handflächen nach unten seitlich am Körper. Schließen Sie die Augen, und entspannen Sie sich.

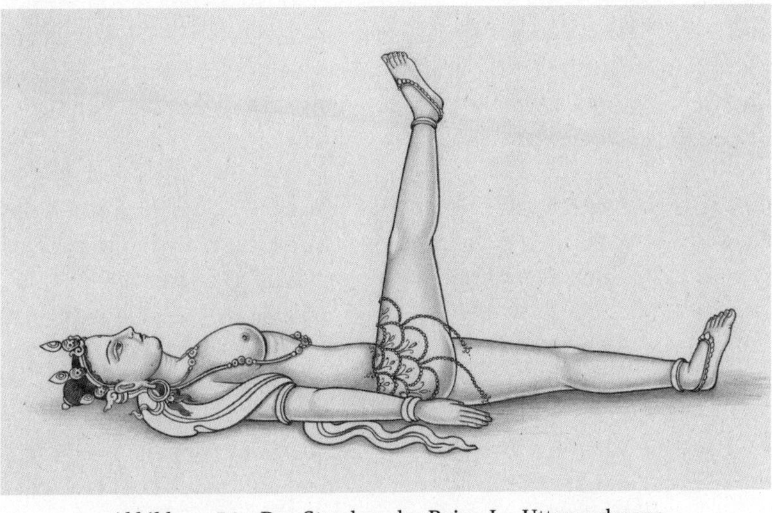

Abbildung 54 Das Strecken der Beine I – Uttanpadasana

- Heben Sie nun einatmend das gestreckte rechte Bein 90° vom Boden, die Zehen zeigen nach oben, die Schenkelmuskulatur ist angespannt, das linke Bein bleibt – ebenfalls gestreckt und angespannt – auf der Matte.
- Kehren Sie ausatmend in die Ausgangsstellung zurück, und führen Sie dieselbe Übung zur anderen Seite hin aus.
- Wiederholen Sie diese Übung im langsamen Rhythmus Ihres Atems abwechselnd zwei weitere Male nach jeder Seite hin.

Stufe 2

- Heben Sie nun einatmend die geschlossenen Beine parallel 90° vom Boden. Kontrahieren Sie in der Endstellung Gesäßmuskulatur und Schließmuskel *(Ashvini Mudra).*
- Kehren Sie ausatmend in die Ausgangsposition zurück.
- Wiederholen Sie diese Übung im langsamen Rhythmus Ihres Atems weitere zwei Male.

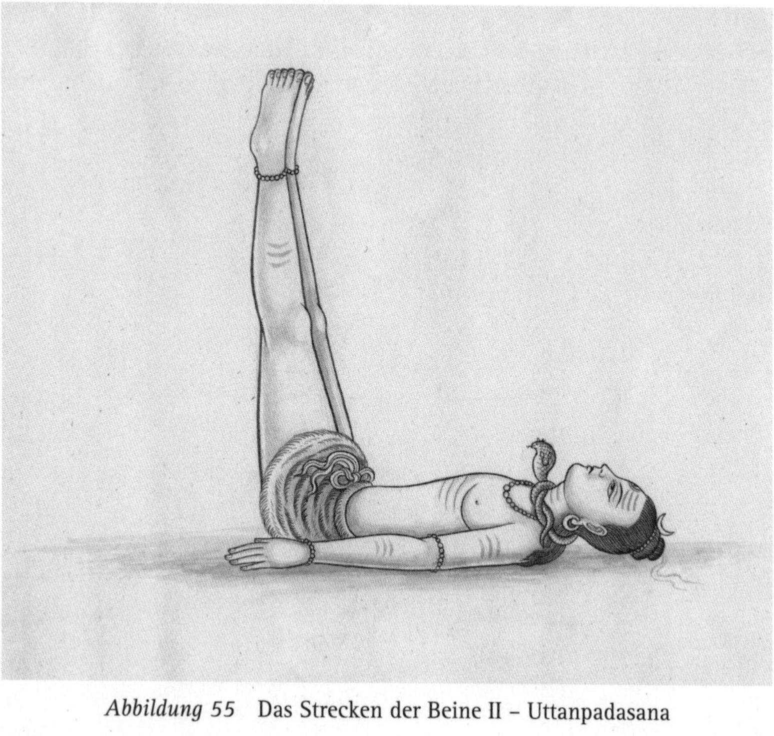

Abbildung 55 Das Strecken der Beine II – Uttanpadasana

Stufe 3

- Heben Sie nun einatmend die geschlossenen Beine zwischen 30° und 45° vom Boden. Wenden Sie in der Endstellung *Ashvini Mudra* an, und kehren Sie ausatmend in die Ausgangsposition zurück.
- Wiederholen Sie auch diese Übung weitere zwei Male im langsamen Rhythmus Ihres Atems.

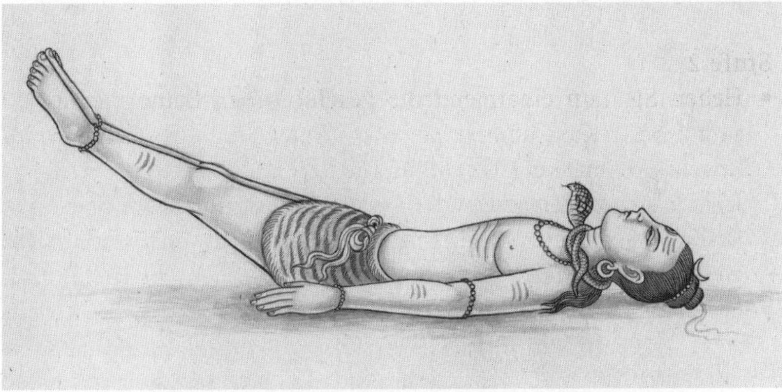

Abbildung 56 Das Strecken der Beine III – Uttanpadasana

Therapeutische Wirkungen

Diese Übung macht die Fuß-, Knie- und Hüftgelenke stark und geschmeidig. Sie hilft gegen Bauchschmerzen und Magenprobleme und stärkt die Sexualkraft. Sie reguliert die Funktion der Nieren, aktiviert die Darmtätigkeit und beseitigt Fettpolster.

Gegenanzeigen

Diese Übung sollte nicht von Personen mit Bandscheibenvorfall oder Ischiassyndrom (ohne ärztliches Einverständnis) durchgeführt werden.

10. Die Dehnung der Wirbelsäule – Prishtha-Vansa-Vistar-Asana

Prishtha-Vansa-Vistar-Asana, die Dehnung oder »Drehung« der Wirbelsäule, untergliedert sich in zwei Übungen, die in den Yogaschulen des Westens häufig – teilweise mit leichten Abwandlungen – als Großes und Kleines Krokodil bezeichnet werden.

Variante 1

- Legen Sie sich auf den Rücken, schließen Sie die Augen und entspannen Sie sich.
- Verschränken Sie die Finger, und betten Sie den Nacken in die so verschränkten Hände. Setzen Sie die Ferse des rechten Fußes auf die Zehen (zwischen große und zweite Zehe) des linken.
- Drehen Sie ausatmend Füße und Beine (bis hoch zur Taille) nach links, bis der rechte Fuß auf dem Boden liegt; drehen Sie gleichzeitig mit Hilfe des linken Arms Kopf, Hals und Oberkörper (bis hinab zur Taille) so weit wie möglich nach rechts, sodass Sie den Körper geradezu »auswringen« wie ein nasses Tuch.
- Kehren Sie einatmend in die Ausgangsstellung zurück, und führen Sie die Übung zur anderen Seite hin aus.
- Wiederholen Sie diese Übung weitere zwei Male nach jeder Seite hin im langsamen Rhythmus Ihres Atems – »wringen« Sie den Körper mit einer tiefen Ausatmung aus, und kehren Sie einatmend in die Ausgangsstellung zurück.

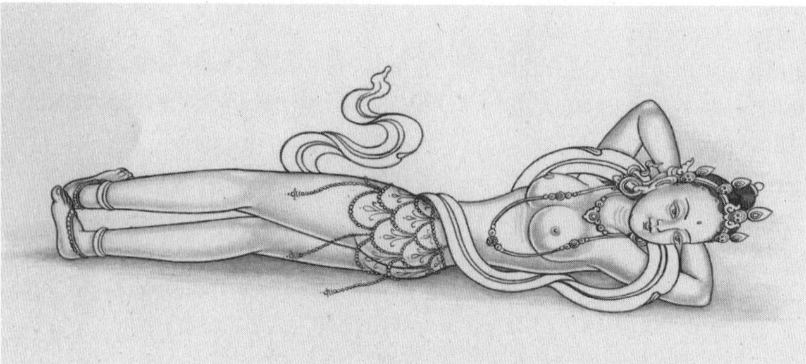

Abbildung 57 Das Drehen der Wirbelsäule I – Prishtha-Vansa-Vistar-Asana

Variante 2

- Legen Sie sich wie zuvor mit unter dem Kopf verschränkten Händen auf den Rücken, schließen Sie die Augen und entspannen Sie sich.
- Beugen Sie die Knie, und bringen Sie die Füße möglichst eng zum Gesäß.
- Drehen Sie die geschlossenen Knie ausatmend nach links, bis das linke Knie am Boden liegt, während Sie gleichzeitig Oberkörper und Kopf mit Hilfe des linken Arms nach rechts drehen.
- Kehren Sie einatmend in die Ausgangsstellung zurück, und führen Sie die Übung zur anderen Seite hin aus.
- Wiederholen Sie auch diese Übung weitere zwei Male nach jeder Seite hin im langsamen Rhythmus Ihres Atems.

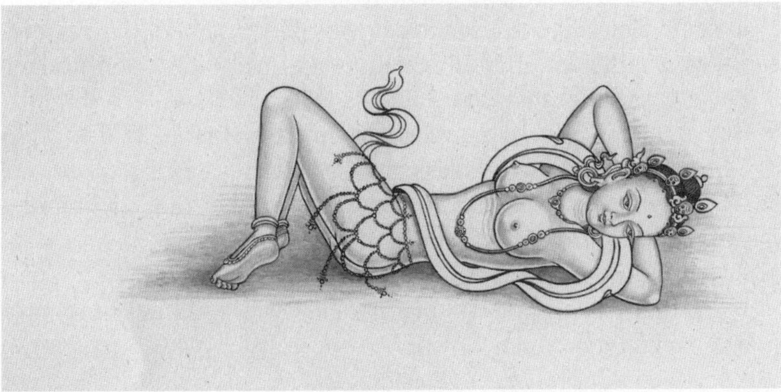

Abbildung 58 Die Dehnung der Wirbelsäule II – Prishtha-Vansa-Vistar-Asana

Therapeutische Wirkungen

Der Hauptzweck dieser Übung besteht – wie schon der Name sagt – darin, die Wirbelsäule zu dehnen und zu drehen, sie flexibel, kräftig und jung zu erhalten und die Nerven des Rückgrats zu stimulieren. Heutzutage ist es wohl kaum noch nötig, jemanden auf die herausragende Bedeutung dieser dorsalen Achse mit all ihren Nervenkanälen, Schaltstellen und Verknüpfungen hinzuweisen. Diese Übung beugt Deformationen der Wirbelsäule wie Lordose (nach vorn gekrümmt), Skoliose (seitliche Krümmung) und Kyphose (konvexe Krümmung) vor und wirkt unterstützend bei deren Behandlung. Sie stimuliert die Verdauung und massiert sanft die inneren Organe des Bauchraumes.

11. Die Brücke – Setu-Bandh-Asana

Setu bedeutet »Brücke« oder »Damm«; *Bandha* ist – wie wir schon erfahren haben – eine »Fessel«, ein »Band«, ein »Verschluss«. So deutet der Name einerseits auf den »Bau einer Brücke« hin, das Aussehen der Endstellung, andererseits weist er darauf hin, dass hier ein Verschluss *(Bandha)* angewendet wird.

- Legen Sie sich wie zuvor auf den Rücken, schließen Sie die Augen und entspannen Sie sich.
- Beugen Sie die Knie, und bringen Sie die Füße so nahe zum Gesäß, dass die Unterschenkel senkrecht zum Boden stehen.
- Legen Sie die Hände mit dem Daumen nach vorn, den übrigen Fingern am Rücken, in die Taille.
- Heben Sie mit Hilfe der aufgestützten Arme einatmend den Oberkörper möglichst weit, sodass schließlich nur noch Nacken und Fußsohlen den Boden berühren und das Brustbein eng an das Kinn gepresst wird *(Jalandhara Bandha)*.
- Kehren Sie ausatmend in die Ausgangsposition zurück.
- Wiederholen Sie diese Übung weitere zwei Male im langsamen Rhythmus Ihres Atems.

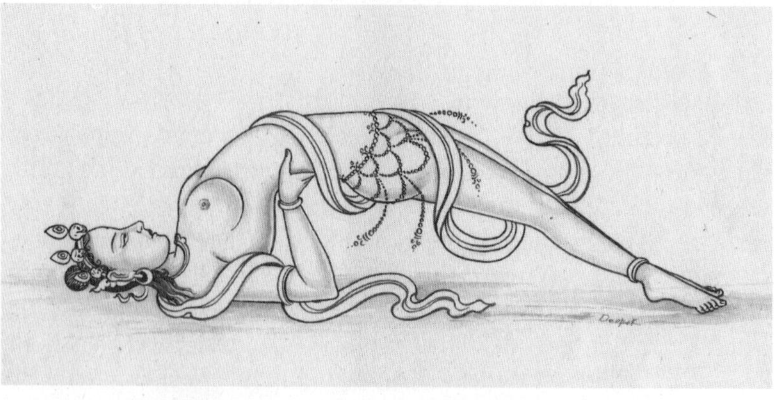

Abbildung 59 Die Brücke – Setu-Bandh-Asana

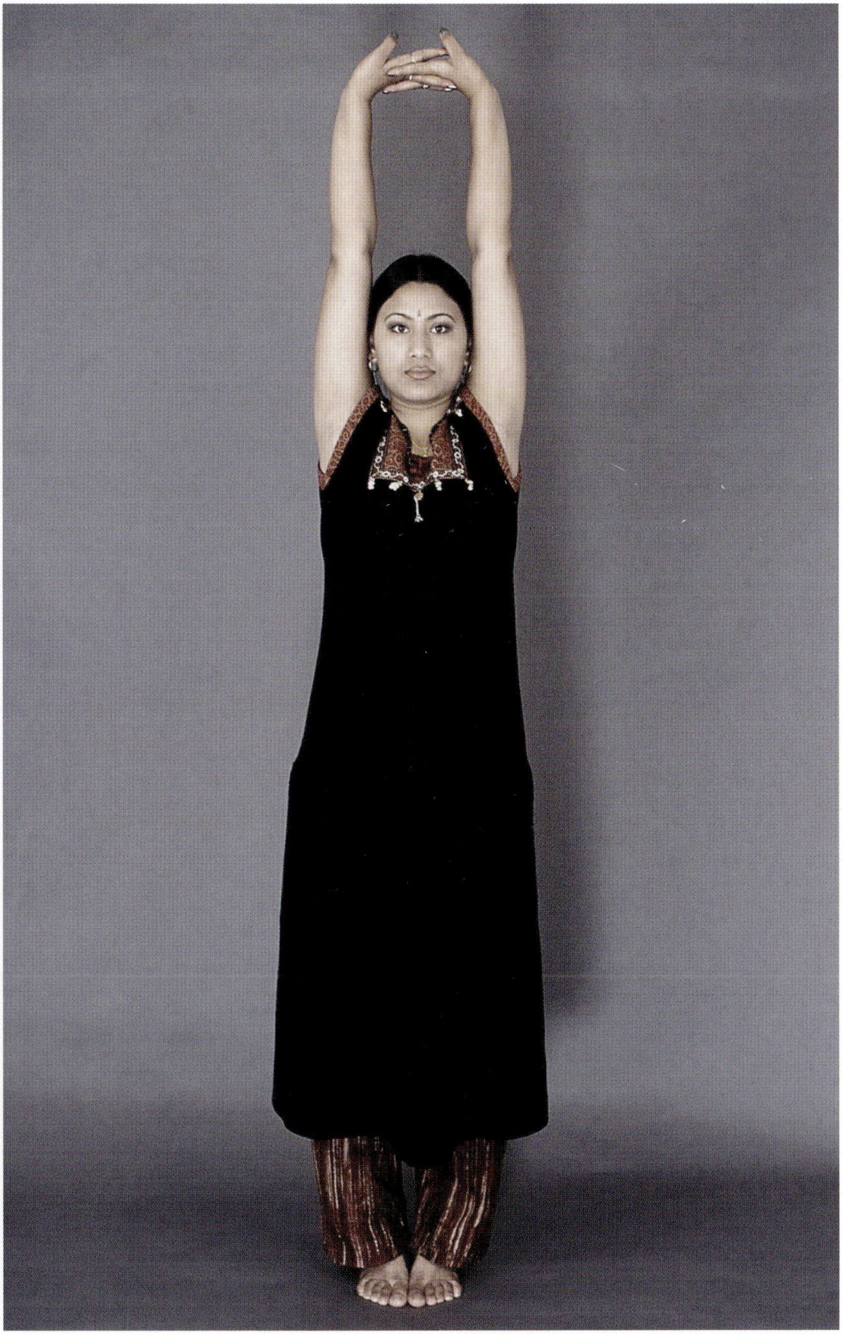

Aufrechte Stellung – *Tadasana*

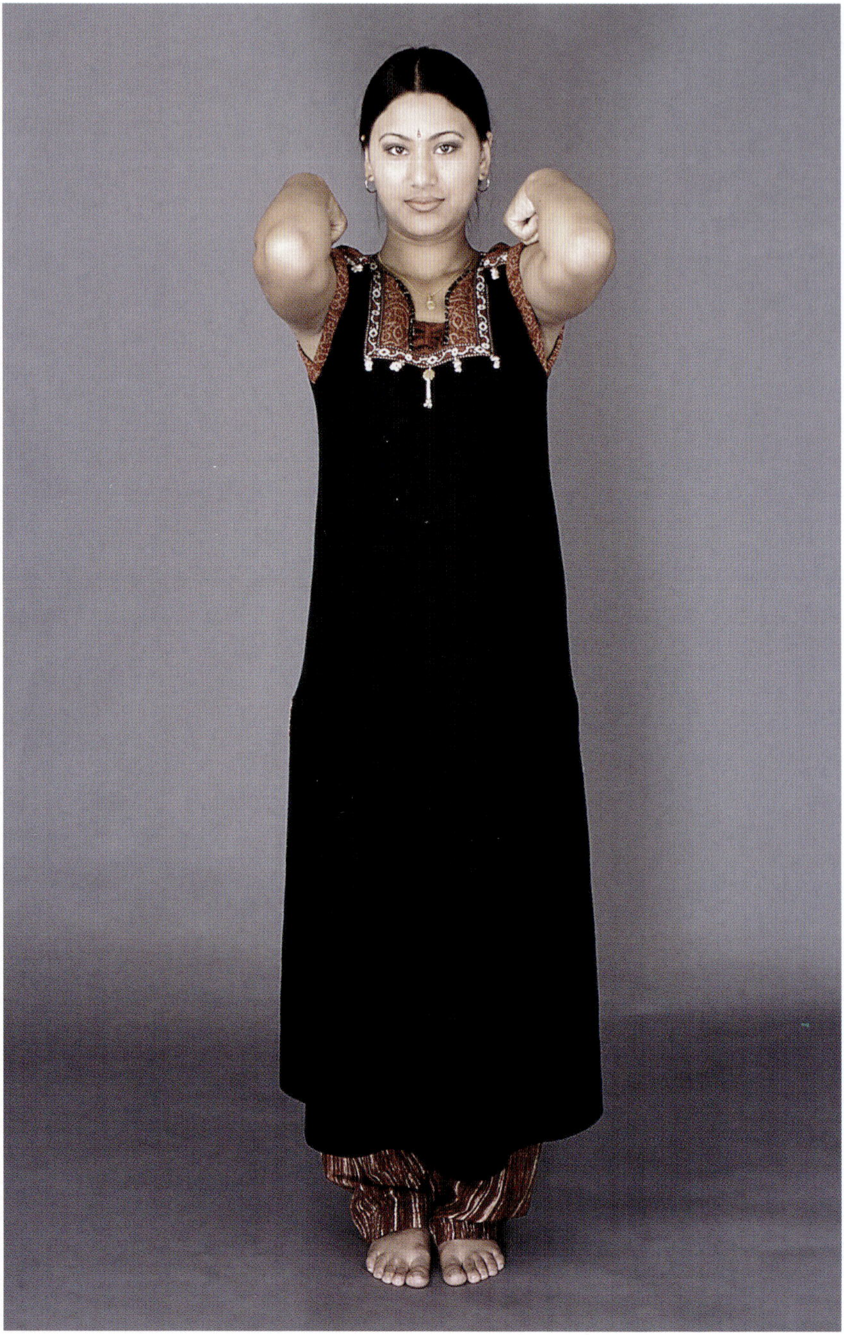

Zirkulation des Atems – *Prana Sanchar*

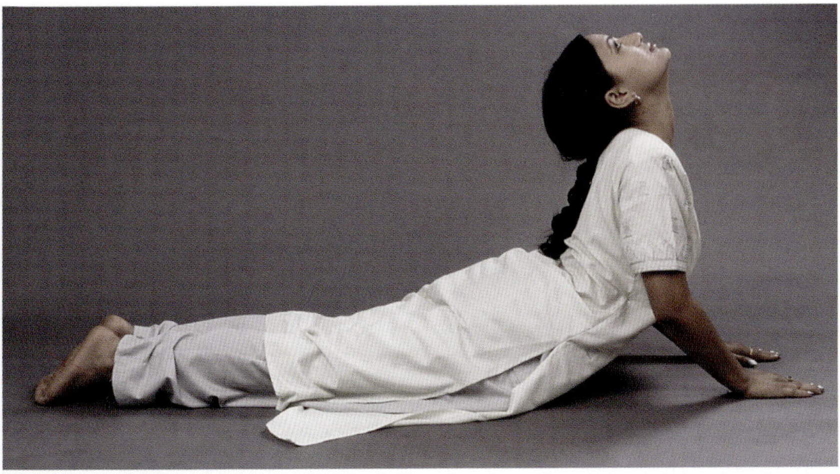

Die Kobra – *Bhujangasana*

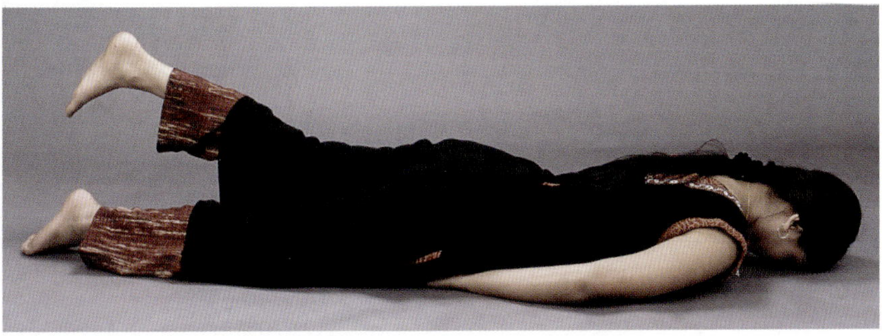

Halbe Heuschrecke – *Ardha Shalabasana*

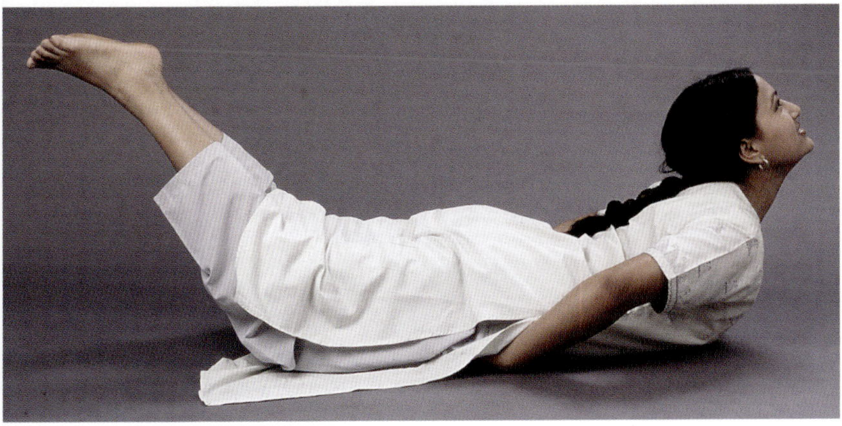

Heuschrecke – *Shalabasana*

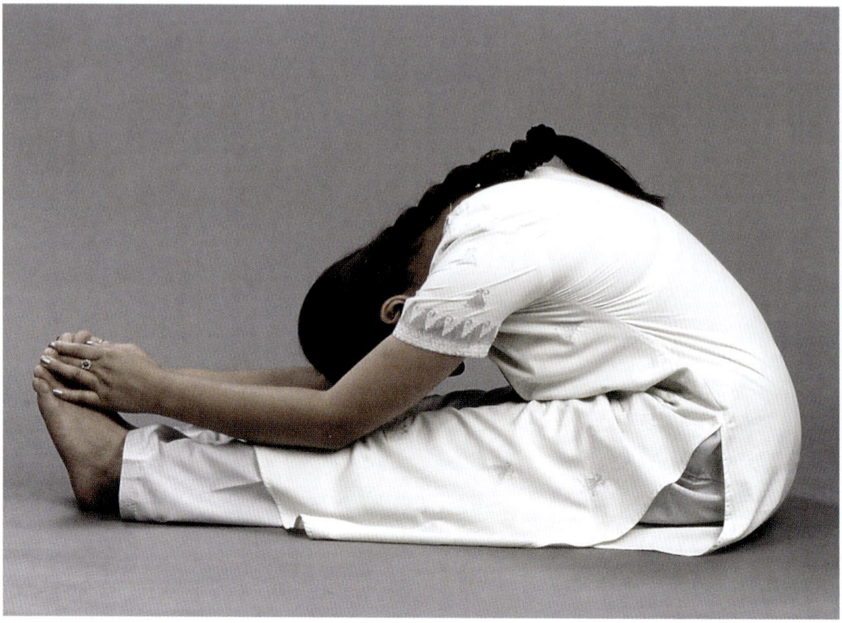

Zange – *Pashimothanasana*

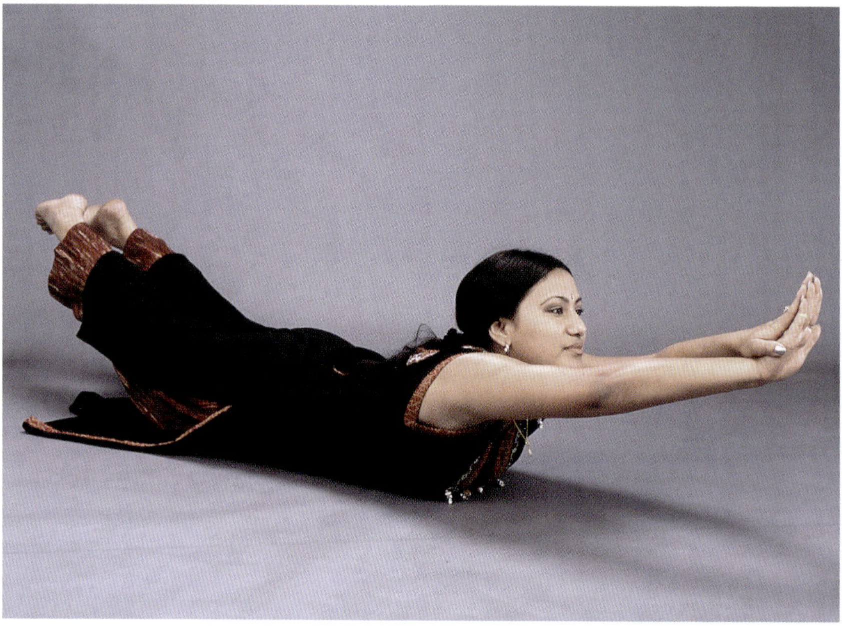

Das Boot – *Naukasana*

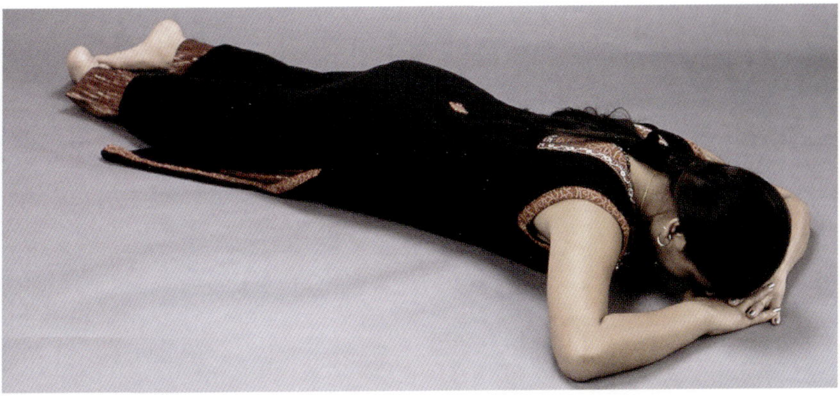

Krokodil 1 – *Makarasana*

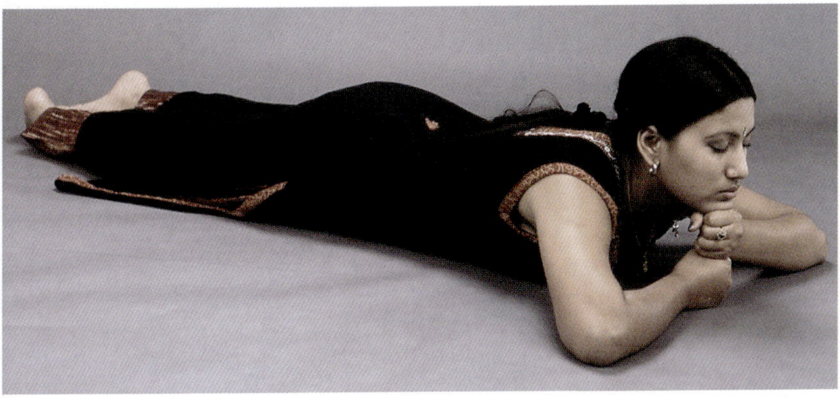

Krokodil 2 – *Makarasana*

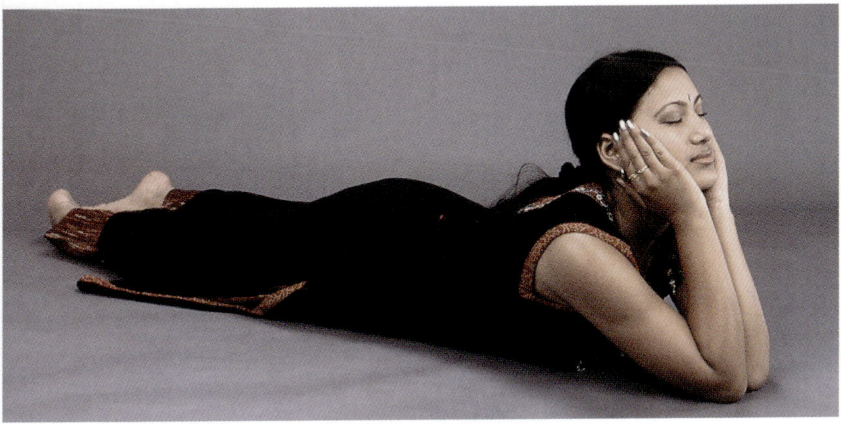

Krokodil 3 – *Makarasana*

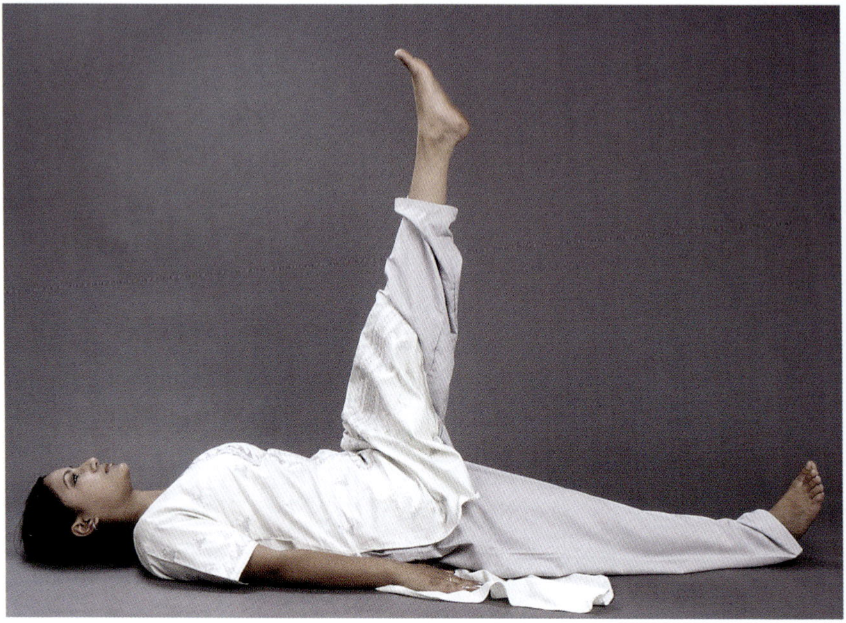

Strecken der Beine 1 – *Uttanpadasana*

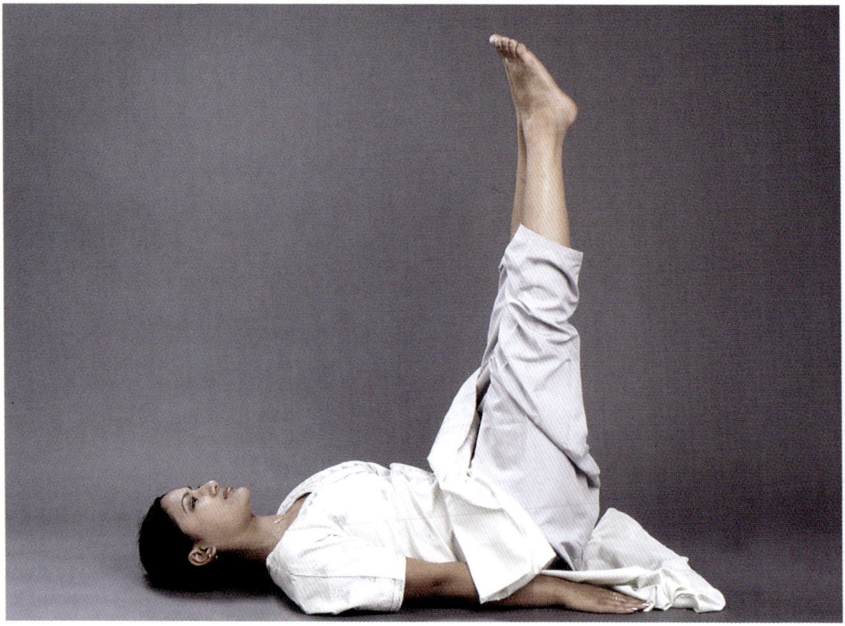

Strecken der Beine 2 – *Uttanpadasana*

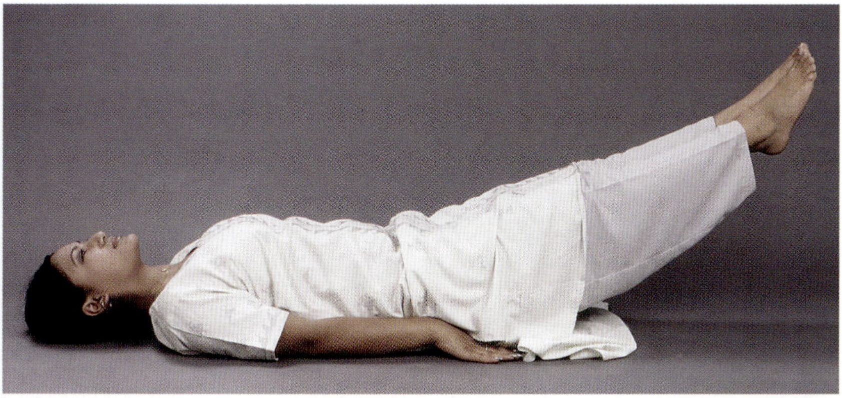

Strecken der Beine 3 – *Uttanpadasana*

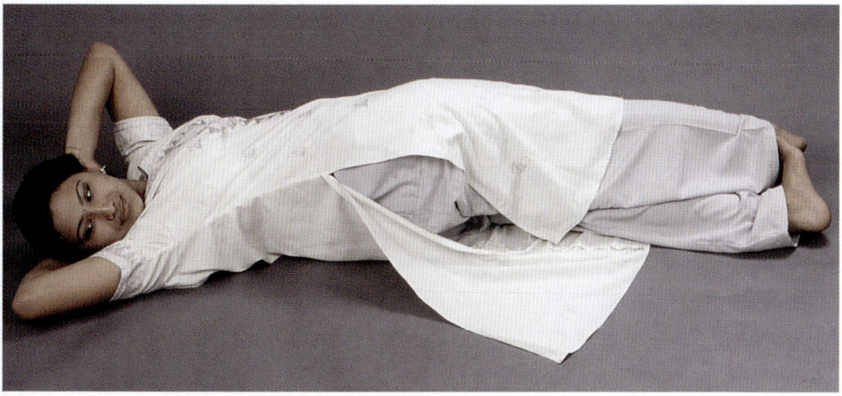

Dehnung (Drehung) der Wirbelsäule 1 – *Prishtha-Vansa-Vistar*

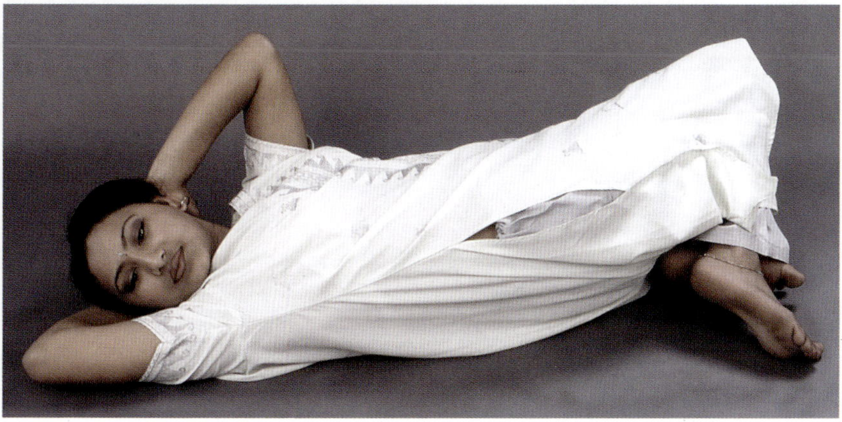

Dehnung (Drehung) der Wirbelsäule 2 – *Prishtha-Vansa-Vistar*

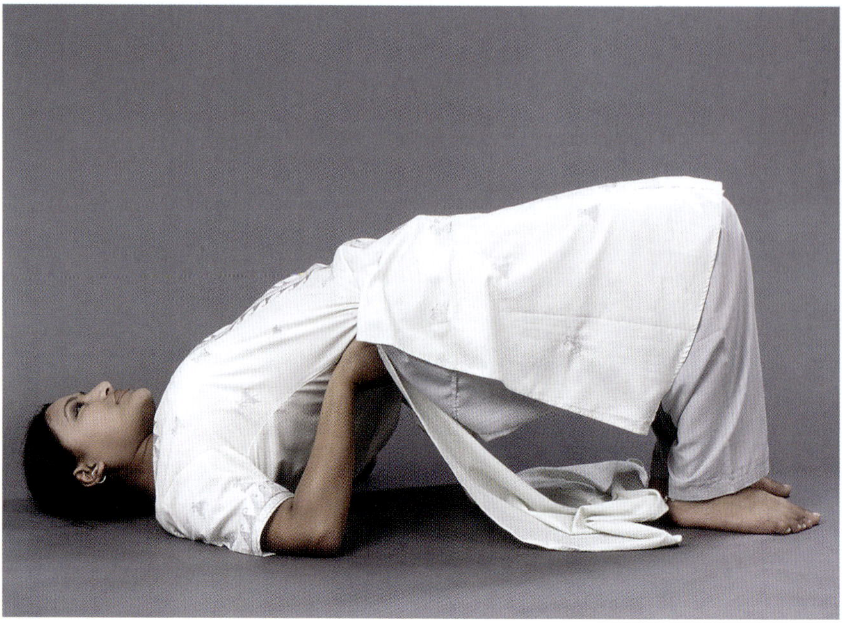

Die Brücke – *Setu-Bandh-Asana*

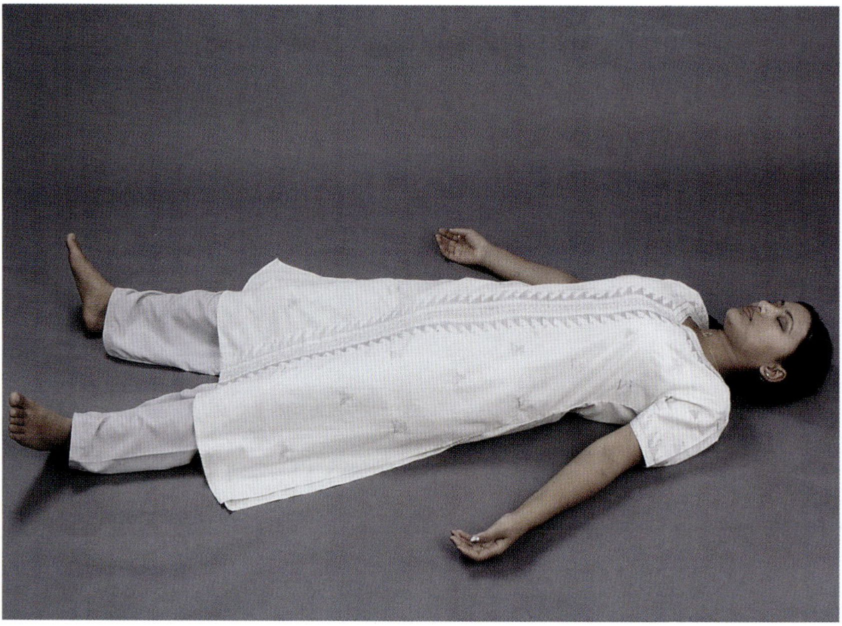

Totenstellung – *Shavasana*

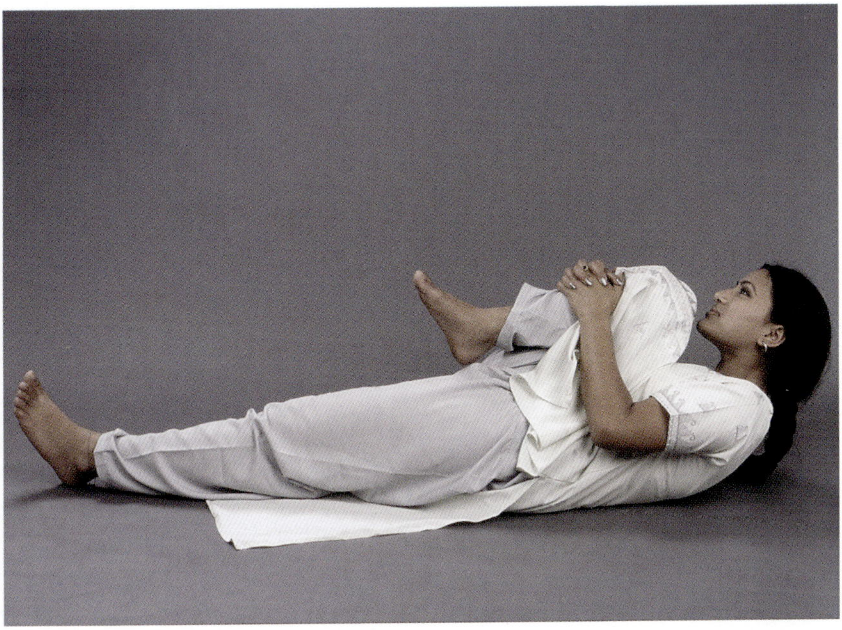

Gaslösende Stellung 1 – *Pavanmuktasana*

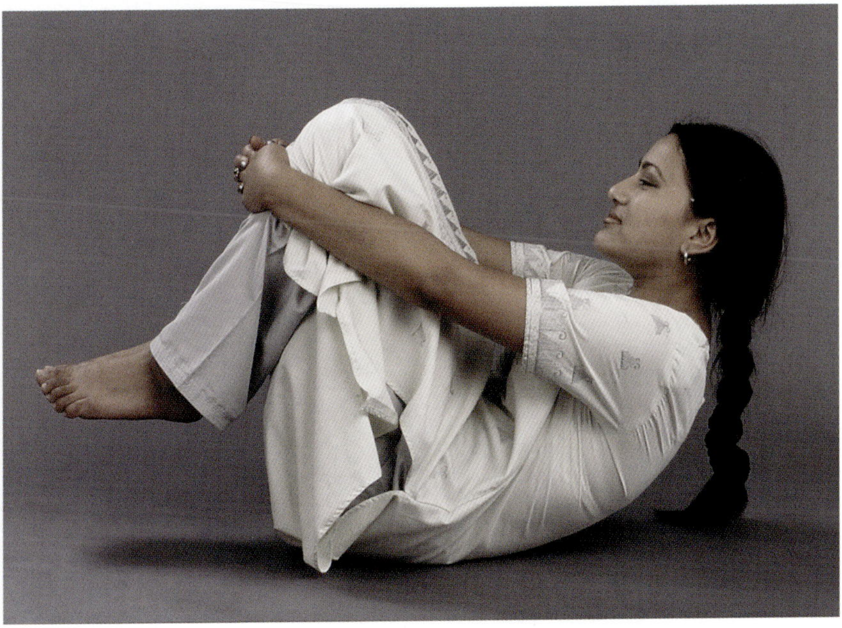

Gaslösende Stellung 2 – *Pavanmuktasana*

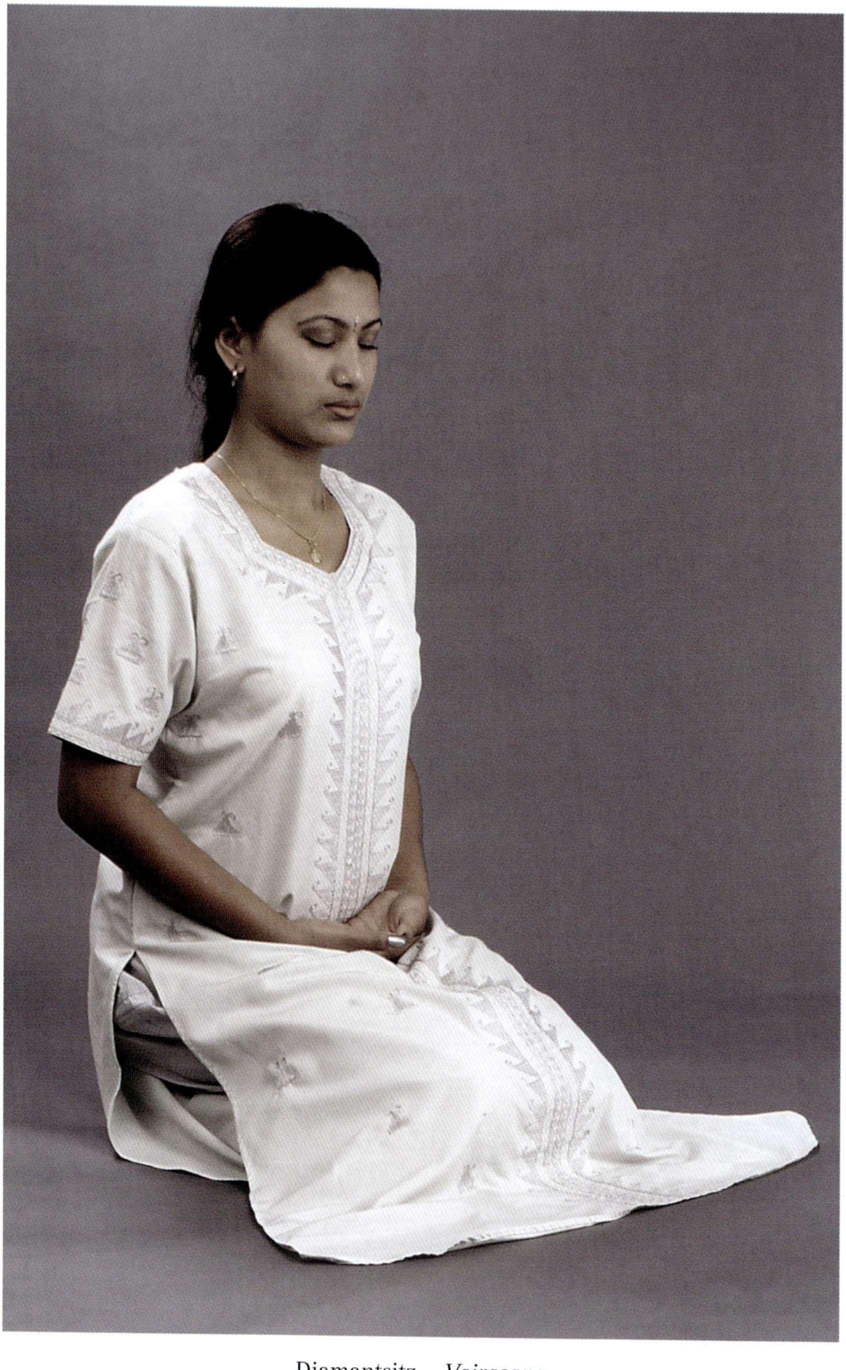

Diamantsitz – *Vajrasana*

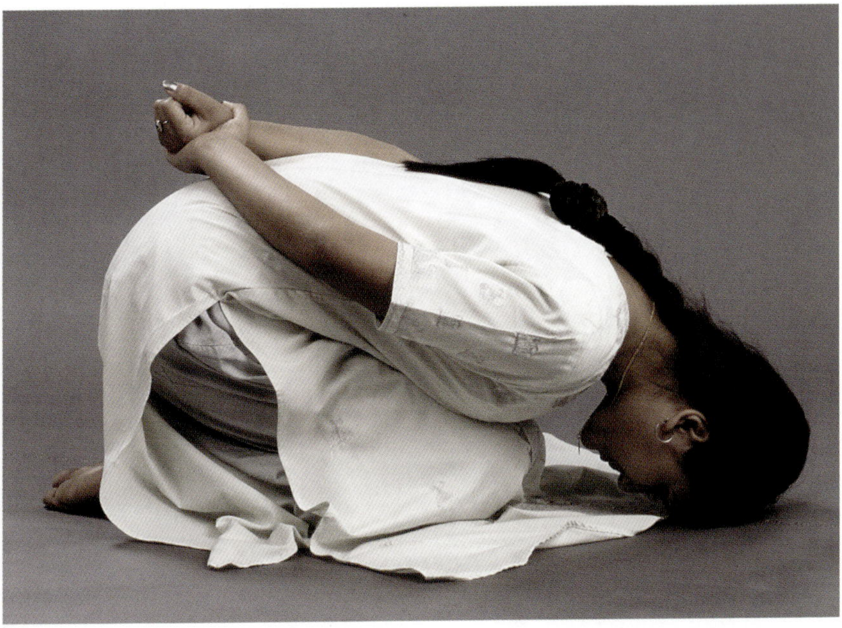

Das Siegel des Yoga – *Yoga Mudra*

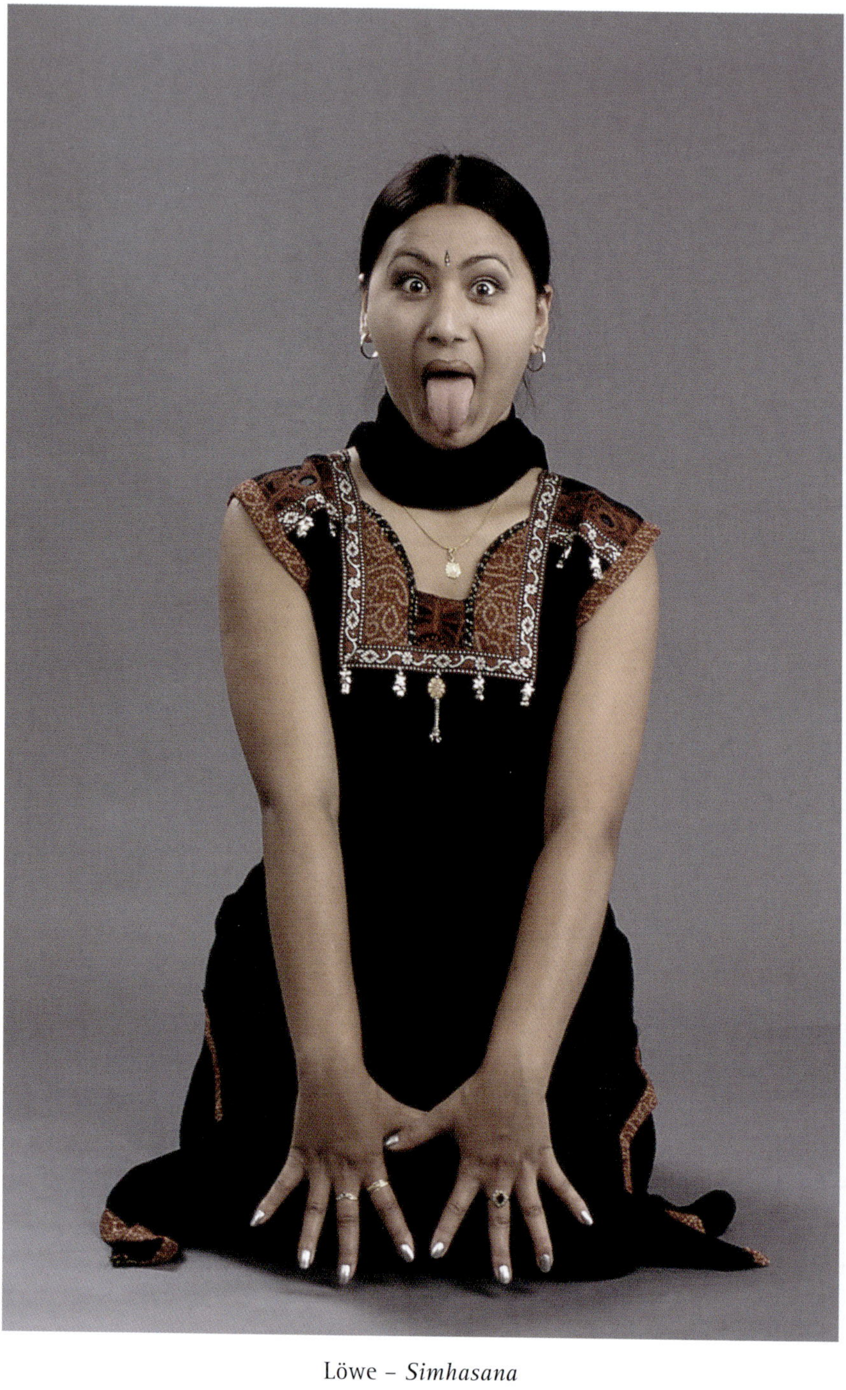

Löwe – *Simhasana*

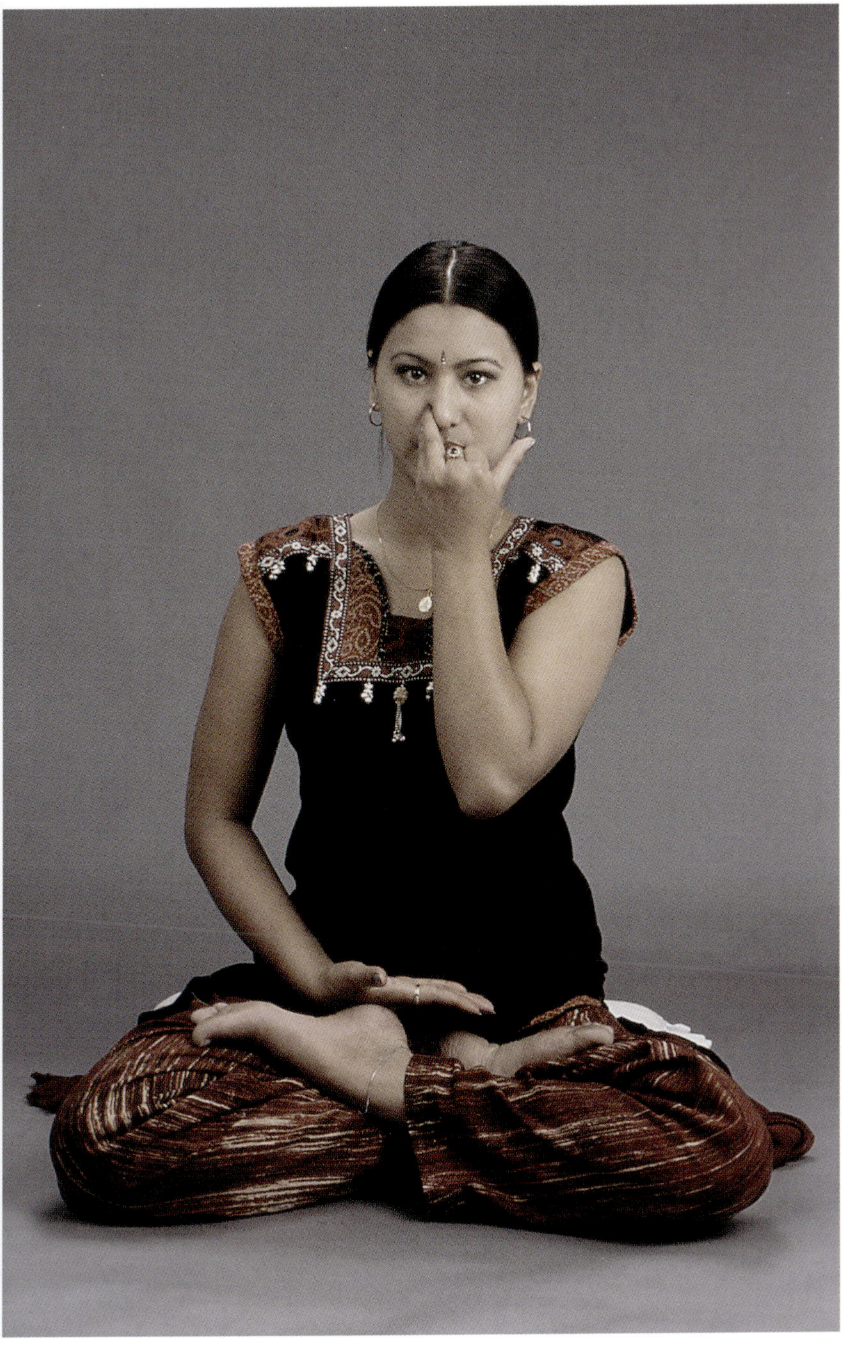

Wechselatmung – *Nadi Shodana*

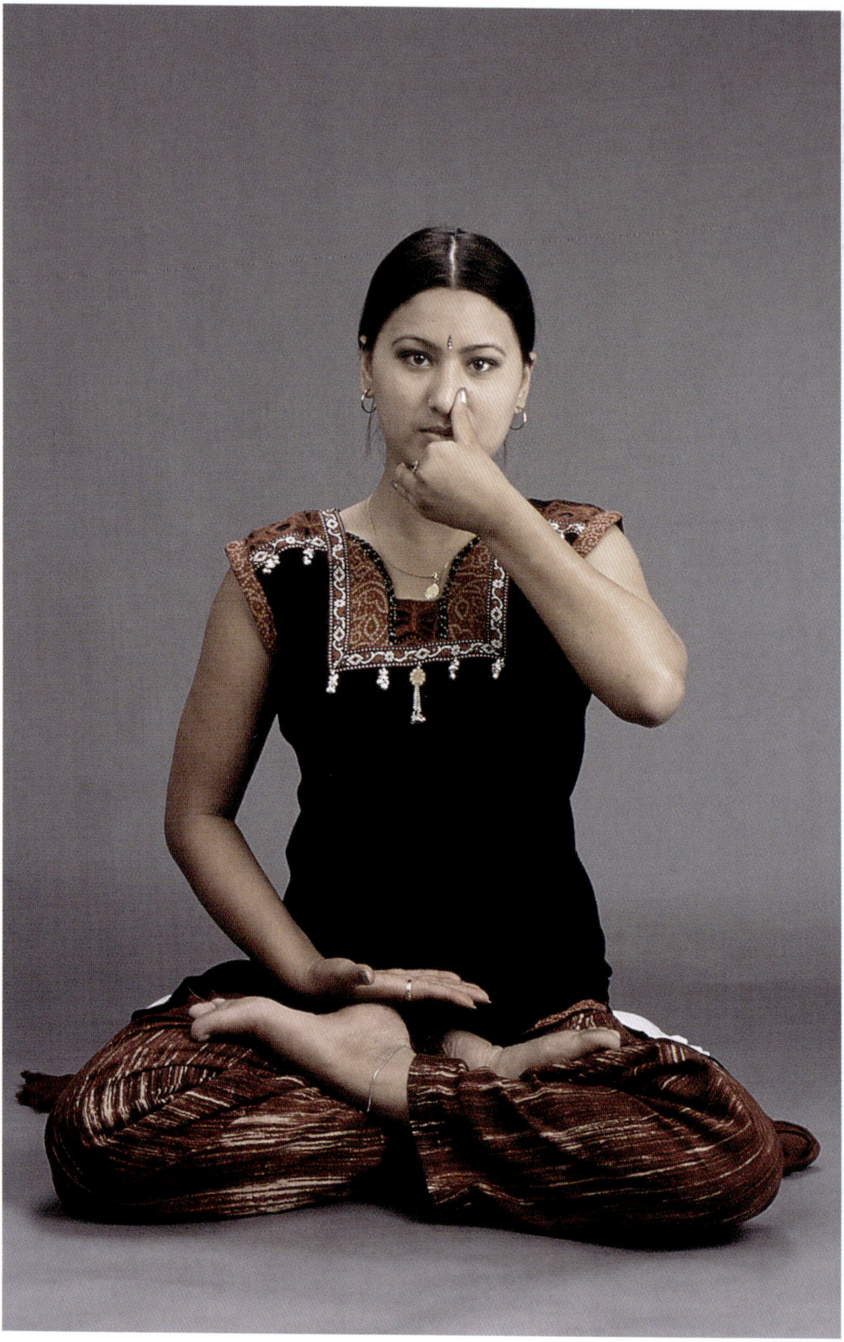

Wechselatmung – *Nadi Shodana*

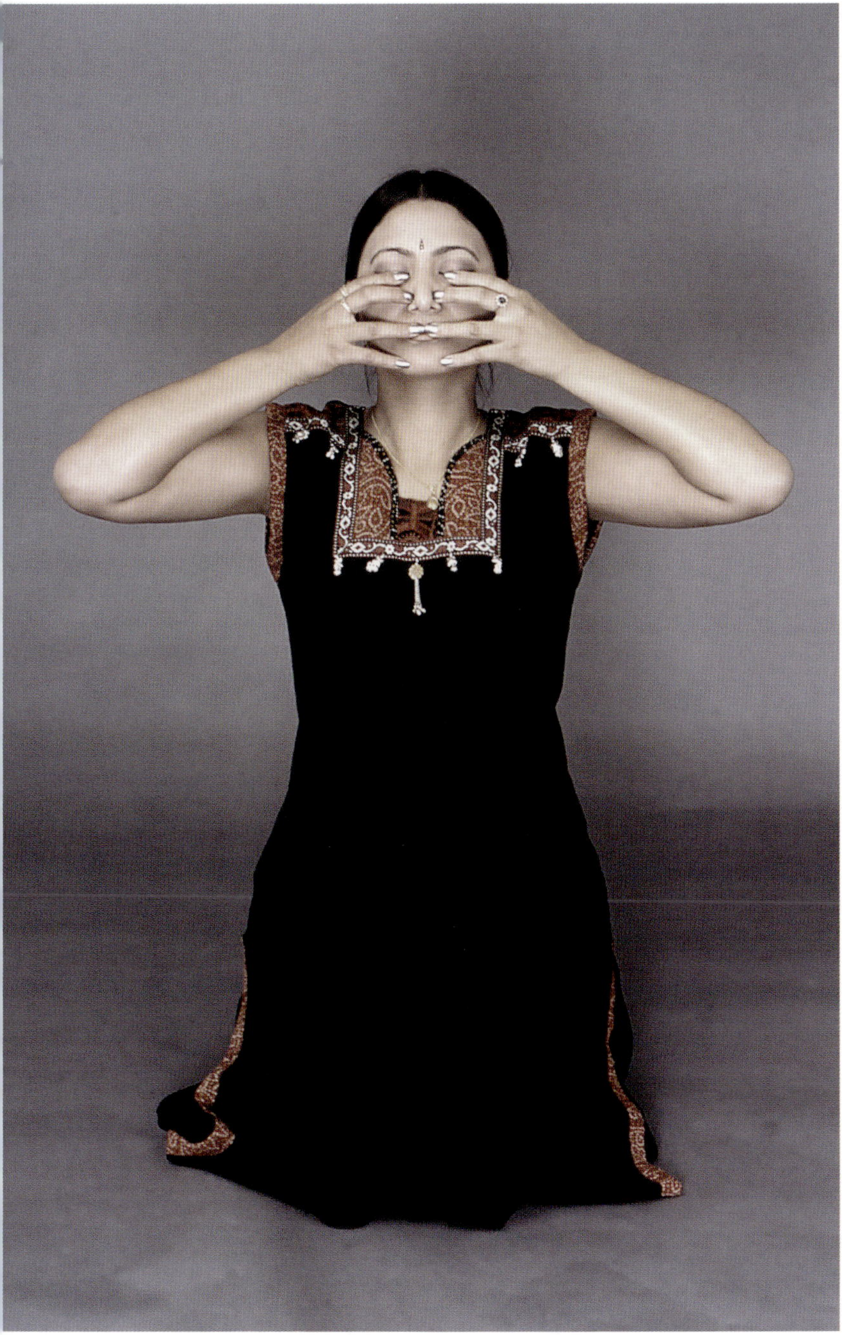

Die Hummel – *Brahma Gunjar*

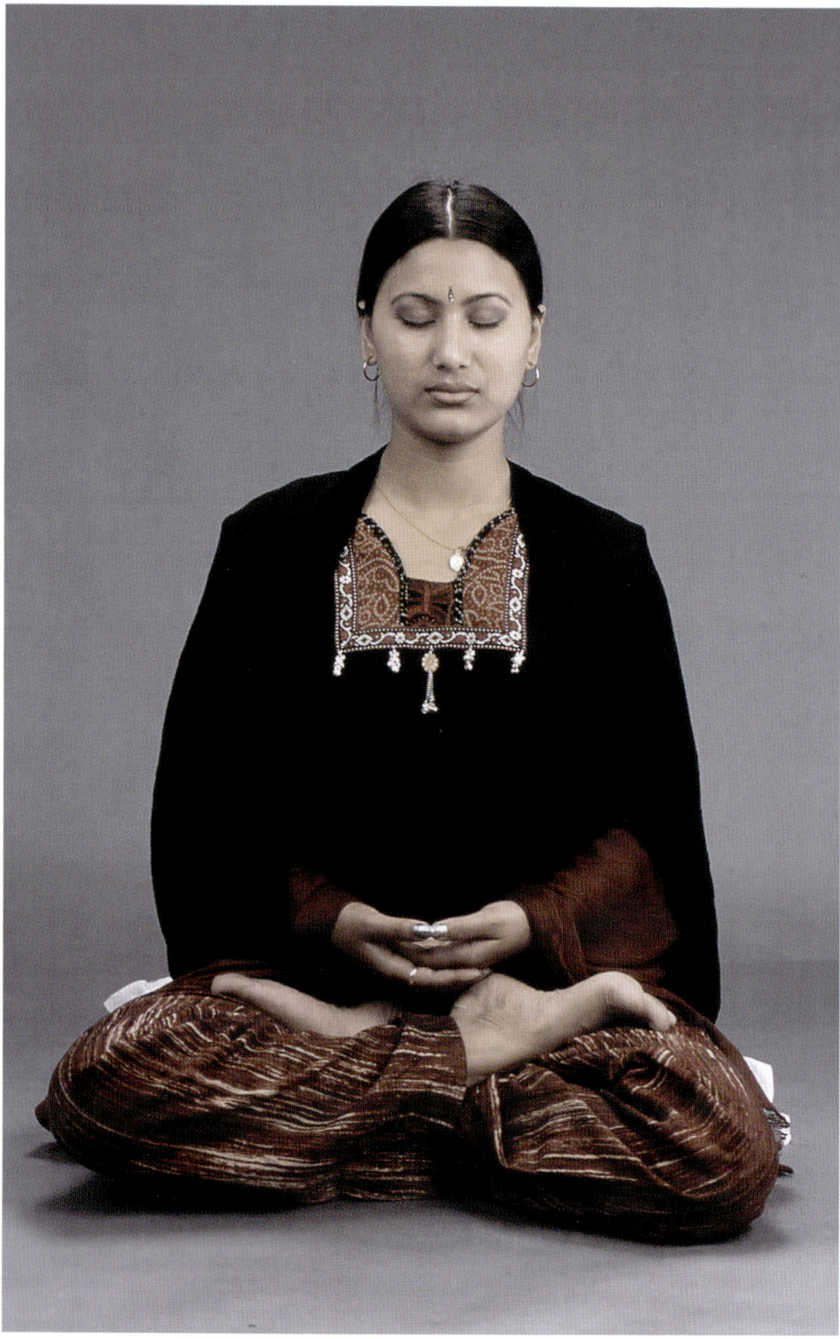

Meditation / Lotussitz – *Padmasana*

Therapeutische Wirkungen
Diese Übung stärkt Hals und Nacken und kräftigt die Muskeln entlang der Wirbelsäule. Sie hält die Wirbelsäule gesund und beweglich und kräftigt insbesondere Lendenwirbel und Achillessehne. Sie beugt Deformationen der Wirbelsäule wie Skoliose und Kyphose vor, sollte jedoch bei Lordose nicht oder nur unter ärztlicher Kontrolle ausgeführt werden. Sie regt die Durchblutung an, stimuliert Herz, Nieren, Magen und Darm und kräftigt Brustkorb, Brustmuskulatur und Lungen.

Gegenanzeigen
Diese Übung sollte nicht bei akuten Ischiasbeschwerden und Lordose, bei Fieber oder Erschöpfungszuständen ausgeführt werden.

12. Die Gas lösende Stellung – Pavanmuktasana

Pavan bedeutet »Wind«, »Luft«; *Mukta* ist die »Befreiung«. *Pavanmuktasana* ist also die »von Wind befreiende Stellung«. Auch diese Übung gliedert sich – wieder einmal – in zwei Stufen: *Eka Pada Asana*, die Gas lösende Stellung mit einem *(eka)* Fuß *(Pada)*, und die Gas lösende Stellung mit beiden Beinen *(Apana Asana)*.

Stufe 1 (Eka Pada Asana)
- Legen Sie sich flach auf den Rücken, schließen Sie die Augen und entspannen Sie sich.
- Bringen Sie das gebeugte rechte Knie möglichst nahe zur Brust, und umfassen Sie es mit verschränkten Händen, das linke Bein bleibt gestreckt am Boden.
- Heben Sie ausatmend Kopf und Oberkörper, und berühren Sie das gebeugte Knie mit Nase oder Kinn.
- Kehren Sie einatmend in die Ausgangsposition zurück, und führen Sie die Übung mit dem linken Bein aus.
- Wiederholen Sie diese Übung nach jeder Seite hin zwei weitere Male im langsamen Rhythmus Ihrer Ausatmungen.

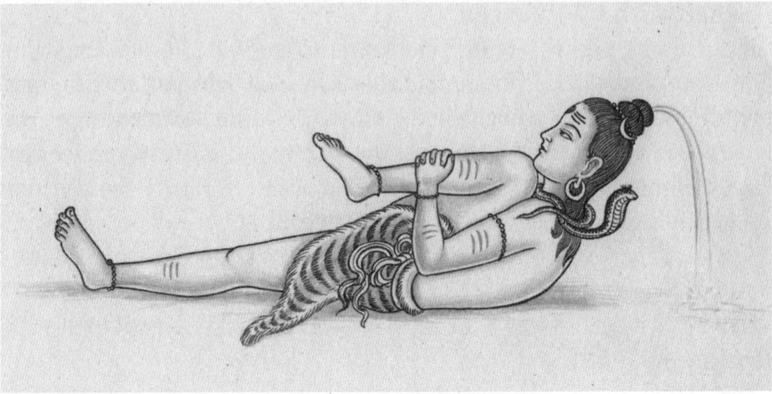

Abbildung 60 Die Gas lösende Stellung I (Eka Pada Asana) – Pavanmuktasana

Stufe 2 (Apana Asana)

- Legen Sie sich flach auf den Rücken, schließen Sie die Augen und entspannen Sie sich.
- Bringen Sie nun beide gebeugte Knie möglichst eng zur Brust, und umfassen Sie sie mit den verschränkten Händen.
- Richten Sie sich ausatmend auf, bis das Kinn (oder die Nase) die Knie berühren.
- Schaukeln Sie nun – mit normaler Atmung – sanft vor und zurück.
- Kehren Sie einatmend in die Ausgangsstellung zurück.

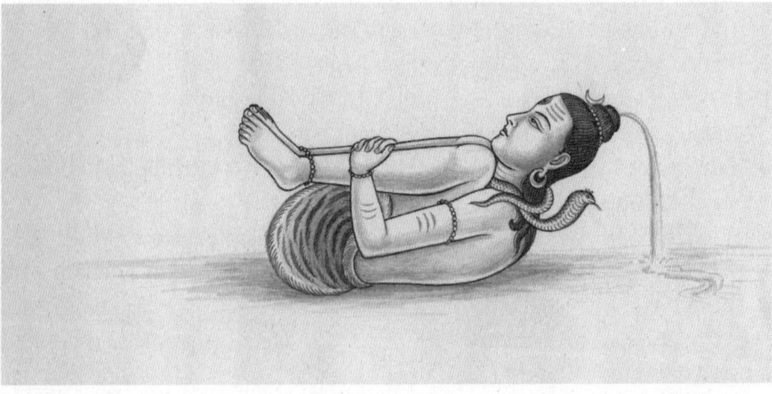

Abbildung 61 Die Gas lösende Stellung II (Apana Asana) – Pavanmuktasana

Therapeutische Wirkungen
Diese Übung befreit – wie schon der Name sagt – von einem Zuviel an »Wind« oder Verdauungsgasen *(Vatta)*. Die Variante mit beiden Beinen treibt darüber hinaus die nach unten strömende Lebensenergie *(Apana)* nach oben zur Vereinigung mit *Prana* und stärkt den unteren Rücken. *Pavanmuktasana* massiert sanft das gesamte Verdauungssystem, stimuliert die Nierenfunktion und wirkt harntreibend und verdauungsfördernd. Diese Übung regt die Darmtätigkeit an, beseitigt Verstopfung und erleichtert den Stuhlgang. Sie beugt Nierengrieß und Nierensteinen vor bzw. trägt zu deren Beseitigung bei. Sie stimuliert und reguliert die Funktion der Eierstöcke, regt die Durchblutung an und lindert Menstruationsschmerzen. Sie massiert sanft das Herz und regt dadurch die Herztätigkeit an. Durch die sanfte Massage der Rückenwirbel, Muskeln und Bänder bei der zweiten Stufe *(Apana Asana)* erhöht diese Übung die Flexibilität der Wirbelsäule.

Gegenanzeigen
Pavanmuktasana mit beiden Beinen *(Apana Asana)* darf nicht bei Kyphose (sog. »Buckel«) ausgeführt werden.

13. Der Schulterstand – Sarvangasana

Sarva bedeutet »alle«, *Anga* sind die »Glieder«; *Sarvangasana* ist also die »Stellung aller Glieder« oder »die Stellung, die alle Glieder unterstützt«. Sie gehört zu den so genannten »Umkehrhaltungen« und sollte in keinem Übungsprogramm fehlen. Sie gilt als die »Mutter aller Asanas«, als »Königin des Yoga«, als Allheilmittel gegen nahezu alle Alltagskrankheiten.

- Legen Sie sich mit geschlossenen Beinen auf den Rücken, die Arme seitlich am Körper, die Handflächen nach unten. Schließen Sie die Augen, und entspannen Sie sich.
- Heben Sie einatmend mit Hilfe der Arme Beine und Rücken vom Boden.
- Verwenden Sie Arme und Ellbogen als Stütze für eine sichere und aufrechte Haltung. Rumpf und Beine bilden eine möglichst gerade Linie aufwärts und bilden einen rechten Winkel mit dem Na-

cken, das Brustbein wird fest gegen das Kinn gepresst *(Jalandhara Bandha)*.

- Verharren Sie in dieser Haltung vollkommen entspannt mit normaler Atmung, solange Ihnen dies ohne Anstrengung möglich ist.
- Beugen Sie zum Beenden der Stellung die Beine in der Hüfte leicht nach hinten, rollen Sie den Körper sanft ab, lösen Sie dic Hände und kehren Sie ausatmend in die Ausgangsstellung zurück.

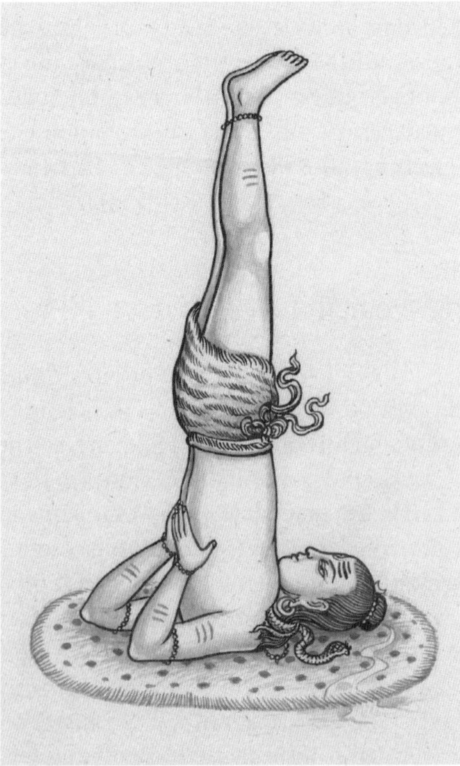

Abbildung 62 Der Schulterstand – Sarvangasana

Therapeutische Wirkungen

Der Schulterstand wirkt belebend und harmonisiert den gesamten Körper. Kopfschmerzen verschwinden, Bauchorgane und Gedärme entspannen sich, der Körper wird von Giften befreit. Gehirn,

Schilddrüse und Nebenschilddrüsen werden besser durchblutet, ihre Funktion angeregt. Diese Übung lindert Krampfadern in den Beinen, Blasenerkrankungen und Gebärmutterverlagerungen, Menstruationsbeschwerden, Hämorrhoiden und Bruchleiden, mangelnde Vitalität und Anämie. Sie hilft bei Herzrasen, chronischer Bronchitis und Asthma, Angina und Rachenentzündungen, Verstopfung, schmerzhafter Regelblutung. Sie kräftigt die Schultermuskulatur, Herz, Lungen und Brustkorb und gilt als äußerst blutreinigend.

Gegenanzeigen

Der Schulterstand darf – ohne ärztliche Aufsicht – bei Schwächen im Halsbereich, Halswirbelarthrose, Hypertonie und Arteriosklerose, Herzinsuffizienz, Neigung zu Schwindel- und Schwächeanfällen, chronischen Augenerkrankungen wie Glaukom und Netzhautschädigungen sowie Neigung zu Nasenbluten und »blauen Flecken« nicht ausgeübt werden.

14. Die Totenstellung – Shavasana (Mritasana)

Shava oder *Mrita* bedeutet »Leichnam«, und ruhig und bewegungslos liegt unser Körper in dieser Haltung wie ein Leichnam. Die Totenstellung ist die Entspannungshaltung schlechthin. Hier signalisiert sie das Ende des zweiten Abschnitts des Übungszyklus, der »einundzwanzig Schritte zur Glückseligkeit«, der Übungen aus und in der Rückenlage. Sie können diese Entspannungshaltung selbstverständlich jederzeit ausführen – innerhalb und außerhalb Ihres Übungsprogramms –, wann immer Sie der Entspannung bedürfen.

Sie ist scheinbar die einfachste aller Übungen und gilt doch vielen als die wichtigste Yogastellung überhaupt, wichtiger noch als Schulterstand oder Lotus, als eigentlicher Schlüssel zu allem Yoga. Sie kann von jedermann ohne jegliche Vorübung ausgeführt werden – und gelingt doch so manchem zu Anfang nicht; denn gerade die bewusste Entspannung fällt heutzutage ja vielen schwer.

Bewusst zu entspannen bedeutet, bewusst loszulassen. Was immer zuvor angespannt war, ob Körper, Seele oder Geist, muss nun bewusst losgelassen werden, jedes einzelne Glied.

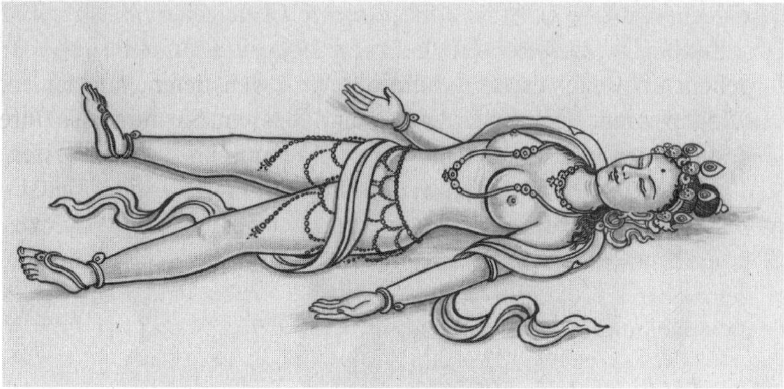

Abbildung 63 Die Totenstellung – Shavasana

- Legen Sie sich auf den Rücken, die Fersen einander zugekehrt, die Zehen zeigen auseinander. Die Arme ruhen leicht gespreizt völlig entspannt neben dem Körper, die Handflächen zeigen nach oben. Schließen Sie die Augen, und entspannen Sie sich.
- Wenden Sie sich zunächst – von unten nach oben – dem äußeren Körper zu. Richten Sie Ihre ganze Achtsamkeit auf jedes einzelne Glied. Spannen Sie das jeweilige Glied zunächst an, um es dann vollkommen loszulassen: Zehen, Fußsohlen, Fersen, Knöchel, Waden, Knie, Schenkel, Gesäß, Unterleib, Bauch, Brust, Rücken, Schultern, Oberarme, Ellbogen, Unterarme, Handgelenke, Handflächen, Handrücken, Daumen, Finger, Kehle, Nacken, Kinn, Mund, Nase, Wangen, Ohren, Augen, Stirn und Kopfhaut, bis der gesamte äußere Körper entspannt ist, von den Zehenspitzen bis zum Scheitel.
- Entspannen Sie nun in derselben Art Ihre inneren Organe, richten Sie Ihre volle Achtsamkeit auf jedes von ihnen, eins nach dem anderen, von unten nach oben: die Unterleibsorgane, Gedärme, Bauchspeicheldrüse, Magen, Galle, Leber, Nieren, Lunge, Herz, Schilddrüse, Kehlkopf, Gehirn, bis Ihr ganzer Körper – innerlich und äußerlich – völlig entspannt ist.
- Entspannen Sie nun Seele und Geist. Ziehen Sie Ihre Sinne zurück, und konzentrieren Sie sich auf Ihren Atem. Dies ist der beste Weg, Körper und Geist zu entspannen. Es besteht – wie jedermann unschwer nachvollziehen kann – eine äußerst enge Beziehung

zwischen unserem Atem und korrelierenden geistigen und/oder seelischen Zuständen. Wer kennt ihn nicht, den kurzen, stoßweise gehenden Atem des Zorns und der Wut; den tiefen, langsamen, ruhigen Atem völliger Entspannung? Richten Sie nun also Ihre gesamte Aufmerksamkeit auf den Atem, ohne ihn zu beeinflussen, auf sein Kommen und Gehen, ohne Anstrengung, ohne Absicht. Gedanken, die auftauchen, werden nicht verdrängt; Sie schenken ihnen aber auch keinerlei Beachtung, bis sie von selbst verschwinden wie ungebetene Gäste, bis Sie vollkommen entspannt sind – äußerer und innerer Körper, Seele und Geist.

Jede Yogarunde sollte mit einer mindestens fünfminütigen Entspannung in *Shavasana* beginnen und enden.

Therapeutische Wirkungen

Diese Übung entspannt das gesamte psychisch-physische System und kräftigt und erfrischt Körper und Geist. Sie fördert das Konzentrationsvermögen und ist gut gegen Bluthochdruck. In der *Hatha-Yoga Pradipika* heißt es zu dieser Übung:

»Shavasana vertreibt die Müdigkeit und beruhigt den Geist.«

Hatha-Yoga Pradipika I/32

15. Das Siegel des Yoga – Yoga Mudra

Mudra bedeutet – wie bereits erwähnt – ein Siegel, das dem Übenden seinen ureigenen Stempel einprägt. *Yoga Mudra* ist also die psychische Vereinigung, das Siegel des Yoga. Diese Übung wird manchmal auch als *Khargoshasana* (Hase) bezeichnet. Es gibt zwei Ausgangspositionen für diese Übung: Diamantsitz *(Vajrasana)* und Lotus *(Padmasana)*.

- Setzen Sie sich in die von Ihnen als angenehmer empfundene Haltung, schließen Sie die Augen und entspannen Sie sich.
- Ballen Sie die linke Hand hinter dem Rücken zur Faust, und umfassen Sie das linke Handgelenk mit der rechten Hand.

- Beugen Sie den Oberkörper ausatmend nach vorn, bis die Stirn den Boden berührt. Haben Sie den Lotussitz als Ausgangsposition gewählt, kann es unter Umständen einige Zeit dauern, bis Sie mit der Stirn den Boden erreichen. Erzwingen Sie nichts! Beugen Sie sich nur so weit nach vorn, wie Ihnen dies ohne Anstrengung möglich ist!
- Kehren Sie einatmend in die Ausgangsposition zurück.
- Wechseln Sie die Stellung der Hände hinter dem Rücken – nun umfasst die linke Hand das Gelenk der geballten rechten –, und führen Sie diese Übung, ausatmend, erneut aus.
- Kehren Sie einatmend in die Ausgangsstellung zurück, wechseln Sie erneut die Stellung der Hände und führen Sie die Übung ein drittes Mal aus.

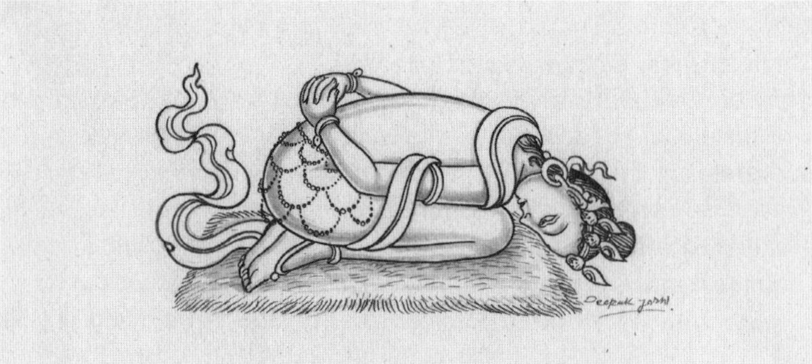

Abbildung 64 Das Siegel des Yoga – Yoga Mudra

Eine Variante, bei der die Hände (mit den Handflächen nach unten) möglichst weit vor dem Kopf auf dem Boden platziert werden, ist *Shashankasana*, die Verneigung. Bei einer weiteren Variante – *Shakti Bandha* – werden die hinter dem Rücken nach oben gestreckten Arme aus den Schultern heraus abwechselnd möglichst weit nach rechts, dann nach links geschwenkt.

Therapeutische Wirkungen

Yoga Mudra intensiviert die Darmtätigkeit, verstärkt die Verdauung, beseitigt Verstopfung, kräftigt Unterleib und Wirbelsäule. Durch die Vorwärtsbeuge senkt sich das Zwerchfell, sie drängt die Eingeweide nach unten und massiert und stimuliert dadurch alle Organe des Bauchraumes. Durch die Krümmung des Rückens wird die Flexibilität der Wirbelsäule erhöht. Sie hilft bei Gelenkproblemen wie Osteoarthritis, rheumatischer Arthritis und reguliert die Funktion der Schilddrüse. *Yoga Mudra* gilt darüber hinaus als ausgezeichnetes Mittel zur Erweckung der *Kundalini*.

Gegenanzeigen
Diese Übung sollte bei Meniskusschäden nicht ohne ärztliche Kontrolle ausgeführt werden.

16. Der Löwe – Simhasana

Simha bedeutet »Löwe«, und diese Übung ahmt einen zum Sprung bereiten Löwen nach. Nach Meinung einiger Yogis ist diese Übung Narasimha gewidmet, einer Inkarnation Vishnus, die den übermächtigen, scheinbar unbesiegbaren Dämon Hiranyakashipu besiegte. Diese Übung kann aus dem Lotussitz *(Padmasana)*, der sanften Stellung *(Bhadrasana)* oder dem Diamantsitz *(Vajrasana)* ausgeführt werden.

> *»Diese Löwenstellung wird von den besten der Yogis heilig gehalten. Diese vorzügliche Haltung bewirkt die Meisterung der drei Verschlüsse (Bandhas).«*
>
> Hatha-Yoga Pradipika I/54

Vor der eigentlichen Löwenstellung wird in unserer Übungsfolge der einundzwanzig Schritte eine zweite kurze Akupressurmassage eingefügt. Setzen Sie sich hierzu in die von Ihnen gewählte Ausgangsstellung, und massieren Sie Gesicht und Schädel mit sanftem Drücken und Lösen der ausgebreiteten Handflächen. Beginnen Sie am Kinn, führen Sie die Hände langsam höher bis zur Schädeldecke, dann an Nacken und Hals zurück bis zur Schulter. Massieren Sie nun die Ohren. Pressen Sie hierzu die Handflächen fest an die Ohren, und führen Sie mit den Händen kreisförmige Bewegungen aus, zunächst vorwärts, dann rückwärts, bis die Ohren erhitzt sind. Nun beginnt die eigentliche Löwenstellung.

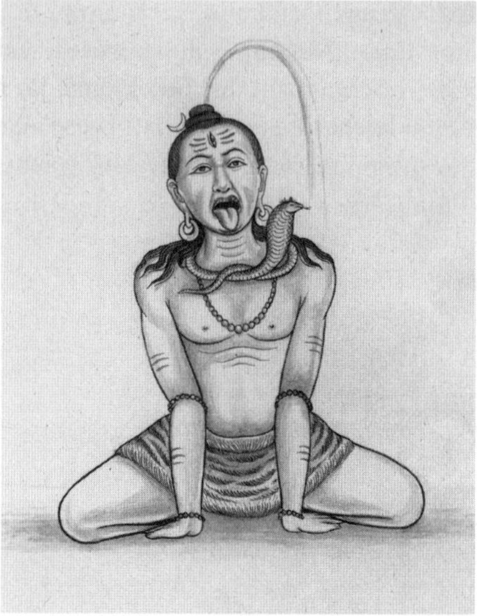

Abbildung 65 Der Löwe – Simhasana

- Schließen Sie die Augen, und entspannen Sie sich.
- Schnellen Sie ruckartig ausatmend mit dem Oberkörper nach vorn wie ein zum Sprung ansetzender Löwe. Die Ausatmung erfolgt mit einem laut und deutlich hörbaren Aaah wie bei einem brüllenden Löwen. Strecken Sie gleichzeitig die Zunge heraus, möglichst weit dem Kinn zu. Reißen Sie die Augen weit auf, und starren Sie auf die Stelle zwischen den Augenbrauen. Spreizen Sie die Finger vor den Knien (bei *Bhadrasana* die rückwärts gewandten Finger zwischen den Knien). Der ganze Körper ist nun vollkommen angespannt.
- Kehren Sie einatmend in die Ausgangsposition (Diamantsitz, sanfte Stellung oder Lotussitz) zurück.
- Schöpfen Sie – falls notwendig – etwas Atem. Wiederholen Sie diese Übung zwei weitere Male.

Therapeutische Wirkungen

Diese Übung ist heilsam bei allen Hals-, Nasen-, Ohren- und Augenerkrankungen, da sie Spannungen und »Knoten« *(Granthis)* in diesen Bereichen löst. Sie ist heilsam bei Stottern und hilft bei der

Entwicklung einer kräftigen und wohlklingenden Stimme. Sie beseitigt Mundgeruch, reinigt die Zunge, stimuliert die Leber, kontrolliert den Gallenfluss, heilt Schmerzen des Steißbeins, ja, renkt dieses sogar ein, wenn es sich leicht verschoben hat. Diese *Asana* hilft bei der Meisterung der drei Verschlüsse *(Bandhas)*, sie versorgt Kopf, Augen, Kehle und das Verdauungssystem mit frischer Energie, dämpft *Kapha* und *Vata* und stärkt *Agni* auf allen Ebenen. Sie kräftigt die Gesichtsmuskulatur und ist daher gut gegen Falten und reguliert die Aktivität der Schilddrüse und der Nebenschilddrüsen.

Gegenanzeigen
Der Diamantsitz sollte nur unter kompetenter Anleitung und ärztlicher Betreuung oder überhaupt nicht ausgeführt werden, wenn eine krankhafte Kniegelenkschwäche oder eine Schädigung des Meniskus vorliegt.

Der Löwe ist die letzte *Asana* in dieser Übungsreihe; was nun folgt, sind Atemübungen und die Hinwendung zur Meditation.

17. Der scheinende Schädel – Kapala Bhati

»Wer diese Übung ausführt, den sucht das Alter niemals heim und der Zerfall entstellt ihn nie. Der Körper wird gesund und elastisch, und Störungen des Kapha-Dosha werden beseitigt.«

Gheranda Samhita I/60

Diese Übung gehört sowohl zu den zuvor beschriebenen Reinigungsübungen *(Kriyas)* als auch zu den Atemübungen *(Pranayamas)*. Wir wollen uns deshalb an dieser Stelle zunächst einmal etwas ausführlicher mit der praktischen Lehre des *Pranayama*, der Beherrschung der Lebenskraft, befassen.

Pranayama (Beherrschung der Lebenskraft)

> *»Pranayama ist das Verbindungsglied zwischen Körper und Seele des Menschen und die Nabe im Rad des Yoga. Es ist ein Königsweg zu Wohlergehen, Freiheit und Glück.«*
>
> B. K. S. Iyengar

Atem ist Leben! Und wie wenig achten wir im Alltag auf dieses höchste Gut! Wenn der Atem erlischt, erlischt das Leben. Der Atem ist unser engster Freund, und wie wenig danken wir ihm diese Freundschaft, solange alles funktioniert! Doch Yoga und Ayurveda messen ihm – wie wir gesehen haben – die Bedeutung bei, die ihm zukommt. *Pranayama* harmonisiert die fünf *Pranas* und führt zur Vereinigung von aufwärts und abwärts strebender Lebensenergie *(Prana* und *Apana). Pranayama* kräftigt die Lungen und beseitigt Schlacken, fördert die Durchblutung und »durchlüftet« die inneren Organe. Es hilft gegen Depressionen, Stress und Verspannungen und macht den Geist ruhig und klar. Durch *Pranayama* entwickeln sich zielstrebiges Denken, Willenskraft und Urteilsvermögen.

> *»Lass den Yogin zu einem schönen, ruhigen Platz oder in eine Klause gehen und den Lotussitz einnehmen. Dort, auf einem Sitz aus (Kas-)Gras, sollte er damit beginnen, den Atem zu zügeln. Diese Übungen sollten vier Mal täglich praktiziert werden: erstens früh am Morgen bei Sonnenaufgang, zweitens um die Mittagszeit, drittens bei Sonnenuntergang und viertens um Mitternacht.«*
>
> Shiva Samhita III/20; 25

Selbstverständlich reicht für die ayurvedische Disziplin des Yoga auch hier ein einmaliges Üben des *Pranayama* täglich aus, um Körper und Geist zu reinigen und zu entwickeln; doch wenn Sie genügend Zeit aufbringen können, hindert Sie natürlich nichts daran, außerhalb Ihrer regulären Yogarunde noch die eine oder andere Atemübung einzubauen.

> *»Vier Dinge sind notwendig, um Pranayama ausführen zu können: erstens ein geeigneter Platz, zweitens die geeignete Zeit, drittens eine maßvolle Ernährung und schließlich eine Reinigung der Nadis.«*
>
> Gheranda Samhita V/2

Der Reinigung der *Nadis* kommt hier natürlich eine besondere Bedeutung zu. Alle Schlacken und Ablagerungen, Knoten und Verstopfungen hindern den natürlichen Energiefluss. Selbstverständlich ist ein Nebeneffekt sämtlicher *Asanas* eben auch eine Reinigung dieser subtilen Energiekanäle. Auch Massagen dienen – unter anderem – diesem Zweck. Darüber hinaus kennen aber Ayurveda und Yoga auch ganz gezielte Übungen zur Reinigung des grobstofflichen Körpers und der *Nadis*. Vor allem wenn also Probleme in diesem Bereich vorliegen, sollten diese Techniken – *Kriyas* – angewendet werden, um einen optimalen Erfolg zu gewährleisten.

> *»Bahya abhyantara shtamba vrttir desha kala samkhyabhih paridrshtho dirgha sukshmah.«*
> *»Sie (die Zügelung des Atems) besteht aus den Vorgängen des Ausatmens, Einatmens und Anhaltens und ist lang oder subtil, wenn Ort, Dauer und Zählung beachtet werden.«*
>
> Yoga-Sutras II/50

Setzen Sie sich, um *Pranayama* zu üben, in eine Meditationshaltung Ihrer Wahl. Insbesondere Lotussitz *(Padmasana)*, vollkommene Stellung *(Siddhasana)* oder Diamantsitz *(Vajrasana)* sind hierfür geeignet. Selbstverständlich können Sie – vor allem zu Beginn, wenn Ihr Körper diese »fremdartigen« Sitzhaltungen noch nicht gewöhnt ist – auch in der leichten Stellung *(Sukkhasana)* Ihre Atemübungen durchführen. Sollte Ihnen auch diese Sitzhaltung nicht möglich sein, setzen Sie sich auf einen Stuhl. Allerdings sollten Sie sich auch dann nicht anlehnen, die Sitzhaltung sollte aufrecht und gerade sein. Traditionell ist der Blick nach Osten oder Norden gerichtet. Üben Sie *Pranayama* im Anschluss an Ihre *Asanas* in einem gut gelüfteten, zugfreien Raum oder im Freien. Schließen Sie die Augen, und richten Sie Ihre Achtsamkeit einzig und allein auf den Atem.

> *»Brahma ist die Einatmung, Vishnu das Anhalten, Rudra (Shiva) die Ausatmung.«*
>
> Dhyanabindu Upanishad

Wir sehen, auch die indische Göttertrias des Schöpfers *(Brahma)*, Erhalters *(Vishnu)* und Zerstörers *(Shiva)* wird zur Erläuterung der Atmung herangezogen.

Wir unterscheiden bei den verschiedenen Phasen der Atmung:

- Einatmung *(Puraka)*
- Ausatmung *(Rechaka)*
- Anhalten des Atems *(Kumbhaka)*

Wird der Atem nach der Einatmung angehalten, bezeichnet man dies als *Antara Kumbhaka*, wird er in ausgeatmetem Zustand angehalten, als *Bahya Kumbhaka.*

> *»Am Ende der Einatmung (Puraka) sollte der Kinnverschluss (Jalandhara Bandha), zu Beginn der Ausatmung (Rechaka) und am Ende des Anhaltens des Atems (Kumbhaka) der Bauchverschluss (Uddiyana Bandha) ausgeführt werden.*
>
> Hatha-Yoga Pradipika II/45

Außerdem unterscheiden wir grundsätzlich drei Arten der Atmung:

- Bauchatmung
- Brustkorbatmung
- Schlüsselbeinatmung

Die vollständige Yogaatmung verbindet diese drei Atmungsarten zu einem harmonischen Ganzen, einer einzigen gleichförmig fließenden Bewegung.

Die Einübung der vollständigen Yogaatmung

- Entspannen Sie sich in *Shavasana.*
- Entleeren Sie die Lunge möglichst gründlich.
- Lassen Sie nun – unhörbar, langsam – Luft in die Lunge strömen, bis sich der Bauch nach außen wölbt und die Lungenbasis gefüllt ist (Bauchatmung).
- Dehnen Sie Rippen und Brustkorb (Brustkorbatmung).
- Heben Sie nun die eingeatmete Luft in die Schlüsselbeinregion an (Schlüsselbeinatmung).
- Atmen Sie möglichst vollständig aus. Kontrahieren Sie am Ende der Ausatmung die Bauchmuskulatur, sodass auch der letzte Rest verbrauchter Luft ausgestoßen wird.

Führen Sie diese Übung (auch außerhalb Ihrer Yogarunde) mindestens fünf Minuten lang aus. Konzentrieren Sie sich während des gesamten Atemvorgangs ausschließlich auf die Atmung, ihr sanftes, fließendes Kommen und Gehen.
Bei *Kapala Bhati*, dem scheinenden Schädel, werden willentliche Ausatmung und spontane Einatmung kombiniert. Die Übung besteht aus zwanzig bis 120 stoßweise durchgeführten Ausatmungen mit Hilfe der Bauchmuskulatur (Zwerchfell) mit passiver Einatmung. Das Verhältnis der Dauer von Ausatmung zu Einatmung beträgt etwa 1 : 4. Die Atmung erfolgt durch die Nase.

- Setzen Sie sich in eine Ihnen bequeme Meditationshaltung (Diamantsitz, Lotussitz etc.) oder aufrecht auf einen Stuhl, ohne sich anzulehnen.
- Schließen Sie die Augen, und entspannen Sie sich.
- Führen Sie nun zwanzig bis dreißig schnelle Ausatmungen durch (steigern Sie die Anzahl der Atemstöße im Laufe der Zeit auf 100 bis 120), indem Sie die Bauchmuskeln kontrahieren, in ausgeatmetem Zustand einen Augenblick verharren *(Bahya Kumbhaka)* und anschließend die Luft in die Lunge strömen lassen.
- Atmen Sie danach vollständig aus, und führen Sie die drei Verschlüsse *(Bandhas)* durch, zuerst *Jalandhara Bandha*, dann *Uddiyana Bandha*, schließlich *Mula Bandha*. Konzentrieren Sie Ihre Achtsamkeit auf das »Dritte Auge«, das Stirn-*Chakra* zwischen den Augenbrauen. Spüren Sie die alles durchdringende Ruhe, den tiefen Frieden in sich.
- Lösen Sie die Verschlüsse in umgekehrter Reihenfolge, zuerst *Mula Bandha*, dann *Uddiyana Bandha*, zuletzt *Jalandhara Bandha*, atmen Sie ruhig und tief mit einem leichten »Seufzen« wie bei *Ujjayi* ein, und entspannen Sie sich.
- Wiederholen Sie eine solche Runde drei- bis fünfmal.

Therapeutische Wirkungen

Diese Übung regt Leber, Milz und Bauchspeicheldrüse an und verbessert die Verdauung. Sie massiert sanft den Herzmuskel, wirkt gehirnreinigend, erhöht die Klarheit des Geistes (daher der Name), lindert den Blutandrang in den Augen, strafft die Gesichtshaut, mildert Falten und bringt das Gesicht zum Strahlen. Die Bauchmuskulatur wird gekräftigt, das gesamte Atmungs- und Kreislaufsystem gereinigt.

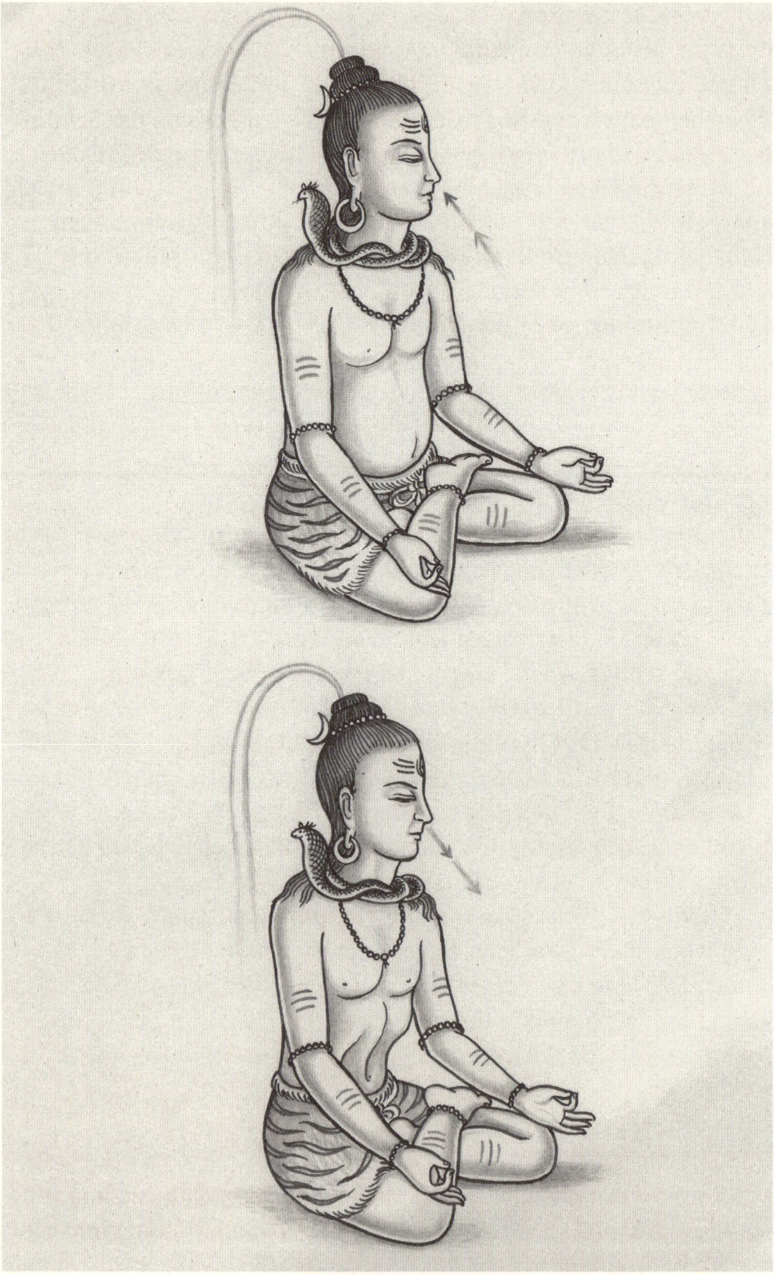

Abbildung 66 Der scheinende Schädel – Kapala Bhati, siehe auch Abbildung 23

Kapala Bhati erhöht die Sauerstoffzufuhr und die Durchblutung. Es revitalisiert Körper und Geist und gilt als ausgezeichnetes Mittel gegen Zerebralthrombosen.

Gegenanzeigen
Kapala Bhati sollte nicht bei akuter Schwäche oder Rekonvaleszenz angewendet werden, da diese Übung zu Beginn den Schwächezustand eventuell verstärken könnte. Auch bei Glaukomen und Netzhautablösungen sollte diese Übung höchstens unter ärztlicher Aufsicht durchgeführt werden. Dasselbe gilt für akuten Bluthochdruck, Kapillargefäßschwäche und Neigung zum Nasenbluten.

18. Langsame Wechselatmung – Nadi Shodana

Nadis heißen die Energiekanäle, die die unterschiedlichen Körper mit lebenswichtigem *Prana* versorgen, *shodana* bedeutet »säubern, reinigen«. Mit *Nadi Shodana* ist also eine Säuberung der Energiekanäle, eine Reinigung der *Nadis* gemeint. In der Praxis geschieht dies mit Hilfe einer »langsamen Wechselatmung«, wie die Übung in den Sprachen des Westens meist heißt.

- Nehmen Sie eine Ihnen angenehme Sitzhaltung ein, schließen Sie die Augen und entspannen Sie sich.
- Legen Sie die linke Hand in der *Chin Mudra* auf das linke Knie; der Daumen der rechten Hand liegt unmittelbar unterhalb des Nasenbeins am rechten Nasenflügel, Ringfinger und kleiner Finger auf derselben Höhe am linken Nasenflügel, Zeigefinger und Mittelfinger sind über die Handfläche gebeugt *(Vishnu Mudra)*.

Stufe 1
- Schließen Sie den rechten Nasenausgang mit dem Daumen; atmen Sie durch das linke Nasenloch fünfmal in langsamem, tiefem Rhythmus aus und ein.
- Lösen Sie den Druck des Daumens vom rechten Nasenflügel, und verschließen Sie die linke Seite der Nase mit Ringfinger und kleinem Finger. Atmen Sie fünfmal durch das rechte Nasenloch im gleichen Tempo aus und ein.

Dies ist eine Runde der ersten Stufe der langsamen Wechselatmung. Wiederholen Sie eine solche »Runde« bis zu fünfundzwanzig Mal. Wenn Sie diese Übung mehrere Tage oder Wochen regelmäßig praktiziert haben, bis sie völlig mühelos, entspannt und »wie von selbst« verläuft, wenden Sie sich der Stufe 2 der langsamen Wechselatmung zu.

Stufe 2

- Nehmen Sie eine Ihnen angenehme Meditationshaltung ein, schließen Sie die Augen und entspannen Sie sich.
- Schließen Sie den rechten Nasenflügel mit dem Daumen, und atmen Sie durch das linke Nasenloch langsam und tief aus, dann wieder ein.
- Verschließen Sie nach abgeschlossener Einatmung die linke Nasenseite unmittelbar unter dem Nasenrücken mit Ringfinger und kleinem Finger, öffnen Sie die rechte Nasenöffnung und atmen Sie durch das rechte Nasenloch aus, dann wieder ein.

Dies ist eine Runde der zweiten Stufe der langsamen Wechselatmung. Wiederholen Sie auch diese Übung bis zu fünfundzwanzig Mal. Haben Sie auch diese alternierende Wechselatmung über mehrere Tage oder Wochen hin »gemeistert«, wenden Sie sich der dritten Stufe dieser Atemtechnik zu.

Stufe 3

Wenn Sie die beiden vorangehenden Stufen mühelos »beherrschen«, ergänzen Sie diese Übung durch ein Anhalten des Atems nach der Einatmung *(Antara Kumbhaka)* und nach der Ausatmung *(Bahya Kumbhaka)*.

- Nehmen Sie eine Ihnen angenehme Meditationshaltung ein, schließen Sie die Augen und entspannen Sie sich.
- Atmen Sie durch das linke Nasenloch aus, während das rechte mit dem Daumen verschlossen wird.
- Halten Sie den Atem nach vollständiger Ausatmung an *(Bahya Kumhaka)*, und führen Sie in diesem ausgeatmeten Zustand *Jalandhara Bandha*, *Uddiyana Bhanda* und *Mula Bandha*, Kinnverschluss, Dammverschluss und Bauchverschluss, durch.
- Atmen Sie durch das linke Nasenloch ein. Schließen Sie nach er-

folgter Einatmung das linke Nasenloch mit Ringfinger und kleinem Finger, sodass nun beide Nasenlöcher verschlossen sind. Halten Sie den Atem in eingeatmetem Zustand *(Antara Kumbhaka)* an. Führen Sie in diesem eingeatmeten Zustand *Mula Bandha* aus.
- Lösen Sie den Druck des Daumens, und atmen Sie durch das rechte Nasenloch aus. Führen Sie erneut die drei Verschlüsse aus (zunächst *Jalandhara Bandha*, dann *Uddiyana Bandha*, zuletzt *Mula Bandha)*.
- Atmen Sie durch das rechte Nasenloch ein. Schließen Sie nach erfolgter Einatmung den rechten Nasenflügel mit dem Daumen, halten Sie erneut die Luft an *(Antara Kumbhaka)* und führen Sie den Dammverschluss *(Mula Bandha)* durch.

Dies ist eine Runde. Führen Sie fünfzehn vollständige Wechselatmungen durch. Die Atmungsfrequenz sollte 4 : 4 : 2 : 8 (Ausatmung : Anhalten : Einatmung : Anhalten) betragen:

- Ausatmung *(Rechaka)*: 4 (Zähler)
- Anhalten des Atems *(Bahya Kumbhaka)*: 4 (Zähler)
- Einatmung *(Puraka)*: 2 (Zähler)
- Anhalten des Atems *(Antara Kumbhaka)*: 8 (Zähler)

Diese vollständige Wechselatmung wird als *Anuloma-Viloma-Pranayama* bezeichnet. *Loma* bedeutet »Haar«, *anu* »zusammen, mit«, *vi* »gegen«. *Anuloma* bedeutet also wörtlich »mit dem Haar«, *viloma* »gegen das Haar«, womit die Ausführung dieser Atemtechnik beschrieben wird, nämlich teils mit, teils gegen den »Strich«, gegen die natürliche Abfolge der Atmung.

Therapeutische Wirkungen

Nadi Shodana beseitigt – wie schon der Name sagt – alle Blockaden im System der Energiekanäle (Nadis) und korrigiert eine fehlerhafte Atmung. Das Blut wird gereinigt und stärker mit Sauerstoff versorgt als bei normaler Atmung: Der gesamte Körper profitiert von dieser »Sauerstoffdusche«, bei der gleichzeitig Kohlendioxid entfernt wird. Man fühlt sich erfrischt, der Geist wird ruhig und klar, Hautunreinheiten verschwinden. *Nadi Shodana* erleichtert zudem die Verdauung und beseitigt zuverlässig nervös bedingte Verstopfung, Erkrankungen der Nase und des Atmungsapparats. Die Übung erhöht die

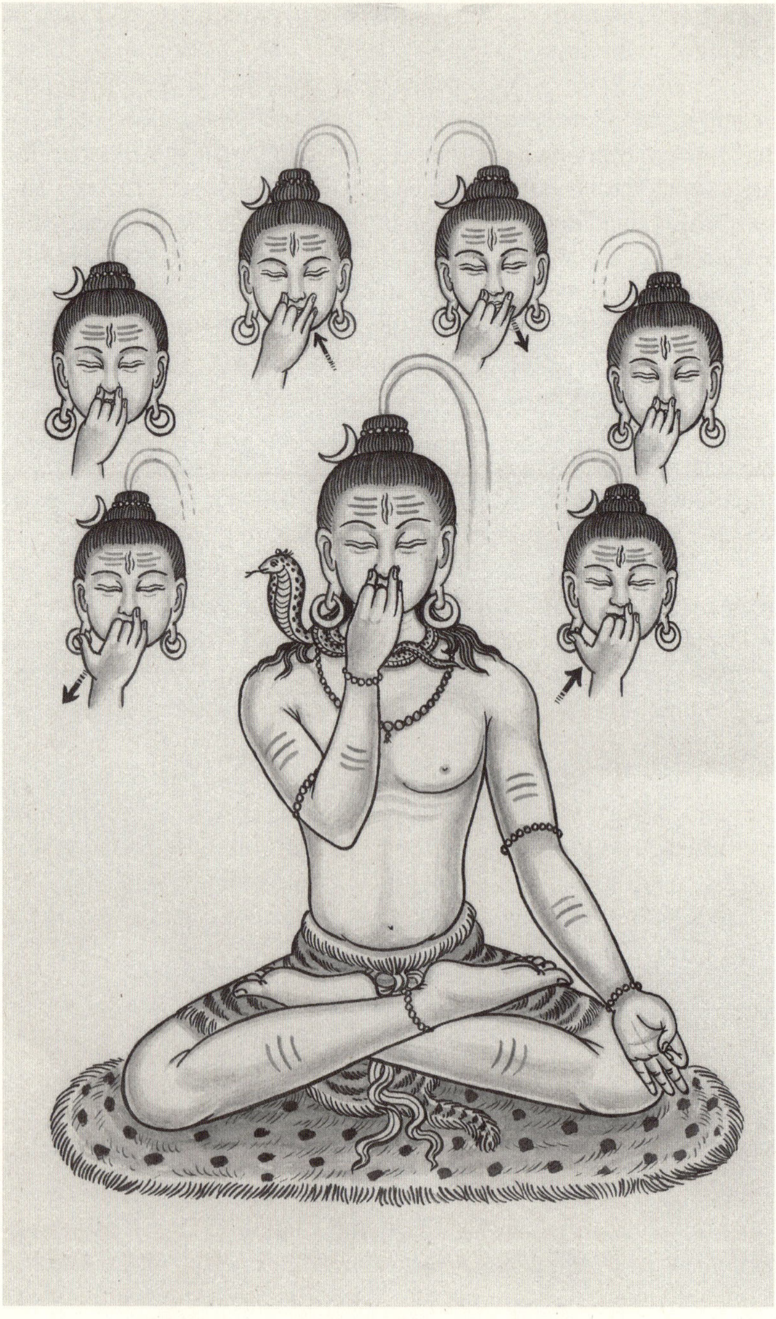

Abbildung 67 Die Wechselatmung – Nadi Shodana

Konzentrationsfähigkeit und beseitigt physische und psychische Erschöpfungszustände.

Gegenanzeigen
Bei starkem Bluthochdruck (Hypertonie) sollte auf das Anhalten des Atems gänzlich verzichtet werden, während die Stufen 1 und 2 äußerst wohltuend wirken. Bei chronisch niedrigem Blutdruck (Hypotonie) sollte auf das Anhalten des Atems nach der Ausatmung *(Bahya Kumbhaka)* verzichtet werden.

19. Die Hummel – Bhrama Gunjar (Bhramari)

Bhramari oder *Bhrama Gunjar* ist die »große, schwarze indische Biene«, die Hummel. Diese Übung ist eine der besten Methoden, sich in *Pratyahara*, dem Zurückziehen der Sinne, zu üben.

> *»Wenn sich die Sinne von ihren Objekten zurückziehen und in das Eigenwesen des Geistes eingehen, nennt man dies das Zurückhalten der Sinne (Pratyahara).«*
>
> Yoga-Sutras II/54

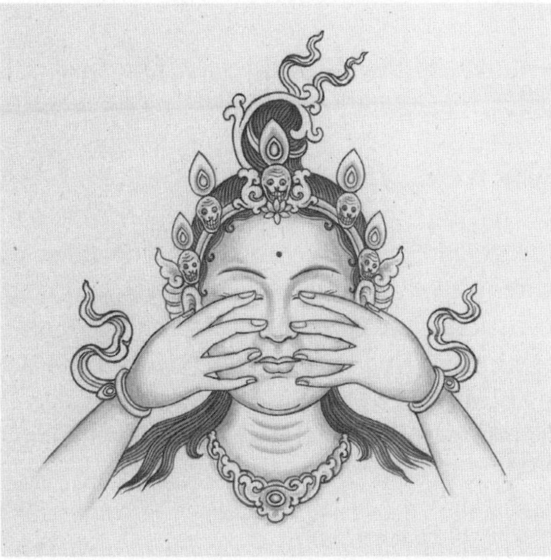

Abbildung 68 Die Hummel – Bhrama Gunjar (Bhramari)

- Nehmen Sie eine Ihnen angenehme Sitzhaltung ein (Diamantsitz, Lotussitz oder vollkommene Stellung), schließen Sie die Augen und entspannen Sie sich.
- Schließen Sie die Öffnungen des Kopfes:
  - mit den Daumen die Ohren,
  - mit den Zeigefingern die Augen,
  - mit den Mittelfingern die Nase (die Nase wird natürlich nicht fest verschlossen, vielmehr liegen die Mittelfinger nur mit sanftem Druck an den Nasenflügeln, sodass ungestört aus- und eingeatmet werden kann),
  - mit den Ringfingern die Lippen,
  - die kleinen Finger liegen am Kinn. (Auch die Möglichkeit, die Lippen von oben mit den Ringfingern, von unten mit den kleinen Fingern zu verschließen, ist gebräuchlich.)
- Atmen Sie tief durch die Nase ein – Sie können bei der Einatmung mit Hilfe der Stimmritze ein sanftes Seufzen wie bei *Ujjayi*, der schleimlösenden Atmung, erzeugen –, und führen Sie für einige Augenblicke den Kinnverschluss *(Jalandhara Bandha)* und den Verschluss des Perineums *(Mula Bandha)* aus.
- Lösen Sie die Verschlüsse, und atmen Sie mit gleichmäßigem Strom durch die Nase aus, wobei Sie mit der Stimmritze (Glottis) einen sanft brummenden, an- und abschwellenden Ton wie das Summen einer Hummel erzeugen.

Dies ist eine Runde. Führen Sie insgesamt fünf solcher Runden aus. Steigern Sie die Anzahl der Runden mit der Zeit, wenn Sie mögen.

Therapeutische Wirkungen
Die Hummel beseitigt Spannungen im Gehirn und senkt erhöhten Blutdruck. Sie steigert die Lungenkapazität, erleichtert das Einschlafen und fördert einen erholsamen Schlaf. Sie kräftigt die Stimme, heilt Halsbeschwerden, stärkt Augen, Nase und Ohren, belebt den gesamten Organismus und wirkt beruhigend auf das Nervensystem. Darüber hinaus entwickelt sie die Wahrnehmung der *Nada*-Klänge (mystische Töne, die in tiefer Meditation zu vernehmen sind).

> *»Es gibt nichts in den drei Welten, das zu erreichen für den schwierig wäre, der in der Lage ist, den Atem nach Belieben zu zügeln.«*
>
> Hatha-Yoga Pradipika II/74

20. Das Singen des OM-Lautes – Omkara Dhwani

»Desha bandash cittasya dharana.«

»Das Festhalten des Bewusstseins in der Leere des Raumes wird Dharana genannt.«

Yoga-Sutras III/1

Es gibt wohl kaum einen Klang – in Ost und West –, der so eng mit dem verbunden ist, was wir gemeinhin Meditation nennen. Er hat selbst – leider als Verballhornung – Eingang in westliche Werbespots gefunden und gilt geradezu als Synonym alles Meditativen. So ist auch dieses Singen des *OM*-Lautes *(AUM)* nicht nur unsere abschließende Atemtechnik, sondern *Dharana*, das »Fokussieren des Geistes«, die Überleitung zur Meditation. Swami Shivananda sagte einmal:

> *»Aus dem OM (AUM) entstand das Universum der Sinne. Die Welt existiert im OM und löst sich im OM auf. ›A‹ repräsentiert die physische Ebene, ›U‹ die geistige und die astrale. ›M‹ steht für die Kausalebene, den Zustand des Tiefschlafes, für alles, was im Wachzustand unzugänglich ist, jenseits der Reichweite des Intellekts liegt ... jedes Mal bevor man mit der Meditation beginnt, sollte man drei-, sechs- oder zwölfmal laut den OM-Laut singen.«*

- Setzen Sie sich in eine Ihnen angenehme Sitzposition, die Sie mühelos über einen längeren Zeitraum einhalten können.
- Legen Sie die Hände in der *Dhyana Mudra* in den Schoß, schließen Sie die Augen und entspannen Sie sich.
- Atmen Sie tief durch die Nase ein.
- Atmen Sie in einem gleichmäßigen Strom durch den Mund aus, während Sie – möglichst tief – den »O (AU)«-Laut rezitieren. Im letzten Drittel der Ausatmung werden die Lippen geschlossen, um die Restluft mit einem vibrierenden Mmm... auszustoßen.
- Atmen Sie – unhörbar, durch die Nase – ein, und setzen Sie diese Rezitation fort, solange Sie mögen.

Therapeutische Wirkungen

Die Vibrationen, die durch diese Rezitation hervorgerufen werden, haben eine äußerst subtile Wirkung auf den gesamten Körper: Der Gasaustausch in der Lunge wird angeregt und verbessert, auch noch die tiefsten Gewebeschichten und Nervenzellen in sämtlichen Organen werden in Schwingung versetzt, die Blutzirkulation wird angeregt, die Drüsen der inneren Sekretion wie Hypophyse, Schilddrüse, Zirbeldrüse, Thymusdrüse und Nebennieren werden stimuliert. Die Muskulatur des Atmungsapparats wird entspannt und sanft massiert, die Sauerstoffzufuhr erhöht. Durch die intensive Ausatmung wird der Körper vollständig von verbrauchter Atemluft befreit. Vor allem aber bietet diese Rezitation einen ausgezeichneten Einstieg in die Meditation.

> *»Mit Hilfe des OM-Lautes gelangt der Wissende zu* ihm, *zu dem, was frei von Leidenschaft, Alter und Tod und Gefahr und das Höchste ist.«*
>
> Prashna Upanishad

> *»OM ist der Bogen, das Selbst der Pfeil, Brahman das Ziel. Mit dem OM-Laut sinnt ihr dem Atman nach. Heil euch, auf dass ihr das Ufer jenseits der Finsternis erreichen möget!«*
>
> Mundaka Upanishad

21. Meditation

»Give peace a chance« lautete die Überschrift in einer englischen Modezeitschrift, in der Protagonistinnen wie Cindy Crawford, Meg Ryan, Gwyneth Paltrow, Heather Graham und Madonna die Segnungen der Meditation für ihr tägliches Wohlbefinden priesen: Meditation für ein besseres Äußeres, zur Stressbewältigung, für mehr Glück und Gesundheit.

Auch wir bedienen uns hier des im Westen allseits vertrauten Begriffs Meditation, wohl wissend, dass er in keiner Sprache des Ostens existiert. Am nächsten kommt ihm noch der Begriff *Dhyana*, doch ist *Dhyana* eigentlich das Produkt der vorangegangenen Faktoren *Pratyahara* und *Dharana* und ohne diese nicht vorstellbar. Im Westen versteht man unter Meditation im Allgemeinen die gedankliche Durchdringung religiöser Vorstellungen oder Aussagen. Im Vierschritt Lesung *(lectio)*, Nachdenken *(meditatio)*, Gebet *(oratio)* und Versenkung *(contemplatio)* als Stufenweg geistlicher Erweckung beginnt die Meditation in den spirituellen Kulten des Abendlandes mit einem Text, der näher betrachtet und beleuchtet wird, führt zu Gebet und schließlich zu innerer Schau. In den Kulturen Asiens dagegen steht das diskursive Denken selten im Mittelpunkt der Meditation, vielmehr gilt diese als praktischer Weg zur Erlangung höherer Bewusstseinszustände, führt letztendlich zu *Samadhi*, dem Überbewusstsein.

> *»Dort (in der Leere des Raumes) wird die Erfahrung zu einem ununterbrochenen Strom der Erkenntnis.«*
>
> Yoga-Sutras III/21

All die verschiedenen Arten der Meditation haben ein gemeinsames Ziel: das »Erwachen« des Übenden, die »Befreiung«, einen nichtdualistischen Bewusstseinszustand, in dem der Unterschied zwischen Subjekt und Objekt, individuellem und absolutem Sein verschwindet und Zeit und Raum transzendiert werden, das letzte Abenteuer: die Reise zum wahren Selbst. Hierzu ist es notwendig, den Geist des Übenden zu »reinigen«, zu »klären« und zu »sammeln«. Die Wege hierzu sind – je nach religiösem oder philosophischem Hintergrund – Legion. Grundsätzlich kann die Kunst der Versenkung, der »Meditation«, zwar ebenso wenig gelehrt und erlernt werden wie die Kunst des Schlafens – beides sind Zustände, die dem Menschen spontan zufallen –, und doch können wir einiges dazu tun, diese Bewusstseinszustände zu ermöglichen. So, wie der »gestresste« Mensch unserer Tage unter Umständen sogar das richtige Schlafen erst wieder lernen muss, ist ihm auch die Fähigkeit zur Versenkung weitgehend abhanden gekommen.
Der ayurvedische Yoga, wie er sich in den einundzwanzig Schritten darstellt, führt in vollendeter Harmonie in diese Höhen, zu einem »gesunden Geist in einem gesunden Körper«.

Zehn Prinzipien der Meditation

1. Denken Sie immer daran, dass dies die wichtigste Verabredung des Tages für Sie ist: die Verabredung mit sich selbst!
2. Versuchen Sie – vor allem am Anfang – Körper und Geist zu konditionieren, sich auf die Meditation einzustimmen, sodass beide ganz von selbst ohne allzu große Verzögerung zur Ruhe kommen. Setzen Sie sich deshalb regelmäßig zur selben Zeit aufrecht in

einer der Meditationsstellungen (Lotussitz, vollkommene Stellung, Diamantsitz o. Ä.) an denselben Platz. Auch jede andere Körperhaltung, die ohne Anstrengung über einen längeren Zeitraum hinweg eingehalten werden kann, eignet sich für die Versenkung, solange der Oberkörper aufrecht und gerade ist. Meditation im Liegen ist nicht empfehlenswert, da man in dieser Haltung zu leicht einschläft.

3. Die beste Zeit für die Versenkung ist die Zeit der Morgen- und Abenddämmerung (Skrt. *Sandhya*) – wie für Ihre bisherige Yogarunde. Allerdings gilt diese Forderung vor allem für Indien, da dort der Tagesrhythmus wesentlich gleichmäßiger ist als im Westen (Tag- und Nachtwechsel entsprechen in etwa unserem Frühlings- und Herbstverlauf). Der Meditierende des Westens sollte seine Meditationszeit in seinen individuellen Tagesablauf einbauen. Am besten hierfür geeignet ist die Zeit nach der Morgentoilette und abends vor der Abendmahlzeit.
4. Stille und Abgeschiedenheit erleichtern einem – vor allem zu Anfang – den Einstieg in die Meditation. Ein separates Zimmer oder ein abgeschirmter Raum sind daher recht hilfreich.
5. Auch Dunkelheit oder das Schließen der Augen erleichtern es am Anfang, in den Zustand der Versenkung einzutauchen, da sie die Abkehr von den Außenreizen fördern.
6. Vorangegangene Körper- und Atemübungen (*Asanas* und *Pranayamas*) – die ersten zwanzig Schritte Ihres Weges – tun ein Übriges, um Körper und Geist auf die Meditation vorzubereiten.
7. Viele buddhistische Meister empfehlen, sich bei der Meditation – wenn möglich – mit dem Gesicht nach Norden oder Osten zu setzen: Die erste Ausfahrt des späteren Buddha führte den jungen Prinzen durch das *östliche* Stadttor hinaus, seine vierte Ausfahrt, bei der er dem Einsiedler begegnete, der ihn an seine wahre Bestimmung erinnerte, führte durch das *nördliche* Tor.
8. Lassen Sie zunächst für einige Minuten Ihren Gedanken freien Lauf – wenn Sie »den Geist« zu früh zur Ruhe bringen wollen, sträubt »er« sich nur noch mehr.
9. Wenden Sie sich nun der von Ihnen gewählten Meditationstechnik zu.
10. Beginnen Sie mit fünf bis zehn Minuten je Sitzung, und steigern Sie die Meditationsdauer mit zunehmender Praxis auf dreißig bis sechzig Minuten.

Ich möchte Sie im weiteren Verlauf mit drei Meditationsarten bekannt machen, sodass Sie sich für eine Ihnen gemäße Technik entscheiden können. Sollte Ihnen nicht spontan, sozusagen »aus dem Bauch heraus«, eine der Techniken »sympathischer« sein, mehr zusagen als andere, probieren Sie sie der Reihe nach aus. Haben Sie sich einmal für eine der Meditationsarten entschieden, sollten Sie – um in den vollen Genuss ihrer Wirkungen zu gelangen – allerdings, zumindest über einen längeren Zeitraum hinweg, dabei bleiben.

1. Inneres Trataka – Antara/Antaranga Trataka

Sie haben *Trataka* schon bei den Reinigungsübungen kennen gelernt. Sollten Sie damals auf diese Übung verzichtet haben, können Sie sie nun nachholen. *Tratak(a)* befruchtet durchaus auch andere Meditationsformen, da es die Konzentrationsfähigkeit erhöht und den Geist auf subtilere Stadien vorbereitet.

- Stellen Sie eine Kerze im Abstand von ein bis zwei Metern – wenn möglich in Augenhöhe – vor sich hin.
- Setzen Sie sich in eine Ihnen angenehme Meditationshaltung – die Hände liegen in der *Dhyana Mudra* im Schoß, die Zunge ist in der *Khechari Mudra* nach hinten gebogen. Schließen Sie die Augen und entspannen Sie sich.
- Starren Sie mit weit geöffneten Augen – ohne zu blinzeln oder die Augäpfel zu bewegen – auf den hellsten Punkt der Kerzenflamme, bis die Augen zu tränen beginnen.
- Schließen Sie die Augen, und fixieren Sie das Abbild (»eidetisches Phänomen«), das sich bei geschlossenen Augen im Stirnzentrum bildet. Richten Sie Ihre gesamte Aufmerksamkeit auf diesen Bereich zwischen den Augenbrauen, auch wenn das Abbild der Flamme verblasst, schließlich völlig verschwindet. Fühlen Sie die tiefe Ruhe und den Frieden, der sich in Ihnen ausbreitet, und halten Sie Ihre Aufmerksamkeit ausschließlich auf das Stirn-*Chakra* gerichtet, das sanfte weißliche Licht, das von ihm ausgeht. Gedanken, die eventuell auftauchen, schenken Sie keine Beachtung. Sie verdrängen sie aber auch nicht mit Gewalt; vielmehr schenken Sie ihnen keinerlei Aufmerksamkeit, sodass sie letztendlich verschwinden wie ungebetene Gäste.
- Verharren Sie in dieser Position, solange Ihnen dies ohne Anstren-

gung möglich ist. Reiben Sie zum Abschluss Ihre Handflächen kräftig und schnell aneinander, bis sie sich heiß anfühlen. Pressen Sie die heißen Handballen an die Augen. Öffnen Sie die Augen langsam, wenn die Wärme restlos von ihnen absorbiert wurde, und nehmen Sie einige Minuten lang *Shavasana*, die Totenstellung, ein.

Dies ist eine sehr einfache und doch überaus wirkungsvolle Meditationstechnik. Führen Sie sie – wenn Sie sie als angenehm empfinden – täglich nach Ihren *Asanas* und *Pranayamas* (Schritte 1 bis 20 der Übungsfolge) aus.
Sollte Ihnen diese *Trataka*-Meditation nicht zusagen, wenden Sie sich einer der folgenden Meditationstechniken zu.

2. Atmungsachtsamkeit – Anapanasati

Eine – vor allem in buddhistischen Schulen – weit verbreitete Meditationstechnik ist *Anapanasati*, die Betrachtung des Atems. Der Atem wird hierbei – anders als bei den *Pranayamas* – nicht willentlich beeinflusst, vielmehr wird er nur mit vollendeter Achtsamkeit betrachtet, wie er in unaufhörlichem Strom kommt und geht. Dies ist die Meditationsform, die der Buddha selbst, der Meister der Meditation schlechthin, seine Jünger lehrte:

»Dieses, ihr Mönche, ist der einzigartige Weg zur Reinigung der Wesen, zur Überwindung von Kummer und Jammer, zur Vernichtung des Leidens ...
Da begibt sich, ihr Mönche, ein Mönch in den Wald oder an den Fuß eines Baumes oder in ein leeres Haus und lässt sich mit gekreuzten Beinen nieder, den Körper gerade aufgerichtet, die Aufmerksamkeit voll gewärtig haltend. Aufmerksam atmet er ein, aufmerksam atmet er aus. Lang einatmend, weiß er: ›Ich atme lang ein!‹ Lang ausatmend, weiß er: ›Ich atme lang aus!‹ Kurz einatmend, weiß er: ›Ich atme kurz ein!‹ Kurz ausatmend, weiß er: ›Ich atme kurz aus!‹ Den ganzen Körper empfindend, atmet er ein, den ganzen Körper empfindend, atmet er aus. Den Körpervorgang beruhigend, atmet er ein, den Körpervorgang beruhigend, atmet er aus. In genauer Betrachtung der Entstehensbedingungen weilt er beim Körper, in genauer Betrachtung der Vergehensbedingungen

weilt er beim Körper, in genauer Betrachtung der Entstehens-Vergehens-Bedingungen weilt er beim Körper ...«

Anapanasatisuttam

»Da begibt sich, ihr Mönche, ein Mönch in den Wald ...«, beginnt Buddhas Meditationsanweisung für seine Schüler. *»Da begibt sich, ihr Mönche, ein Mönch in den Wald ...«* Schon vor mehr etwa 2500 Jahren rät der Erhabene also seinen Mönchen, sich zur Meditation in die Einsamkeit zurückzuziehen, in den Wald, eine Stätte der Ruhe und der Kraft. Und auch heute noch trifft man sie in Asien allenthalben: die *Vanaprashthas*, die Waldeinsiedler, die sich von jeglicher menschlichen Behausung zurückgezogen haben, um in der Einsamkeit des Waldes ihr Glück zu suchen. Wie viel wichtiger ist es da für den zivilisationsmüden westlichen Menschen unserer Zeit, sich – wenigstens für einige Augenblicke – von dem Getriebe einer allzu lauten, allzu geschwätzigen Welt zurückzuziehen, um neue Kraft zu »tanken«. *»Manches Gute kommt aus dem Alleinsein«*, wie Günter Eich einmal sagte. Ziehen Sie sich also für Ihre Meditationsübungen zurück *»in den Wald oder an den Fuß eines Baumes oder in ein leeres Haus ...«*. Schaffen Sie sich Ihren eigenen Ort der Kraft, ein Meditationszimmer etwa, zumindest aber einen ruhigen Winkel, in dem Sie täglich üben: *»Da begibt sich, ihr Mönche, ein Mönch in den Wald ...«*

- Setzen Sie sich mit gekreuzten Beinen (Lotussitz, einfache oder vollkommene Stellung) oder in einer anderen Meditationshaltung (Diamantsitz, sanfte Stellung o. Ä.) nieder. Sie können sich, falls Ihnen die Meditationshaltungen – vor allem zu Beginn – (noch) kein schmerzfreies Verweilen über einen längeren Zeitraum hin erlauben, auch auf einen Stuhl setzen. Achten Sie in diesem Fall darauf, dass die Wirbelsäule aufrecht und gerade ist und Sie sich nicht anlehnen *(»den Körper gerade aufgerichtet«)*. Legen Sie die Hände in der *Dhyana Mudra* in den Schoß und legen Sie die Zunge in der *Khechari Mudra* nach hinten an den Gaumen (auch die Anwendung dieser *Mudra* ist von Buddha überliefert, schildert er doch den Beginn seines Erleuchtungserlebnisses unter dem Feigenbaum *(ficus religiosa)* in Bodh Gaya in der *Mahasaccaka-Sutta* mit den Worten: *»Und ich, Aggivessana, die Zähne aufeinander pressend, die Zunge an den Gaumen legend, ich zwang durch Den-*

ken den Geist herunter ....«). Schließen Sie die Augen, und entspannen Sie sich.

- Richten Sie Ihre gesamte Aufmerksamkeit auf Ihren Atem *(»die Aufmerksamkeit voll gewärtig haltend«).* Versuchen Sie nicht, die Atmung willentlich zu beeinflussen! Betrachten Sie sie nur als ein unbeteiligter Zeuge, ohne einzugreifen, ihr stetiges Kommen und Gehen, unabhängig von Tiefe oder Rhythmus der Atemzüge. *(»Lang einatmend, weiß er: ›Ich atme lang ein!‹ Lang ausatmend, weiß er: ›Ich atme lang aus!‹ Kurz einatmend, weiß er: ›Ich atme kurz ein!‹ Kurz ausatmend, weiß er: ›Ich atme kurz aus!‹«)*
- Gedanken, die eventuell auftauchen, werden – wie bei allen anderen Meditationsübungen – nicht gewaltsam verdrängt, vielmehr schenken Sie ihnen einfach keine Beachtung *(»die Aufmerksamkeit voll gewärtig haltend«).*

Zählen Sie Ihre Atemzüge. Führen Sie in der ersten Zeit einundzwanzig dieser voll bewussten Atemzüge durch. Sollten Sie sich zwischendurch nicht mehr an die exakte Anzahl Ihrer Atemzüge erinnern – beginnen Sie mit eins. Dies ist eine wunderbare Übung zur Stärkung der Konzentrationsfähigkeit des unruhigen Geistes! Erhöhen Sie die Anzahl Ihrer Atemzüge im Laufe der Zeit, und wechseln Sie zur zweiten Stufe der Körperachtsamkeit über:

- Fühlen Sie nicht nur den leichten Hauch oberhalb der Oberlippe, der mit der Atmung einhergeht, das leichte Heben und Senken des Bauches. Fühlen Sie vielmehr den tiefen Frieden, der sich in jedem Atemzug manifestiert, sich über den ganzen Körper ausbreitend, jede Zelle erfassend, jedes noch so kleine Teil des gesamten körperlich-geistigen Kontinuums, mit dem Sie sich gemeinhin identifizieren. *(»Den ganzen Körper empfindend, atmet er ein, den ganzen Körper empfindend, atmet er aus. Den Körpervorgang beruhigend, atmet er ein, den Körpervorgang beruhigend, atmet er aus. In genauer Betrachtung der Entstehensbedingungen weilt er beim Körper, in genauer Betrachtung der Vergehensbedingungen weilt er beim Körper, in genauer Betrachtung der Entstehens-Vergehens-Bedingungen weilt er beim Körper ...«)*
- Reiben Sie zum Abschluss Ihrer Meditation die Handflächen kräftig und schnell aneinander, bis sie sich heiß anfühlen. Pressen Sie die heißen Handballen an die Augen. Öffnen Sie die Augen lang-

sam, wenn die Wärme restlos von ihnen absorbiert wurde, und nehmen Sie einige Minuten lang *Shavasana*, die Totenstellung, ein.

Sie können – wenn Sie mögen – in derselben Art und Weise Ihre Achtsamkeit auf Ihre Empfindungen, Gedanken und die »Zustände« Ihres gegenwärtigen Seins richten, wie Buddha dies in der *Großen Lehrrede über die Grundlagen der Achtsamkeit* postuliert:

> *»Da weiß, ihr Mönche, ein Mönch, wenn er eine freudige Empfindung empfindet: ›Eine freudige Empfindung empfinde ich.‹ Wenn er eine leidige Empfindung empfindet, weiß er: ›Eine leidige Empfindung empfinde ich.‹ Wenn er eine weder freudige noch leidige Empfindung empfindet, weiß er: ›Eine weder freudige noch leidige Empfindung empfinde ich.‹ ... In genauer Betrachtung der Entstehensbedingungen weilt er bei den Empfindungen. In genauer Betrachtung der Vergehensbedingungen weilt er beim Körper. In genauer Betrachtung der Entstehens-Vergehens-Bedingungen weilt er bei den Empfindungen ... Wer auch immer, ihr Mönche, diese vier Grundlagen der Verinnerlichung sieben Tage so pflegen würde, der mag von zwei Ergebnissen eines erwarten: entweder volles Wissen schon in diesem Dasein oder, falls noch Anhaften da ist, Nimmerwiederkehr.«*
>
> Maha Satipatthana Suttanta

3. Mantra-Meditation

Die dritte Meditationsart, die ich Ihnen hier vorstellen will, ist die Meditation mit Hilfe von *Mantras. Mantras* sind »Worte der Kraft«. Da sie sowohl im hinduistischen als auch im buddhistischen Denken häufig religiösen Charakter haben, werden sie von den »aufgeklärten« Meditationsschülern des Westens häufig mit einiger Skepsis betrachtet. Sollten Sie hier Berührungsängste haben – vergessen Sie die Arbeit mit *Mantras*.

Die »Arbeit« mit *Mantras* verläuft in drei aufeinander folgenden Zuständen zunehmender Subtilität. Je näher wir dem Ursprung allen Denkens, der Quelle der Gedanken, kommen, desto feiner werden die Schwingungen, desto kraftvoller, wirksamer. Die erste Stufe – *Vaikhari Japa* – ist das gesprochene Wort, die laute Wiederholung des gewählten *Mantras*. Dann wird das *Mantra* flüsternd wiederholt. Dies bezeichnet man als *Upamsu Japa*. Die dritte, subtilste, mächtigste Stufe ist *Manasika Japa*, die geistige Wiederholung des *Mantras*.

- Setzen Sie sich also – wenn Sie sich für die *Mantra*-Meditation entschieden haben – in eine der Meditationshaltungen, schließen Sie die Augen und entspannen Sie sich.
- Richten Sie Ihre Achtsamkeit und den Blick der geschlossenen Augen auf das Stirnzentrum *(Ajna Chakra)*, den Sitz des Geistes, oder auf den Raum zwischen Nasenwurzel und Augenbrauen *(Shambhavi Mudra)*.
- Legen Sie Ihre Zunge nach hinten an den Rachen *(Khechari Mudra)*, und verweilen Sie einige Atemzüge in dieser Haltung.
- Sprechen Sie nun das gewählte *Mantra* – bei geschlossenen Augen – einige Male klar und deutlich hörbar halblaut vor sich hin *(Vaikhari Japa)*.
- Wiederholen Sie sodann das *Mantra* beinahe unhörbar, flüsternd *(Upamsu Japa)*.
- Wiederholen Sie das *Mantra* schließlich nur noch im Geist *(Manasika Japa)*.
- Reiben Sie zum Abschluss Ihrer Meditation die Handflächen kräftig und schnell aneinander, bis sie sich heiß anfühlen. Pressen Sie die heißen Handballen an die Augen. Öffnen Sie die Augen langsam, wenn die Wärme restlos von ihnen absorbiert wurde, und nehmen Sie einige Minuten lang *Shavasana*, die Totenstellung, ein.

Kehren Sie, wann immer Ihr Geist während der Meditation abschweift, zum halblauten, dann flüsternden, schließlich wieder geistigen Wiederholen des *Mantras* zurück. Legen Sie, während Sie das *Mantra* im Geist wiederholen, die Zunge in der *Khechari Mudra* nach hinten an den Gaumen.

Die Zahl möglicher *Mantras* ist wahrhaft Legion, ja, mehr als das. Da jeder Gottesname (hinduistisch) – und allein Shiva hat 1008 Namen – und der Name jedes der unzähligen Buddhas und Bodhisattvas (buddhistisch) als *Mantra* angesehen wird, gibt es wirklich unzählige dieser »Kraftworte«. Grundsätzlich unterscheidet man zwei Arten von *Mantras*: *Saguna Mantras* und *Nirguna Mantras*. *Saguna* bedeutet

»mit Eigenschaften behaftet«, *nirguna* »ohne Eigenschaften«. In diesem Zusammenhang verweist es auf die Nähe des entsprechenden Klangs zu einer Gottheit. Beachten Sie – bei aller scheinbaren Vielgötterei –, dass all die schier unzähligen Götter des hinduistischen Pantheons nur verschiedene Ausdrucksformen der göttlichen Allmacht darstellen. Die jeder dieser Ausdrucksformen innewohnende Energie *(Shakti)* wird in der Regel als Gemahlin der jeweiligen Gottheit dargestellt – eine doch eigentlich recht menschliche Betrachtungsweise und Erfahrung.

Saguna Mantras

Saguna Mantras sind die Namen bestimmter Gottheiten. Durch die Praxis der *Mantra*-Meditation *(Japa)* wird das *Mantra* zur Gottheit selbst, die erwählte Gottheit erwacht im Menschen. Grundsätzlich ist jeder Name Gottes als Meditationshilfe geeignet. Ein besonders häufig verwendetes – und auch im Westen bekanntes – *Saguna Mantra* besteht aus einigen Namen Krishnas, wie sie von den Anhängern der Hare-Krishna-Sekte immer wieder gesungen werden. Auch eines der Haupt*mantras* Shivas, des Schutzpatrons der Yogis, und die Anrufung Ramas finden recht häufig Anwendung.
Beachten Sie bei der Verwendung der folgenden *Mantras*, dass das »h« bei *»Namah«* ein so genannter »Swastika-Laut« ist, nach dem der vorangegangene Vokal kurz wiederholt wird, sodass *Namah* »Namaha«, also mit einem kurzen »a« am Ende, ausgesprochen wird.

Gottheit	Mantra
Vishnu	OM Namo Narayana Hari OM
Shiva	OM Namah Shivaya
Ram (siebte Inkarnation Vishnus)	Ram Ramaya Namah Shri Ram, Jay Ram, Jay Jay Ram
Dhanvantari (der »göttliche Arzt«, der »Arzt der Götter«; Schutzherr des Ayurveda)	OM Dham Dhanvantaraya Namah

Die gebräuchlichsten *Mantras* der *Shakti*, der göttlichen Energie, sind:

Mantra	Zugeordnete Erscheinungsform (Göttin)
Hrim	*Bhuvaneshvari* (»die Weltenmutter«), hat vor allem reinigende, heilende und schöpferische Energie.
Krim	*Kali* (»die Schwarze«), herrscht über *Prana*, bewirkt die Umwandlung des »Samens« *(Ojas)* in Wärme und Licht *(Tejas)* und Lebensenergie *(Prana)*. Das Mantra dient der Erweckung der Kundalini und der Stimulation der *Chakras* und sollte sehr behutsam angewendet werden.
Hum	*Chandi* (»die Wilde«), es ist das Mantra *Bhairavas*, einer schrecklichen Emanation Shivas und Chandis, des zornigen Aspekts der Göttin Kali. Es bewirkt eine Neutralisation negativer Energie und erzeugt Leidenschaft und Vitalität.
Shrim	*Lakshmi* (»die Glücksbringerin«), ihr *Mantra* stimuliert insbesondere die Qualitäten des Herzens, der Liebe und der Hingabe. Es fördert Gesundheit und Jugendlichkeit.

Eine besonders wirksame Variante der Benutzung dieser Klänge ist ihre Verbindung zu einem *Mantra*, das eine harmonische Entwicklung von Körper, Geist und Seele bewirkt:

OM Hrim Krim Hum Shrim

Nirguna Mantras

Im Gegensatz zu den *Saguna Mantras* sind die *Nirguna Mantras* Klänge »ohne Form«, ohne direkte Beziehung zu einer Gottheit, ja, häufig ohne konkrete Bedeutung, deren bekanntestes zweifelsohne der »Urklang« an sich, das *OM*, ist. Weitere wichtige *Nirguna Mantras* sind die Keimsilben *(Bija Mantras)* der *Chakras*. Die Meditation mit ihrer Hilfe wird später etwas ausführlicher erklärt.

Auch die *Mahavakyas*, die »großen Sätze« der Veden und Upanishaden, werden häufig als Meditationshilfen verwendet. In jedem der vier *Vedas* steht einer dieser »großen Sätze«, sodass die Meditation mit Hilfe dieser *Mantras* stellenweise beinahe in »westlicher Manier« als intellektuelle Betrachtung dieser Lehren geschieht. Selbstverständlich wird hier die eher schematische Unterscheidung in *Nirguna*

Mantras und *Saguna Mantras* aufgehoben, die Grenzen verwischen sich. Die vier »großen Lehrsätze« lauten:

Mantra	Bedeutung	Quelle
Prajnanam Brahman	»Bewusstsein ist Brahman.«	Aitareya-Upanishad des Rig-Veda
Aham Brahman Asmi (gesprochen: Aham Brahmasmi)	»Ich bin Brahman.«	Brihadaranyaka-Upanishad des Yajur-Veda
Tat Tvam Asi	»Das bist du.«	Chandogya-Upanishad des Sama-Veda
Ayam Atman Brahman	»Dieses Selbst ist Brahman.«	Mandokya-Upanishad des Atharva-Veda

Kundalini-Meditation – die Meditation des Hatha-Yoga

Die Kundalini-Meditation, wie sie der Hatha-Yoga lehrt, wendet sich – in aufsteigender Reihenfolge – den einzelnen *Chakras* zu, um so den Aufstieg der »Schlangenkraft« zu »erzwingen«.

- Setzen Sie sich in eine der Meditationshaltungen, schließen Sie die Augen und entspannen Sie sich.
- Richten Sie den Blick (der geschlossenen Augen) auf die Nasenspitze *(Nasikagra Drishthi)*, und wenden Sie Ihre Achtsamkeit – in aufsteigender Reihenfolge – den einzelnen *Chakras* zu. Visualisieren Sie das jeweilige *Chakra*, rezitieren Sie sein *Mantra* – zuerst deutlich hörbar, dann flüsternd, schließlich nur noch im Geiste – und wenden Sie sich dann dem nächsten *Mantra* zu. Verweilen Sie bei jedem *Mantra* ungefähr gleich lange.
- Reiben Sie zum Abschluss Ihrer Meditation die Handflächen kräftig und schnell aneinander, bis sie sich heiß anfühlen. Pressen Sie die heißen Handballen an die Augen. Öffnen Sie die Augen langsam, wenn die Wärme restlos von ihnen absorbiert wurde, und nehmen Sie einige Minuten lang *Shavasana*, die Totenstellung, ein.

Zur Wiederholung – Chakras

Chakras sind keine körperlichen Organe! Vielmehr verbinden sie körperliche und subtilere Formen der Energie. Zur Lokalisierung des jeweiligen *Chakras* gibt es zwei Möglichkeiten: Man kann sich den *Chakras* von hinten zuwenden oder von vorn. Wendet man sich den *Chakras* von der Körperrückseite her zu, folgt man der Wirbelsäule von ihrer Basis an von *Chakra* zu *Chakra* aufwärts, und zwar von Coccygealsegment über Sakralsegment, Lumbarsegment, Dorsalsegment, Zervikalsegment, Kranialsegment bis zu Gehirn und Schädel. Häufig wird der vordere Weg als einfacher empfunden, da wir hier die Achtsamkeit verschiedenen Organen, die mit dem jeweiligen *Chakra* in Verbindung stehen, zuwenden können. Das *Chakra* ist allerdings keineswegs das Organ selbst!

Das *Muladhara Chakra* hat seinen Sitz am unteren Ende der Wirbelsäule zwischen Geschlechtsorganen und Anus. Es verkörpert das Erdelement und regiert die Sinnesorgane allgemein, die Fortpflanzungsorgane und die Organe der Ausscheidung. Es ähnelt einem »brennend goldenen« Lotus mit vier roten Blütenblättern, in dessen Mitte sich ein gelbes Viereck auf weißem Grund befindet. Sein Keimlaut *(Bija Mantra)* lautet *LAM.*

Das *Swadhisthana Chakra* hat seinen Sitz im Genitalbereich, den Eierstöcken und Hoden und entspricht dem Wasserelement. Es beeinflusst die Genitalien und den Geschmackssinn. Es ist »schön wie ein echter Rubin« und besteht aus einem weißen Lotus mit sechs rubinroten Blütenblättern, in dessen Zentrum sich ein nach oben öffnender Halbmond befindet. Sein *Mantra* lautet *VAM.*

Das *Manipura Chakra* entspricht dem Sonnengeflecht, der Nabelgegend. Es entspricht dem Element Feuer und bestimmt die Organe der Nahrungsaufnahme und Verdauung. Es ist »golden wie die Morgensonne« und gleicht einem leuchtend gelben Lotus mit zehn hellblauen Blütenblättern, in deren Mitte sich ein abwärts gerichtetes rotes Dreieck befindet. Sein Mantra lautet *RAM.*

Das *Anahata Chakra* hat seinen Sitz auf der Ebene des Herzens in der Thymusdrüse und verkörpert das Luftelement. Es lenkt Herz, Lunge, Kreislauf und Atmungssystem. Es ist »leuchtend wie der Blitz« und besteht aus einem rauchblauen Lotus mit zwölf zinnoberroten Blütenblättern. In seiner Mitte befindet sich ein grüngraues Hexagramm. Seine Keimsilbe lautet *YAM.*

Das *Vishuddha Chakra* hat seinen Sitz im Halsschlagadernervengeflecht im Bereich des Kehlkopfes, der Schilddrüse. Es verkörpert das Element Äther und bestimmt die Funktion der Stimmbänder, des Kehlkopfes, der Schilddrüse und der Nebenschilddrüsen. Es ist die »Quelle des Nektars« und ähnelt einem rauchvioletten Lotus mit sechzehn Blütenblättern, in dessen Zentrum sich ein weißer strahlender Kreis befindet. Sein Mantra lautet *HAM*.

Das *Ajna Chakra* hat seinen Sitz in der Mitte der Augenbrauen, der Epiphyse (Zirbeldrüse). Es verkörpert *Tattva*, die Quintessenz aller Elemente. Es beeinflusst die Zirbeldrüse und stellt die Verbindung zwischen physischem und psychischem Körper dar. Es ist »leuchtend wie ein Haufen glimmendes Feuer« und besteht aus einem hellgrauen Lotus mit zwei Blütenblättern, in dessen Zentrum sich die heilige Silbe ॐ (OM/Aum) befindet. Seine Keimsilbe lautet *OM*.

Das *Sahashrara Chakra* befindet sich im obersten Teil des Schädels, an der Schädeldecke in der Hypophyse. Es verkörpert das reine Bewusstsein und beeinflusst die spirituelle Entwicklung und die Verbindung zum »höheren Selbst«. Es ist wie »reines Wasser« und besteht aus einem tausendblättrigen leuchtenden Lotus mit einem Shiva-*Lingam* im Zentrum. Seine Keimsilbe lautet *HA*.

Eine weitere Meditationsform mit Hilfe der Keimsilben schildert die *Shiva Samhita*. Sie verbindet die drei Haupt*chakras* – *Muladhara Chakra* (Wurzelzentrum), *Anahata Chakra* (Herzzentrum) und *Ajna Chakra* (Stirnzentrum) – zu einer Meditationseinheit:

> *»Der Yogi, der dieses höchste Mantra kennt, wird das Ziel erreichen; es verleiht dem auf ein Ziel hin ausgerichteten Yogi alle Freude und Kraft. Im vierblättrigen Lotus des Muladhara Chakra ist der Keim (Bija) der Sprache, hell leuchtend wie der Blitz. Im Herzen ist der Keim (Bija) der Liebe, schön wie eine Bandhuka-Blume. Zwischen den Augenbrauen ist der Keim (Bija) der Kraft (Shakti), strahlend wie Millionen von Monden. Diese drei Samen (Bijas) sollten geheim gehalten werden – sie bringen Wachstum und Freude.«*
>
> Shiva Samhita V/190, 191

Chakra	Bija-Mantra	Blütenblätter	Shakti (weibl. Potenz, Energie)
Muladhara Chakra (Wurzelzentrum)	AIM (LAM)	4 (karmesinrot)	Sarasvati, Göttin der Künste und der Wissenschaften, Gattin Brahmas (Dakini)
Anahata Chakra (Herzzentrum)	KLIM (YAM)	12 (tiefrot)	Kali, Gemahlin Shivas, die göttliche Mutter (Kakini)
Ajna Chakra (Stirnzentrum)	STRIM (OM)	2 (weiß)	Shakti, die »Weltenmutter« Mahalakshmi, die große »Glücksbringerin« (Hakini)

Diese *Bija-Mantras* (Keimsilben) können einzeln – zur Entwicklung der Qualitäten des jeweiligen *Chakras* – oder gemeinsam verwendet werden. Ihr *Saguna Mantra* lautet:

OM. AIM. KLIM. STRIM

Das *Nirguna Mantra* lautet:

OM. LAM. YAM. OM

- Setzen Sie sich in eine Ihnen angenehme Meditationshaltung, schließen Sie die Augen und entspannen Sie sich.
- Lassen Sie nun Ihre gesammelte Aufmerksamkeit langsam und gleichmäßig zwischen den drei Zentren gleichsam »rotieren«, vom *Muladhara Chakra* zum *Anahata Chakra* und von da zum *Ajna Chakra*, zum *Muladhara Chakra*, zum *Anahata Chakra*, zum *Ajna Chakra* und so fort, während Sie das gewählte *Mantra* (entweder *OM*, *AIM*, *KLIM*, *STRIM* oder *OM*, *LAM*, *YAM*, *OM*) rezitieren; zunächst laut, dann flüsternd, schließlich nur noch im Geiste.
- Reiben Sie zum Abschluss Ihrer Meditation die Handflächen kräftig und schnell aneinander, bis sie sich heiß anfühlen. Pressen Sie die heißen Handballen an die Augen. Öffnen Sie die Augen langsam, wenn die Wärme restlos von ihnen absorbiert wurde, und nehmen Sie einige Minuten lang *Shavasana*, die Totenstellung, ein.

Eines der zweifellos schönsten *Mantras* lehrt uns die *Chandogya Upanishad* des *Sama Veda*, die sich vor allem mit dem wahren Selbst des Menschen, dem *Atman*, befasst. Ich nenne es deshalb schön, weil nicht nur sein Klang bezaubert, auch sein Sinn erschließt sich – auch den Menschen im Westen:

> *»Dieser Atman, der im Innersten des Herzens wohnt, ist feiner als ein Reis- oder Gersten- oder Senf- oder Hirsekorn oder der Kern eines Hirsekorns. Dieser Atman, der im Innersten des Herzens wohnt, ist größer als die Erde, größer als der Luftraum, größer als der Himmel, größer als alle Welten. Jede Handlung, jeder Wunsch, jeder Geruch und jeder Geschmack ist in IHM. All dies umfasst ER, der ewig Schweigende, dem alles gleich gilt. Dieser Atman im Innersten des Herzens ist Brahman selbst. Wenn ich von hier einst scheide, werde ich eins mit IHM. Wem solche Gewissheit wird, dem bleibt kein Zweifel. So spricht Shandilya, Shandilya.«*
>
> Chandogya Upanishad III/14

> *»Dieses Selbst wohnt im Herzen, deshalb heißt das Herz Hridayam, weil dieser (ayam) im Herzen (hrid) wohnt. Wer dieses weiß, geht Tag für Tag in die himmlische Welt ein. Dieser vollkommen Ruhige tritt aus dem Körper aus, geht in das höchste Licht ein und erscheint so in seiner eigenen Gestalt. Das ist der Atman. Das ist das Unsterbliche, Furchtlose; das ist das Brahman, das den Namen Wahrheit (Satyam) führt. Sat-ti-yam, das sind drei Silben: Sat ist das Unsterbliche, ti ist das Sterbliche, mit yam hält er beides fest. Wer dieses weiß, geht Tag für Tag in die himmlische Welt ein.«*
>
> Chandogya Upanishad IIX/3

- Setzen Sie sich in eine Ihnen angenehme Meditationshaltung. Legen Sie die Hände in der *Dhyana Mudra* in den Schoß, schließen Sie die Augen und entspannen Sie sich.
- Legen Sie die Zunge nach hinten an den Gaumen *(Khechari Mudra)*, und richten Sie den Blick Ihrer geschlossenen Augen auf das Stirnzentrum *(Ajna Chakra)*.
- Richten Sie Ihre Achtsamkeit auf das Herzzentrum *(Anahata Chakra)*, und rezitieren Sie das *Mantra:*
  Aham Satyam Hridayam
- Zunächst deutlich vernehmbar *(Vaikhari Japa)*, dann flüsternd

(Upamsu Japa) und schließlich nur noch im Geiste *(Manasika Japa)*.

- Reiben Sie zum Abschluss Ihrer Meditation die Handflächen kräftig und schnell aneinander, bis sie sich heiß anfühlen. Pressen Sie die heißen Handballen an die Augen. Öffnen Sie langsam die Augen, wenn die Wärme restlos von ihnen absorbiert wurde, und nehmen Sie einige Minuten lang *Shavasana*, die Totenstellung, ein.

Hier enden die »Einundzwanzig Schritte zur Glückseligkeit«, die einundzwanzig Schritte hin zu einem glücklicheren, leidfreieren, erfüllteren Leben, die »ayurvedische Disziplin des Yoga«.

Ergänzungsübungen

Die folgenden Übungen dienen der Erweiterung und Ergänzung Ihrer bisherigen Yogarunde. Sie sind selbstverständlich in keinster Weise verbindlich und erst recht nicht »vollständig«, gibt es doch – je nach Quelle – zwischen 84 000 und 8 400 000 verschiedene Körperhaltungen des Yoga. Die einundzwanzig Schritte genügen jedoch völlig, um Körper, Geist und Seele gesund zu erhalten und zu entfalten. Sollten Sie jedoch darüber hinaus einige Yogaübungen ausführen wollen, bietet Ihnen das folgende Kapitel Anregungen. Sie können an entsprechender Stelle in die Hauptübungen eingefügt werden. Selbstverständlich können sie nicht ebenso ausführlich dargestellt werden wie die vorangegangenen Übungen. Dies würde ganz einfach den Rahmen sprengen; darüber hinaus sind sie in diversen Yogabüchern[31] enthalten. Diese Übungen (auch die im Stehen ausgeführten) sollten jeweils dreimal im Rhythmus des Atems ausgeführt werden, Sie können aber auch einige Atemzüge lang in der jeweiligen Endposition verharren. Sollten Sie Ihre Übungen im Stehen durch weitere Übungen ergänzen, so genügt auch bei diesen – wie bei denen im Sitzen oder Liegen – ein dreimaliges Ausführen der jeweiligen Position.

Der Gruß an die Sonne – Surya Namaskar

Obwohl der Gruß an die Sonne *(Surya Namaskar)* nicht Teil der traditionellen Yogaübungen ist, ist er diesen doch so verwandt, dass ihn die meisten modernen Yogaschulen anerkennen, ja mehr noch, ihn häufig in ihre Übungs- und Lehrpläne aufnehmen, vor allem als sehr wirkungsvolle Aufwärmübung unmittelbar vor den eigentlichen *Asanas*. Der Gruß an die Sonne trainiert den gesamten Körper und macht ihn geschmeidig und fit.
Die Tradition des Sonnengrußes wurde von der Familie der *Rajas* von *Audh* bewahrt und im 19. Jahrhundert von einem unternehme-

rischen Engländer, der ein illustriertes Buch über den Sonnengruß veröffentlichte, ins Rampenlicht gerückt. Die Bilder dieses Buches zeigten *Apaji Pant,* den Sohn des *Raja* von *Audh*, bei der Ausführung der Übungen.

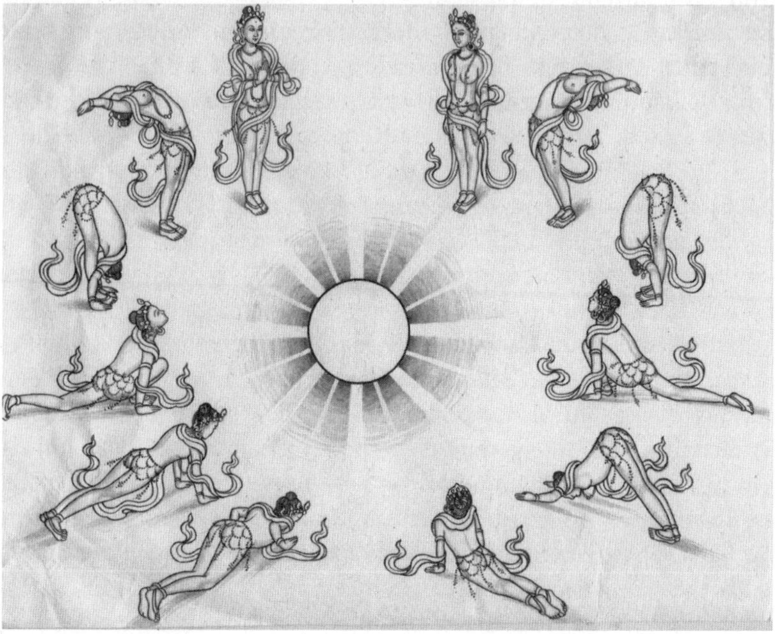

Der Sonnengruß vereint zwölf Stellungen. Zwei Runden dieser zwölf Positionen ergeben einen vollständigen Zyklus des Sonnengrußes. Diese Übungsreihe muss mit entsprechender Atmung – wie sie bei jeder Position erläutert wird – durchgeführt werden. Man übt sie langsam, mit langem Ein- und Ausatmen, um ihren vollständigen Nutzen zu erfahren. Wenn man die Übung einmal gemeistert hat und sie ausführt, um zu schwitzen, kann sie auch etwas schneller praktiziert werden. Wir gehen sie jedoch langsam und rhythmisch an, mit langen Atemzügen.

Surya bedeutet »Sonne«, *Namaskar* ist der traditionelle Gruß in Indien. Obwohl diese Übung in den traditionellen *Yoga-Ashrams* Indiens tatsächlich am frühen Morgen bei Sonnenaufgang (und abends bei Sonnenuntergang) durchgeführt wird, ist *Surya Namaskar* keine

»heidnische Anbetung des Sonnengottes«, wie dies mancher im Westen argwöhnt! Diese Übung ist vielmehr ein ausgezeichnetes Mittel, den von der Nacht verspannten Körper zu lockern und für die nachfolgenden Übungen bereitzumachen. Der Gruß an die Sonne ist die Aufwärmübung schlechthin.
Auch als einzelne Übungsreihe ist sie durchaus denkbar, verbindet sie doch eine ganze Reihe von Körperhaltungen *(Asanas)* zu einem einheitlichen Ganzen. Der *Raja* von *Audh*, durch den diese Übung im 19. Jahrhundert auch im Westen bekannt wurde, schreibt hierzu:

> *»Surya Namaskar wirkt nicht nur auf einen Teil des Körpers, sondern auf den ganzen Organismus. Surya Namaskar kostet nichts, verlangt weder Ausrüstung noch kostbares Material, ein Platz von zwei Quadratmetern genügt ...*
> *Surya Namaskar stärkt den Bauchgürtel und hält die inneren Organe an ihrem Platz. Blutstauungen in den Organen des Unterleibs verschwinden. Surya Namaskar synchronisiert die Bewegung der Atmung, lüftet die Lunge gründlich, versieht das Blut mit Sauerstoff, entgiftet es durch massives Ausstoßen von Kohlensäure und anderen schädlichen Gasen durch die Atmungswege ...*
> *Mein eigenes Leben und jenes der Meinen ist dank Surya Namaskar ein Lied des Glücks.«*

Die Übung – besser: dieser Übungszyklus – zerfällt in zwölf Einzelpositionen, die nacheinander ausgeführt werden. Diese sollten stets in einem bestimmten Atemrhythmus (wie unten aufgeführt) ausgeübt werden. Auch eine Verbindung mit bestimmten *Mantras*, Worten der Kraft, ist möglich.

Position 1 – Die Gebetshaltung

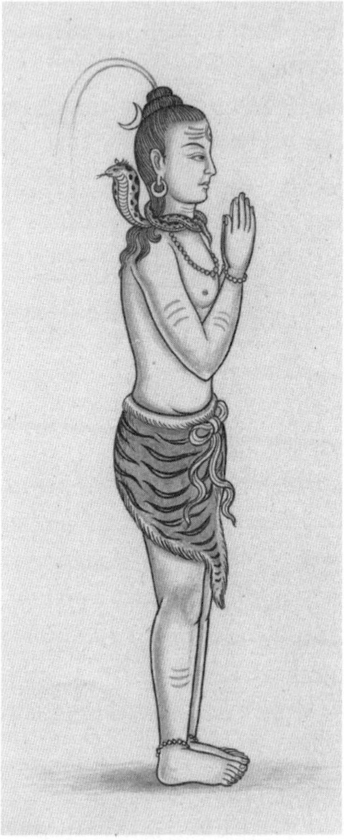

Abbildung 69 Der Gruß an die Sonne 1 – Surya Namaskar

- Stehen Sie aufrecht, die Füße geschlossen, die Arme seitlich am Körper. Führen Sie die Hände zur Brust, bis sich Handflächen und Finger berühren. Atmen Sie langsam und tief aus.
- Das *Mantra* dieser Position lautet *(OM) HRAM.*

Position 2 – Die Haltung der gestreckten Arme

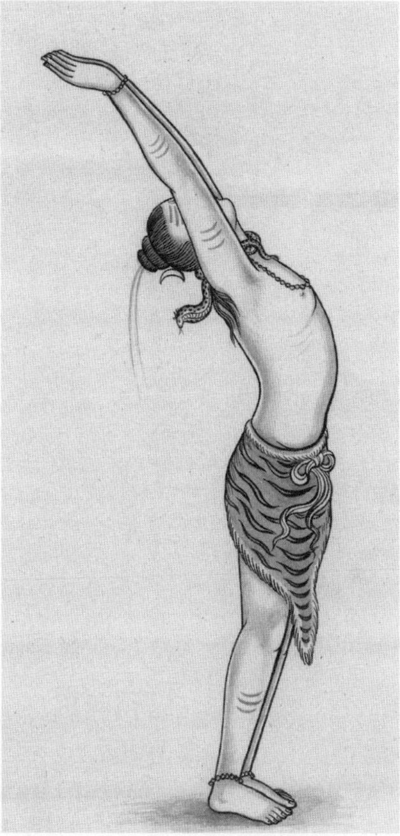

Abbildung 70 Der Gruß an die Sonne 2

- Atmen Sie tief ein, strecken Sie beide Arme über den Kopf. Beugen Sie den Kopf und den Oberkörper leicht nach hinten, die Hände auf Schulterbreite voneinander entfernt, die Handflächen nach oben.
- Das zugehörige *Mantra* lautet *(OM) HRIM.*

Position 3 – Die Hand-Fuß-Stellung

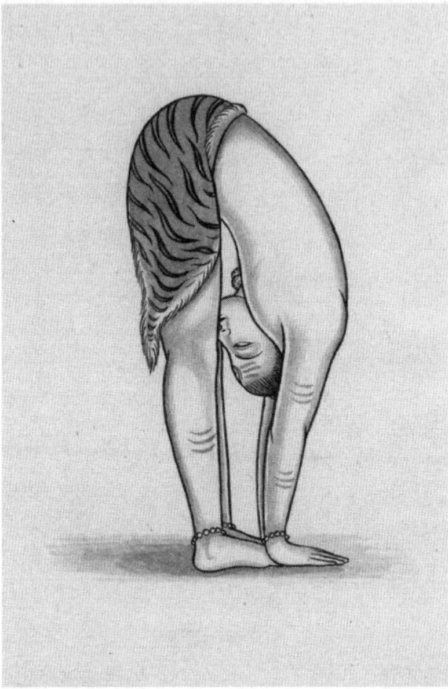

Abbildung 71 Der Gruß an die Sonne 3

- Beugen Sie sich nach vorn, während Sie ausatmen, und bringen Sie die Arme zu den Beinen, die Hände (oder die Fingerspitzen, wenn dem Körper noch die entsprechende Flexibilität fehlt) sind seitlich der Füße. Wenn man es schafft, berührt man die Knie mit der Stirn (später der Nase, dann den Lippen, schließlich dem Kinn). Schafft man dies (noch) nicht, bringt man die Hände oder Finger so tief wie möglich seitlich der Beine/Füße, je nachdem, wie es der Körper erlaubt. Wenden Sie keine Gewalt an! Vermeiden Sie ruckartige Bewegungen! Im Laufe der Zeit wird es langsam und gleichmäßig gelingen. Kontrahieren Sie in der Endstellung Ihren Unterleib.
- Das *Mantra* lautet *(OM) HRUM.*

Position 4 – Die Reiterpose

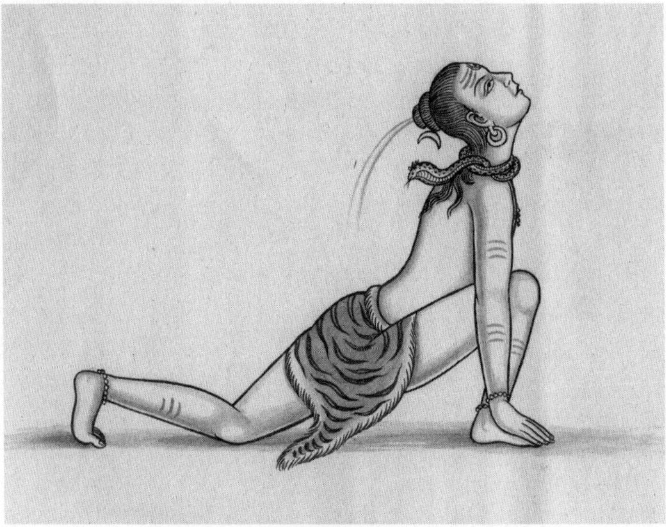

Abbildung 72 Der Gruß an die Sonne 4

- Platzieren Sie die Hände fest auf dem Boden, strecken Sie – während Sie einatmen – das linke Bein nach hinten und beugen Sie das Knie zum Boden. Während Sie das linke Bein nach hinten strecken, beugen Sie gleichzeitig das rechte Knie, ohne den rechten Fuß zu bewegen. Auch die Arme verharren – vollständig gestreckt – in ihrer Position.
- Neigen Sie den Kopf nach hinten, den Rücken gekrümmt, den Blick nach oben gerichtet.
- Das Mantra lautet *(OM) HRAIM.*

Position 5 – Der Berg

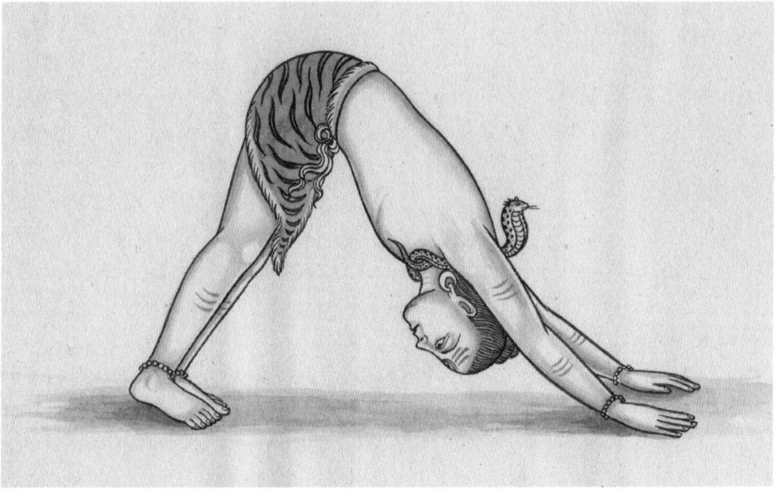

Abbildung 73 Der Gruß an die Sonne 5

- Atmen Sie aus (atmen Sie wirklich tief aus, mit dem Bewusstsein, dass diese Ausatmung eine Weile beibehalten werden muss, d. h., Sie verweilen in diesem ausgeatmeten Zustand länger als gewöhnlich – während dieser und der nächsten Position), und strecken Sie das linke Bein nach hinten, sodass es zum rechten kommt, die Füße sind ca. fünfzehn Zentimeter auseinander.
- Recken Sie das Gesäß möglichst weit nach oben, neigen Sie den Kopf nach unten. Die Beine sind gestreckt und gerade, die Fersen – wenn möglich – am Boden; die Arme sind völlig gestreckt, der Kopf nach unten gebeugt.
- Das *Mantra* dieser Position lautet *(OM) HRAUM.*

Position 6 – Die Stellung der acht Glieder

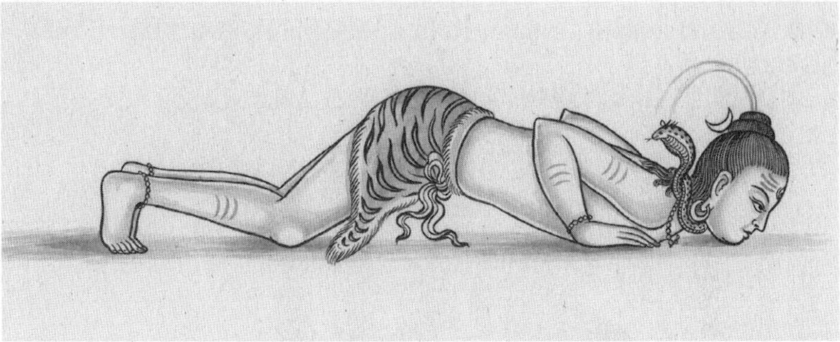

Abbildung 74 Der Gruß an dic Sonne 6

- Verharren Sie für die gesamte Dauer dieser Position im ausgeatmeten Zustand. Bringen Sie den Körper zum Boden, sodass nur die Zehen, Knie, Brust, Hände und Kinn den Boden berühren – daher der Name »Stellung der acht Glieder« (die Zehen eines jeden Fußes zählen hier als ein Körperteil). Hüften und Unterleib sind leicht angehoben.
- Das *Mantra* lautet *(OM) HRAH.*

Position 7 – Die Kobra

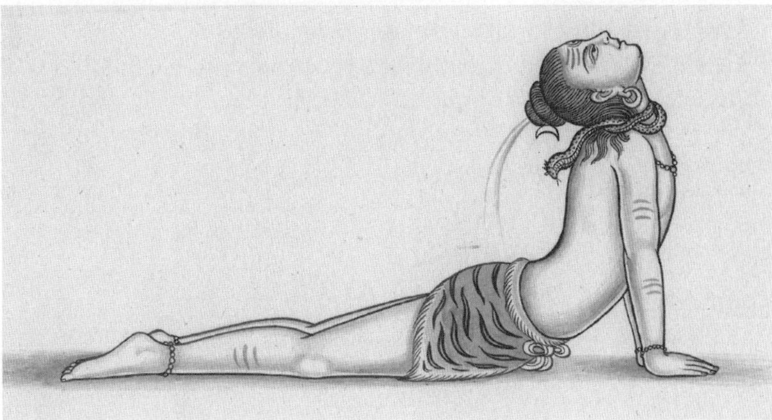

Abbildung 75 Der Gruß an die Sonne 7

- Atmen Sie ein, strecken Sie die Arme und heben Sie den Oberkörper von der Taille ab nach oben; beugen Sie den Kopf nach hinten.
- Das ist die Endstellung der Kobra mit dem *Mantra (OM) HRAM.*

Position 8 – Der Berg

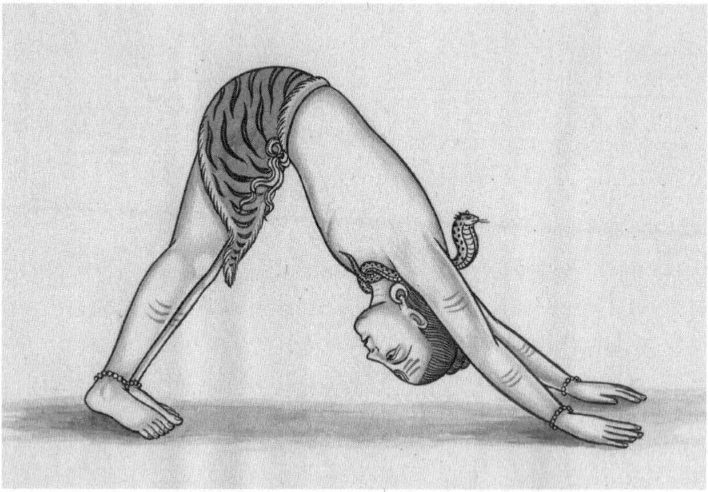

Abbildung 76 Der Gruß an die Sonne 8

- Beachten Sie: Die Positionen 8 bis 12 sind Wiederholungen der Positionen 1 bis 5 in umgekehrter Reihenfolge.
- Gehen Sie mit einer Ausatmung aus der Kobra in die Bergstellung (Position 5) zurück. *Mantra*: *(OM) HRIM.*

Position 9 – Die Reiterpose

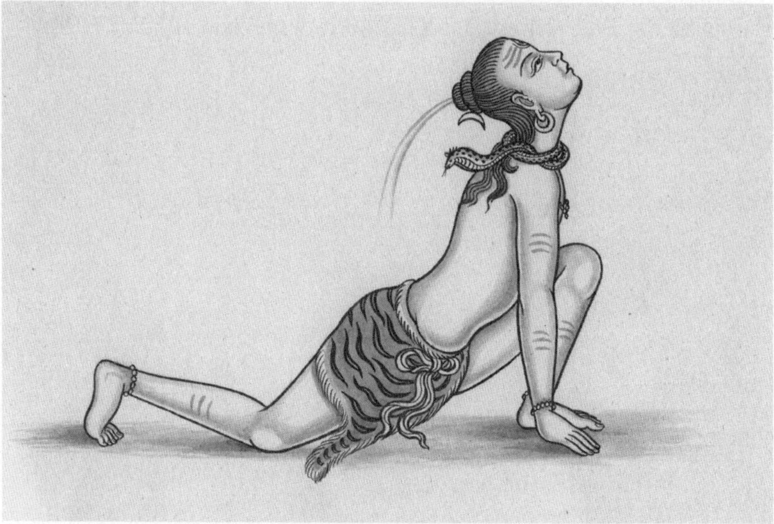

Abbildung 77 Der Gruß an die Sonne 9

- Atmen Sie ein, legen Sie die Hände fest auf den Boden und strecken Sie – während Sie einatmen – das rechte Bein nach hinten, beugen Sie das Knie dem Boden zu. Während Sie das rechte Bein nach hinten strecken, beugen Sie gleichzeitig das linke Knie, ohne den linken Fuß zu bewegen. Auch die Arme verharren – vollständig gestreckt – in ihrer Position. *Mantra*: *(OM) HRUM.*
- Beachten Sie, dass die Position der Beine hier im Vergleich zu Position 4 genau umgekehrt ist!

Position 10 – Die Hand-Fuß-Stellung

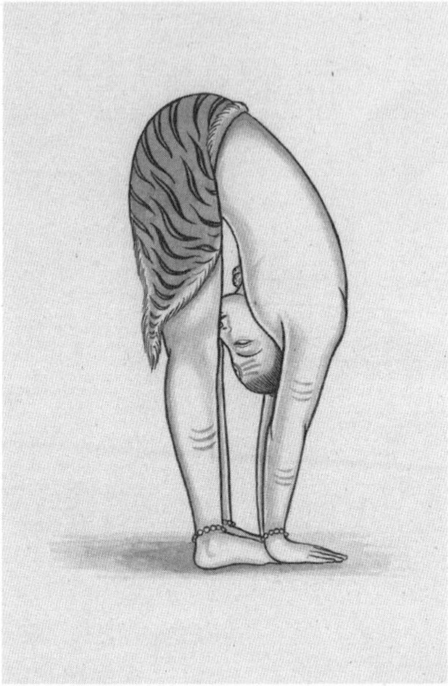

Abbildung 78 Der Gruß an die Sonne 10

- Atmen Sie aus, führen Sie den rechten Fuß zum linken. Strecken Sie beide Beine, und versuchen Sie, die Knie mit Stirn/Kinn zu berühren. Dies ist die Wiederholung der Position 3 mit dem *Mantra (OM) HRAIM.*

Position 11 – Die Haltung der gestreckten Arme

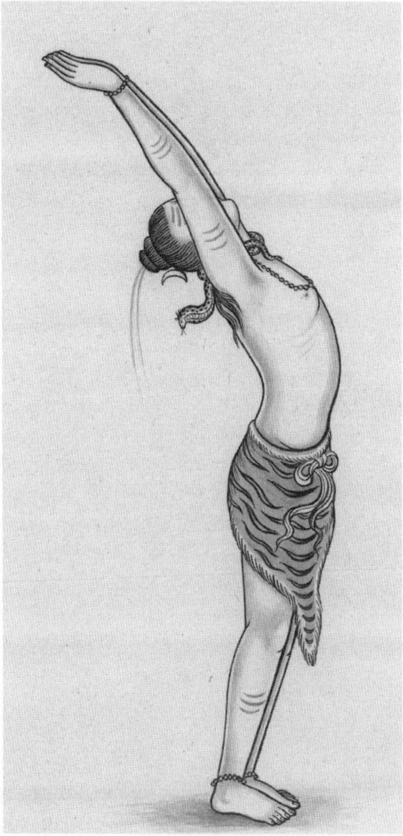

Abbildung 79 Der Gruß an die Sonne 11

- Atmen Sie ein. Strecken Sie den ganzen Körper, recken Sie die Arme hoch über den Kopf wie bei Position 2, und intonieren Sie – wenn Sie wollen – das *Mantra (OM) HRAUM.*

Position 12 – Die Gebetshaltung

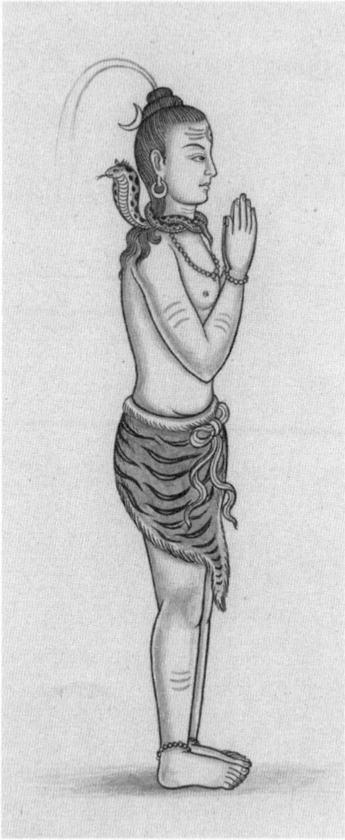

Abbildung 80 Der Gruß an die Sonne 12

- Atmen Sie aus, lassen Sie die Arme sinken und falten Sie die Hände vor der Brust. Dies ist die Wiederholung der Position 1 und beendet eine (bzw. eine halbe) Runde des Sonnengrußes mit dem *Mantra (OM) HRAH.*
- Nehmen Sie ein oder zwei tiefe Atemzüge, und wiederholen Sie die Übungen 1 bis 12. Nehmen Sie dieses Mal den linken Fuß in der Position 4 zurück, lassen Sie ihn in der Position 9 hinten. Dies vervollständigt eine vollständige Runde des Sonnengrußes.

Vier bis acht dieser vollständigen Runden von *Surya Namaskar* bilden eine gute Aufwärmübung vor einer *Asana*-Runde.
Entspannen Sie sich nach der von Ihnen gewählten Anzahl von Runden in der Totenstellung.

Übungen im Stehen

Die Baum-im-Wind-Stellung – Tiryaka Tadasana

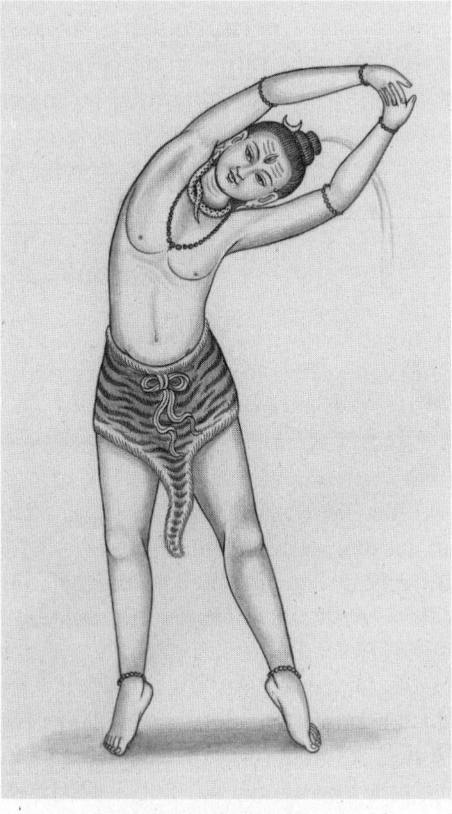

Abbildung 81 Die Baum-im-Wind-Stellung – Tiryaka Tadasana

Diese Übung ergänzt die Wirkungen von *Tadasana*. Sollten Sie am Anfang noch nicht in der Lage sein, diese Übung auf den Zehenspitzen durchzuführen, lassen Sie die Fußsohlen auf dem Boden. Nach kurzer Zeit werden Sie sicher in der Lage sein, diese Übung auch auf den Zehenspitzen auszuführen – dies bewirkt zusätzlich eine Stärkung der Wadenmuskulatur.

- Nehmen Sie die Ausgangsposition der ersten Übung *(Tadasana* – die aufrechte Stellung) ein, die Füße stehen nun allerdings ca. 30 Zentimeter auseinander, um einen festeren Stand zu haben.
- Verschränken Sie die Finger wie bei *Tadasana*, und strecken Sie Hände und Arme möglichst weit über den Kopf. Schauen Sie geradeaus.
- Beugen Sie den Körper – wenn möglich auf Zehenspitzen stehend – langsam aus der Hüfte heraus ausatmend nach rechts, kehren Sie einatmend zurück zur Mitte, ausatmend nach links, einatmend zurück zur Mitte und so fort.
- Wiederholen Sie diese Übung dreimal nach jeder Seite hin.

Der Baum – Vrikshasana

Diese Haltung kräftigt Bein- und Fußmuskulatur und die Fußgelenke. Sie stärkt den Gleichgewichtssinn und vermittelt ein Gefühl von Harmonie und Ausgeglichenheit.

- Stehen Sie in der aufrechten Stellung.
- Beugen Sie das linke Knie, und legen Sie den linken Fuß wie in der Lotusposition auf den rechten Oberschenkel.
- Stehen Sie aufrecht auf dem rechten Bein, legen Sie die Hände zusammen und recken Sie die Arme einatmend weit über den Kopf.
- Verharren Sie in dieser Position einige Augenblicke (oder einige Atemzüge lang bei normaler Atmung).
- Kehren Sie ausatmend in die Ausgangsposition zurück, und führen Sie die Übung auf dem linken Bein stehend aus.

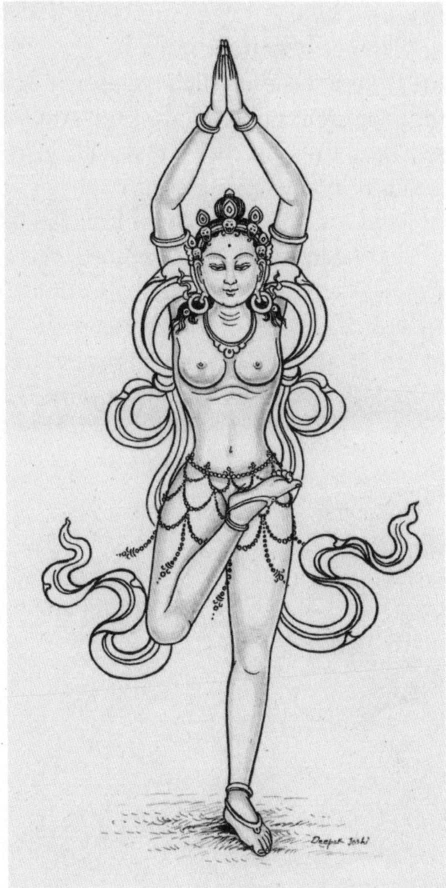

Abbildung 82 Der Baum – Vrikshasana

Das Dreieck – Trikonasana

Diese Übung stimuliert das Nervensystem und beseitigt Steifheit der Beine und Hüften. Sie heilt Rückenschmerzen und entwickelt die Brust. Sie verbessert die Verdauung, massiert die inneren Organe und kräftigt die Rückenmuskulatur.

- Stehen Sie aufrecht, und entspannen Sie sich.
- Atmen Sie ein, und öffnen Sie – wenn möglich mit einem leichten Sprung – die Beine ca. 80–100 Zentimeter.

- Heben Sie die gestreckten Arme parallel zum Boden auf Schulterhöhe, die Handflächen zeigen nach unten.
- Drehen Sie den rechten Fuß 90° nach rechts, den linken ganz leicht in dieselbe Richtung. Die Beine bleiben nun während der gesamten Übung gestreckt, die Knie durchgedrückt.
- Atmen Sie aus, und beugen Sie den Rumpf nach rechts. Führen Sie die rechte Hand außen zum rechten Knöchel (später eventuell tiefer, bis die Handfläche den Boden berührt), den gestreckten linken Arm senkrecht nach oben. Schauen Sie auf die ausgestreckten Finger der linken Hand.
- Verharren Sie einige Augenblicke – im ausgeatmeten Zustand – in dieser Haltung (oder einige Atemzüge lang bei normaler Atmung).

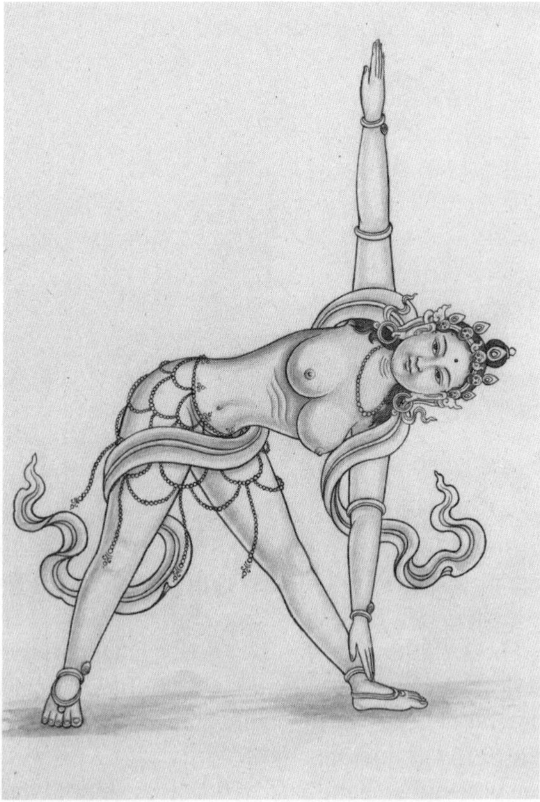

Abbildung 83 Das Dreieck – Trikonasana

- Senken Sie den Blick zum Boden, und richten Sie sich einatmend wieder auf.
- Führen Sie die Übung in derselben Weise zur anderen Seite hin aus, und springen Sie in die Ausgangsposition zurück.
- Wiederholen Sie diese Übung insgesamt dreimal nach jeder Seite hin.

Die erweiterte Seitendehnung – Parshvakonasana

Bei dieser Übung werden die Flanken stark gedehnt. Sie kräftigt Beine, Knie, Knöchel und Schultergelenke, entwickelt und stärkt die Brust, erhöht die Lungenkapazität und reduziert Fett im Bereich der Hüfte und Taille. Darmtätigkeit und Verdauung werden angeregt, Arthritis und Ischiasschmerzen gelindert, Bauch, Unterleib und Wirbelsäule vermehrt durchblutet und verjüngt. Diese Übung stimuliert die Funktion der Eierstöcke und wird bei der Behandlung von Menstruationsbeschwerden angewendet.

- Stehen Sie aufrecht, und entspannen Sie sich. Atmen Sie ein, und spreizen Sie mit einem leichten Sprung die Beine ca. 120 Zentimeter.
- Heben Sie die gestreckten Arme parallel zum Boden auf Schulterhöhe, die Handflächen sind nach unten gerichtet.
- Drehen Sie den rechten Fuß um 90°, den linken ganz leicht nach rechts. Das linke Bein bleibt nun bis zum Ende der Übung gestreckt, das Knie durchgedrückt. Das rechte Knie wird gebeugt, bis Oberschenkel und Wade im rechten Winkel zueinander stehen.
- Atmen Sie aus, während Sie die rechte Hand zum Boden führen, bis die Handfläche außen neben dem rechten Fuß auf dem Boden liegt. (Die Abbildung zeigt eine Variation, bei der die Hand an der Innenseite des Fußes liegt, sodass der Oberkörper leicht gedreht wird; diese Variation ist *Parivritta Parshvakonasana*, die gedrehte Seitendehnung.)
- Strecken Sie den linken Arm weit über das linke Ohr, die Handflächen zeigen nach unten, bis linker Arm, Oberkörper und linkes Bein eine weitgehend gerade Linie bilden. Blicken Sie auf Ihre linke Handfläche.
- Verharren Sie im ausgeatmeten Zustand in dieser Position (oder mit ruhiger tiefer Atmung bis zu einer Minute).

- Richten Sie den Blick zum Boden, und atmen Sie ein, während Sie sich langsam aufrichten.
- Führen Sie diese Übung zur anderen Seite hin aus, wiederholen Sie die Übung nach jeder Seite hin weitere zwei Male (insgesamt dreimal nach jeder Seite hin) und springen Sie in die Ausgangsstellung zurück.

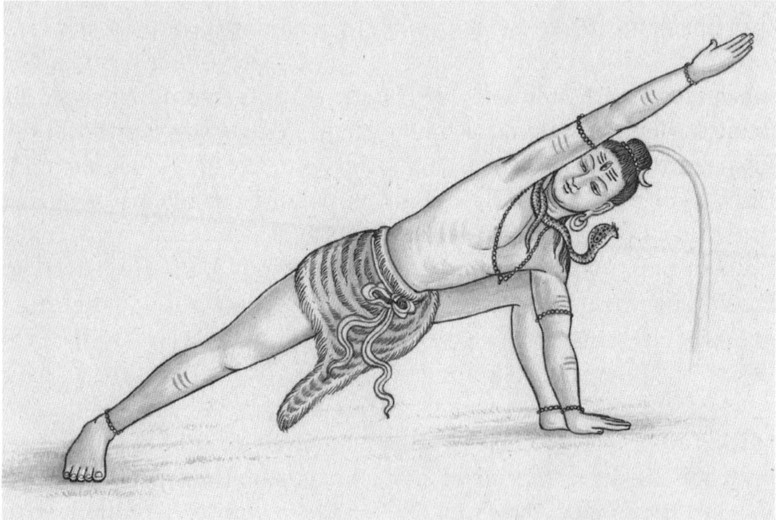

Abbildung 84 Die erweiterte Seitendehnung – Parshvakonasana

Der Krieger – Virabhadrasana

Diese Übung weitet die Brust und unterstützt eine tiefe Atmung. Steifheit in den Gelenken verschwindet, Beine und Füße werden gekräftigt. Auch die Rückenmuskulatur wird gestärkt. Diese sehr ästhetische Übung vermittelt ein tiefes Gefühl von Ausgewogenheit, Kraft und Harmonie.

Virabhadrasana, so der Sanskritname der Übung, »der siegreiche Held«, geht wie so manche Yogaposition auf einen uralten Mythos zurück: die Geburt des Kriegsgottes.

Shivas Schwiegervater, Daksha-Prajapati, König von Kankhal und arischer Schöpfergott, feierte einst ein großes Opferfest, zu dem er alle Edlen und alle Götter einlud. Nur seine Tochter Sati und deren

Mann, den verabscheuten Shiva, lud er nicht zum Fest. Doch Sati ließ es sich nicht nehmen, beim Fest zu erscheinen. Und als ihr Vater und einige der Anwesenden sich über ihren Gatten und dessen seltsame Gewohnheiten lustig machten, stürzte sie sich aus Scham in das Opferfeuer und verbrannte.
Als Shiva vom Tod der geliebten Frau hörte, riss er eine Strähne aus seinen Locken und warf sie zu Boden. Augenblicklich verwandelte sich die Strähne in einen heldenhaften Kämpfer, der Shivas Anhänger um sich scharte, um mit ihnen das Opfer zu zerstören und Daksha-Prajapati zu töten. *Virabhadra*, der Siegreiche, war geboren. Sati aber wurde wiedergeboren als Parvati, die Tochter Himavats (Personifikation des Himalaya) und der göttlichen Nymphe Mena, und später erneut Shivas Gemahlin.
Die folgenden drei Variationen sollten – wenn möglich – als Zyklus nacheinander ausgeführt werden.

Position 1

- Stehen Sie aufrecht, und entspannen Sie sich.
- Atmen Sie ein, und spreizen Sie die Beine mit einem Sprung möglichst weit (120–130 Zentimeter).
- Atmen Sie aus, strecken Sie die Arme einatmend weit über den Kopf und legen Sie die Handflächen aneinander. Drehen Sie den Oberkörper nach rechts. Die Füße werden wie bei der vorangegangenen Übung nach rechts gedreht: der rechte um ca. 90°, der linke nur ein wenig.
- Atmen Sie aus, beugen Sie das rechte Knie, bis der Oberschenkel sich parallel zum Boden befindet und das Schienbein senkrecht zum Boden steht. Das linke Knie bleibt gestreckt, das Bein gedehnt. Recken Sie den Kopf nach oben, und richten Sie den Blick auf Ihre Hände.
- Verharren Sie einige Augenblicke – ausgeatmet – in dieser Position.
- Atmen Sie ein, richten Sie sich auf und führen Sie die Übung zur anderen Seite hin aus.
- Führen Sie diese Übung nach jeder Seite hin zwei weitere Male aus, atmen Sie aus, springen Sie in die Ausgangsposition zurück und entspannen Sie sich.

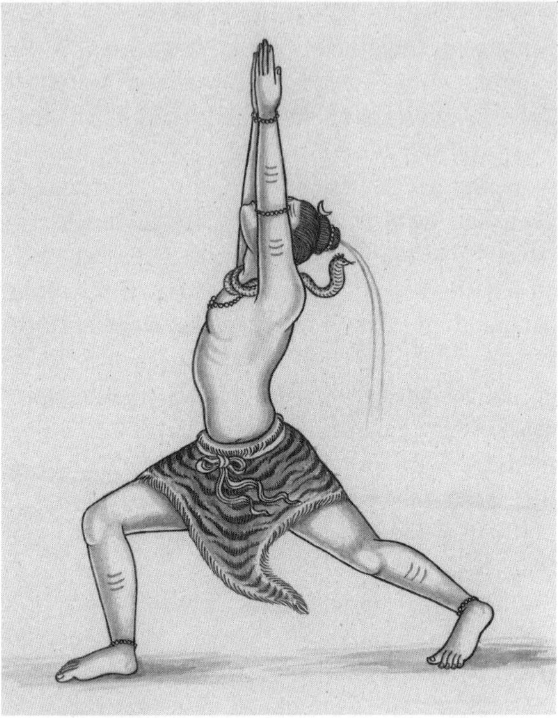

Abbildung 85 Der Krieger I – Virabhadrasana

Position 2

- Stehen Sie aufrecht, und entspannen Sie sich. Atmen Sie ein, und spreizen Sie die Füße mit einem Sprung möglichst weit (ca. 120–130 Zentimeter).
- Atmen Sie aus.
- Atmen Sie ein, und recken Sie die Arme seitlich auf Schulterhöhe parallel zum Boden, die Handflächen zeigen nach unten. Drehen Sie den Oberkörper wie bei Position 1: den Oberkörper nach rechts, den rechten Fuß um ca. 90°, den linken nur ganz leicht nach rechts.
- Atmen Sie aus, und beugen Sie das rechte Knie wie zuvor, das linke Knie bleibt durchgedrückt. Richten Sie Ihren Blick auf den rechten Handrücken.
- Verharren Sie – ausgeatmet – einige Augenblicke in dieser Position.

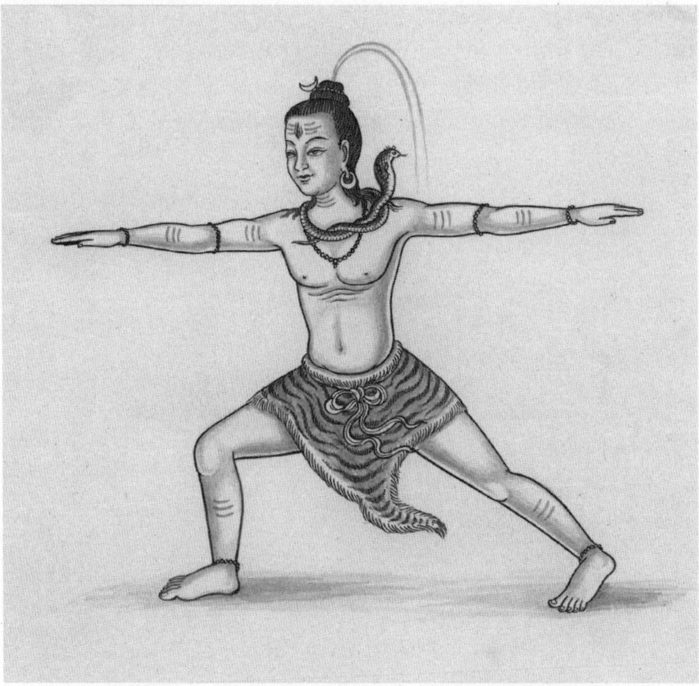

Abbildung 86 Der Krieger II – Virabhadrasana

- Atmen Sie ein, richten Sie sich auf und führen Sie die Übung zur anderen Seite hin aus.
- Führen Sie diese Übung nach jeder Seite hin zwei weitere Male aus, atmen Sie aus, springen Sie in die Ausgangsposition zurück und entspannen Sie sich.

Position 3

- Stehen Sie aufrecht, und entspannen Sie sich. Atmen Sie ein, und spreizen Sie die Beine mit einem Sprung wie bei Position 1 und 2.
- Kommen Sie zur Endposition der Position 1.
- Atmen Sie aus, und beugen Sie Rumpf und Arme nach vorn, bis sie eine Parallele zum Boden bilden.
- Heben Sie – einatmend – das linke gestreckte Bein vom Boden, und strecken Sie nun auch das rechte Bein.
- Verharren Sie in dieser Position einige Augenblicke.

- Atmen Sie aus, kehren Sie in die Ausgangsstellung (Position 1) zurück und führen Sie die Übung zur anderen Seite hin aus.
- Wiederholen Sie diese Übung nach jeder Seite hin weitere zwei Male, springen Sie in die Ausgangsposition zurück und entspannen Sie sich.

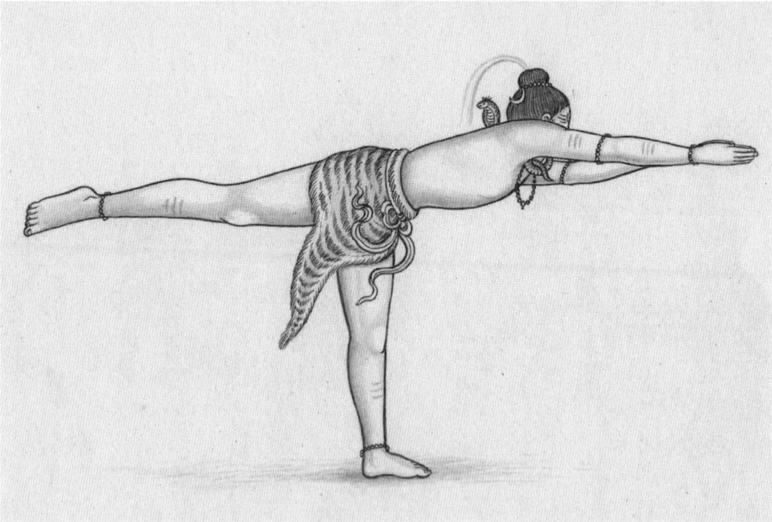

Abbildung 87 Der Krieger III – Virabhadrasana

Die intensive Seitendehnung – Parshvottanasana

Bei dieser Übung werden – ähnlich wie bei der erweiterten Seitendehnung – die Seiten stark gedehnt. Sie beseitigt oder lindert zumindest Steifheit in den Beinen und Hüften. Sie kräftigt die Bein- und Hüftmuskulatur, erhöht die Flexibilität der Wirbelsäule und massiert sanft die Unterleibsorgane.

- Stehen Sie aufrecht, und entspannen Sie sich. Legen Sie die Hände hinter dem Rücken auf Höhe der Schulterblätter in der *Anjali (Pranam) Mudra*, der Geste der Begrüßung und des Gebets, zusammen.
- Ziehen Sie Ellbogen und Schultern möglichst weit nach hinten.

- Atmen Sie ein, und spreizen Sie die Beine mit einem sanften Sprung ca. einen Meter.
- Atmen Sie aus.
- Atmen Sie ein, drehen Sie Oberkörper und rechten Fuß um 90° nach rechts, den linken ca. 75°. Legen Sie den Kopf weit in den Nacken.
- Atmen Sie aus, und beugen Sie Kopf und Rumpf langsam nach vorn – das linke Knie bleibt während der ganzen Übung durchgedrückt, das rechte Bein gestreckt –, bis Stirn, dann Nase, Mund und schließlich Kinn Ihr rechtes Knie berühren.
- Versuchen Sie, auch das rechte Knie durchzudrücken, das Bein zu strecken.
- Verharren Sie einige Augenblicke in dieser Position.
- Bewegen Sie nun – ohne sich vorher aufzurichten – Kopf und Rumpf zum linken Knie hin; verändern Sie gleichzeitig die Stellung der Beine und Füße in diese Richtung.
- Atmen Sie ein, und richten Sie Oberkörper und Rumpf auf, legen Sie den Kopf weit in den Nacken wie zuvor.
- Atmen Sie aus, und beugen Sie nun Rumpf und Kopf dem linken Knie zu, bis Stirn, dann Nase, Mund und schließlich Kinn das linke Knie berühren.

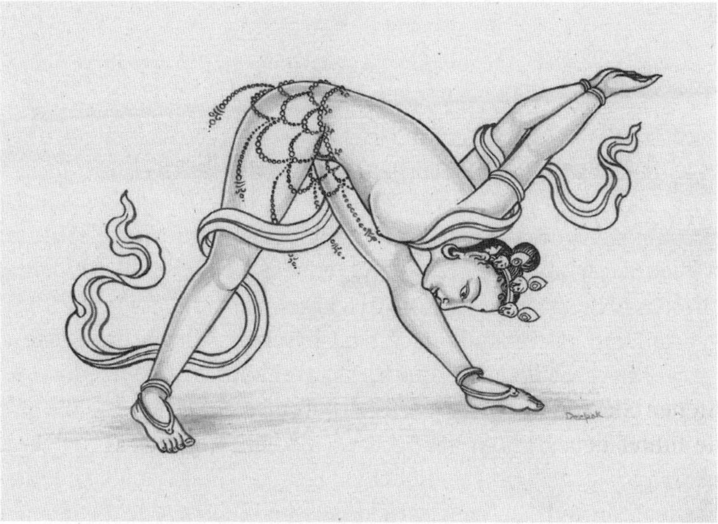

Abbildung 88 Die intensive Seitendehnung – Parshvottanasana

- Drücken Sie beide Knie gut durch, und verharren Sie einige Augenblicke im ausgeatmeten Zustand in dieser Position.
- Drehen Sie Kopf und Beine zur Mitte hin. Richten Sie sich, während Sie einatmen, auf.
- Wiederholen Sie diese Übung weitere zwei Male, atmen Sie aus, springen Sie in die Ausgangsposition zurück und lösen Sie die Hände.

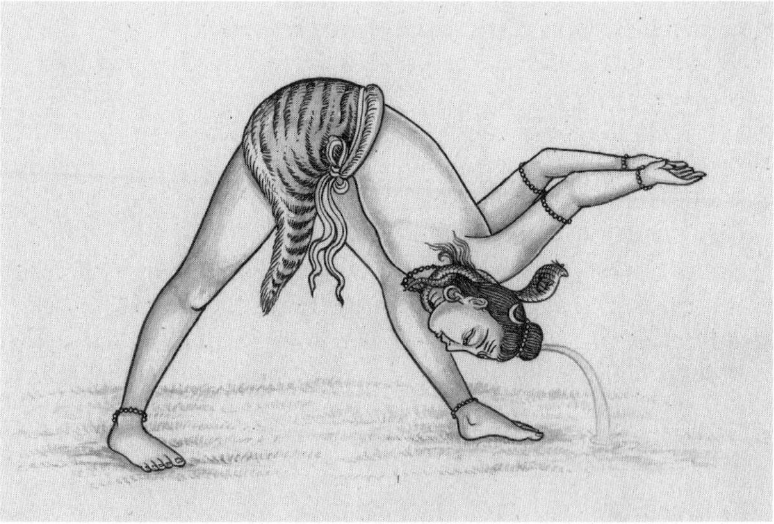

Abbildung 88a Die intensive Seitendehnung – Parshvottanasana

Die Hand-Fuß-Stellung – Pada-Hasta-Asana

Diese Übung reduziert Fett, kräftigt Rücken und Wirbelsäule und macht sie geschmeidiger. Alle Nerven der Wirbelsäule werden stimuliert und gekräftigt, der Stoffwechsel wird angeregt. Sie beseitigt Probleme im Sexualbereich und beschert – nach der Lehre des Yoga – eine problemlose Geburt. Sie sorgt für eine gute Durchblutung des Gehirns und der Organe des Kopfes.

Stufe 1

- Stehen Sie aufrecht mit geschlossenen Beinen wie in der Ausgangsposition der aufrechten Stellung.

- Atmen Sie aus, während Sie sich behutsam, mit völlig entspannter Rückenmuskulatur nach vorn beugen; die Knie bleiben gestreckt.
- Bringen Sie die Hände – sanft, ohne Gewalt anzuwenden, ohne »nachzuwippen« – so nahe wie möglich zu Ihren Füßen, den Kopf möglichst nahe zu den gestreckten Knien. Mit der Zeit wird es Ihnen möglich sein, dass Ihre Handflächen die Füße berühren und die Stirn die Knie berührt.
- Verharren Sie in dieser Position einige Augenblicke, und kehren Sie langsam, während Sie einatmen, in die Ausgangslage zurück.
- Wiederholen Sie diese Übung weitere zwei Male.

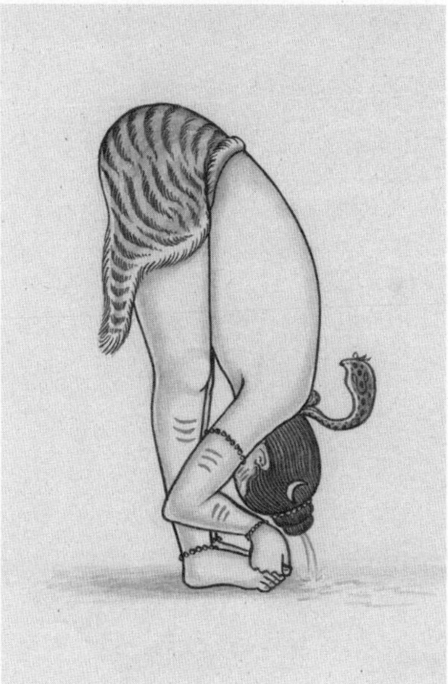

Abbildung 89 Die Hand-Fuß-Stellung – Pada-Hasta-Asana

Stufe 2

Eine etwas dynamischere Variante dieser Übung verbindet Teile des Sonnengrußes (*Surya Namaskar)* mit der vorherigen eher statischen Hand-Fuß-Stellung.

- Stehen Sie aufrecht, und atmen Sie ein, während Sie die Arme weit über den Kopf strecken.

- Atmen Sie aus, und beugen Sie den Oberkörper, wie zuvor beschrieben, in die Endstellung.
- Verharren Sie einige Augenblicke in diesem ausgeatmeten Zustand *(Bahya Kumbhaka).*
- Richten Sie sich einatmend auf, und recken Sie die Arme weit über den Kopf. Atmen Sie aus, und kehren Sie in die Ausgangsposition (wenn Sie wollen, mit *Anjali Mudra*) zurück.
- Wiederholen Sie diese Übung – ohne sich anzustrengen – weitere zwei Male.

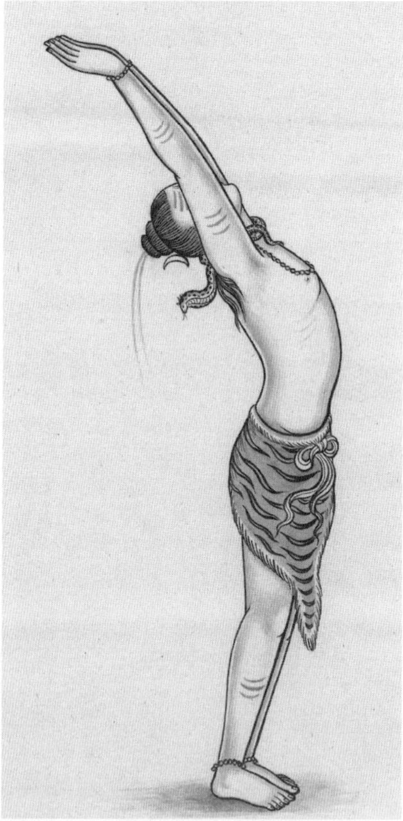

Abbildung 90 Die Hand-Fuß-Stellung, dynamisch – Pada-Hasta-Asana
Siehe Gruß an die Sonne 2.

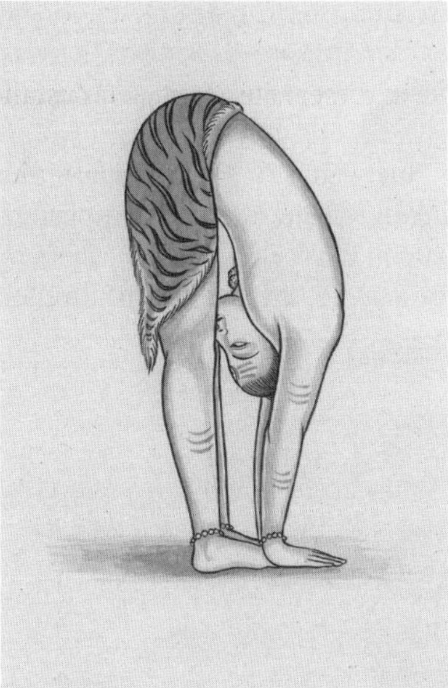

Abbildung 91 *Die Hand-Fuß-Stellung,* dynamisch – Pada-Hasta-Asana Siehe Gruß an die Sonne 3.

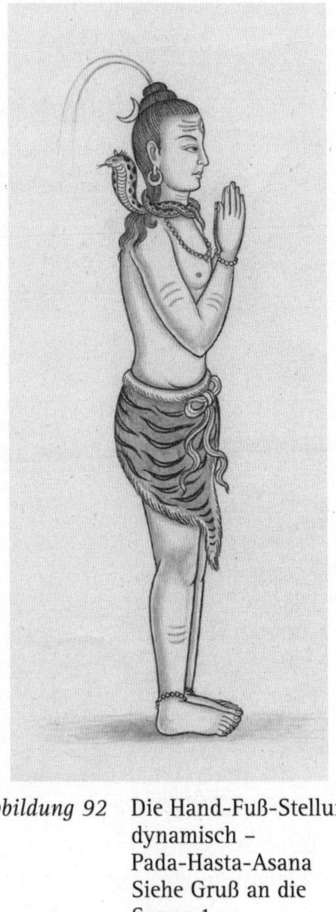

Abbildung 92 Die Hand-Fuß-Stellung, dynamisch – Pada-Hasta-Asana Siehe Gruß an die Sonne 1.

Stufe 3 Die intensive Kopf-Knie-Stellung – Uttanasana

Der Sanskritname der Übung lautet *Uttanasana*. *Ut* bedeutet »etwas intensiv, aber behutsam tun«, *tan* bedeutet »strecken«. *Uttanasana* ist also eine Übung, bei der Wirbelsäule und Rücken intensiv, aber behutsam gestreckt werden. Sie ist eine weiterführende Variante der Hand-Fuß-Stellung, bei der die inneren Organe, insbesondere Leber, Milz und Nieren, massiert werden. Sie kräftigt und belebt die Nerven der Wirbelsäule und des Rückens und sorgt für eine bessere Durchblutung der Gehirnzellen.

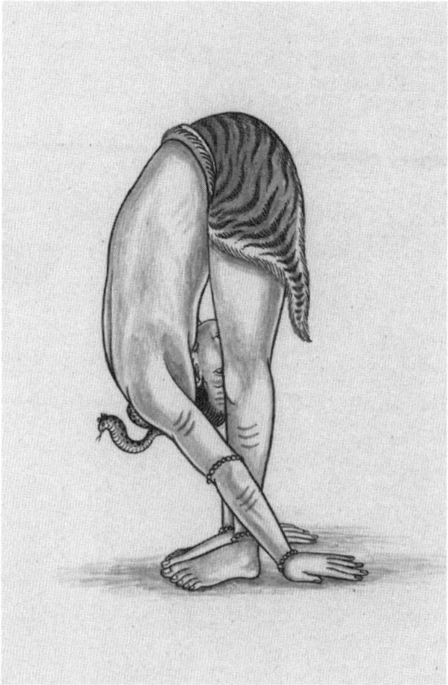

Abbildung 93 Die intensive Kopf-Knie-Stellung – Uttanasana

- Stehen Sie aufrecht, und entspannen Sie sich.
- Atmen Sie aus, während Sie den Oberkörper leicht nach vorn beugen und die Handflächen neben den Füßen – wenn möglich noch hinter den Fersen – auf dem Boden platzieren; der Kopf bleibt noch aufgerichtet, in den Nacken gelegt. Auch diesmal bleiben die Knie während der gesamten Dauer der Übung durchgedrückt und die Beine gestreckt.
- Atmen Sie ein, dann wieder aus, während Sie den Oberkörper weiter den Beinen zu beugen und den Kopf an die Knie legen.

- Verharren Sie in dieser Position einige Augenblicke, und kehren Sie einatmend in die Ausgangsstellung zurück.
- Wiederholen Sie diese Übung weitere zwei Male.

Übungen im Sitzen

Die Kopf-Knie-Stellung – Janu-Shirsh-Asana

In der vollständigen Endposition – die von den meisten zu Beginn nicht erreicht wird – berührt der Kopf das Knie, daher der indische Name der Übung: Knie – *Janu,* Kopf – *Shirsh,* Stellung – *Asana.* Diese Übung kräftigt Leber, Milz, Nieren, Bauchspeicheldrüse und Nebennieren. Die Verdauung wird unterstützt, die Assimilation erhöht, ein Zuviel an Fett in der Unterleibsregion beseitigt. Diese Übung reguliert – vor allem bei Männern – den Bereich der Genitalorgane, Prostataleiden werden ebenso verringert wie eine Vielzahl von Unterleibsbeschwerden bei Frauen. Auch die Hüftgelenke werden geschmeidiger und gekräftigt.

- Setzen Sie sich mit ausgestreckten Beinen auf den Boden, schließen Sie die Augen und entspannen Sie sich.
- Beugen Sie das linke Knie (das rechte Bein bleibt während der Übung gestreckt am Boden), die linke Ferse sitzt am Perineum, die Sohle des linken Fußes wird an den rechten Oberschenkel gepresst. Führen Sie das linke Knie zum Boden. Wenden Sie keine Gewalt an, wenn dies – zu Beginn – noch nicht so recht klappt! Verharren Sie in der Ihnen möglichen Stellung.
- Beugen Sie sich zunächst mit dem Nacken (Blickrichtung zum Nabel), dann mit dem Oberkörper nach vorn, und während Sie ausatmen, umfassen Sie die Zehen des ausgestreckten rechten Beins mit den Händen.
- Ziehen Sie den Oberkörper weiter sanft nach vorn, bis die Stirn das Knie berührt.
- Führen Sie *Mula Bandha,* den Unterleibsverschluss, aus und verharren Sie in dieser Position einige Augenblicke im ausgeatmeten Zustand *(Bahya Kumbhaka),* wenn Sie länger in dieser Stellung

verharren, mit normaler Atmung. Lösen Sie den Verschluss, richten Sie sich langsam einatmend auf und kehren Sie in die Ausgangsstellung zurück.
- Führen Sie diese Übung zur anderen Seite hin aus.
- Wiederholen Sie die Übung abwechselnd nach jeder Seite hin weitere zwei Male.

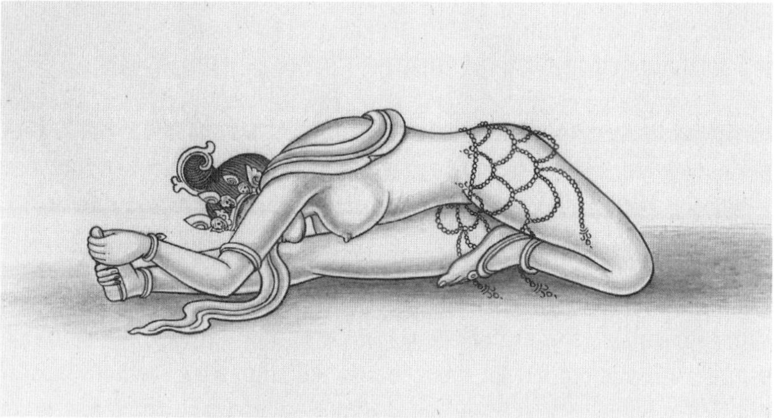

Abbildung 94 Die Kopf-Knie-Stellung – Janu-Shirsh-Asana

Die gedrehte Kopf-Knie-Stellung – Parivritti Janu-Shirsh-Asana

Die Wirkungen dieser *Asana* sind identisch mit denen der Kopf-Knie-Stellung. Zusätzlich wird die Blutzirkulation zur Wirbelsäule hin verstärkt, die Bauchorgane werden etwas stärker massiert, die Wirbelsäule wird auch in seitlicher Drehung flexibler, die Seiten werden gedehnt.

- Setzen Sie sich aufrecht mit gestreckten Beinen auf den Boden, schließen Sie die Augen und entspannen Sie sich.
- Beugen Sie das linke Knie wie bei der Kopf-Knie-Stellung, pressen Sie die linke Ferse gegen den Damm, der linke Fuß liegt am rechten Oberschenkel an.
- Dehnen Sie das linke Knie so weit wie möglich nach hinten.
- Führen Sie die rechte Hand auf der Innenseite des rechten Beins

zum rechten Fuß, sodass der Daumen zur Erde zeigt, der kleine Finger nach oben.

- Führen Sie ausatmend den linken Arm über den Kopf zu den Zehen des rechten Fußes, ziehen Sie die rechte Schulter in Richtung des rechten Fußes und führen Sie *Mula Bandha* aus.
- »Öffnen« Sie den Oberkörper, indem Sie in Richtung Decke schauen – einige Yogaschulen bezeichnen diese Übung deshalb auch als »Fenster«.
- Verharren Sie in dieser Stellung einige Augenblicke.
- Lösen Sie den Verschluss, und kehren Sie einatmend in die Ausgangslage zurück, wechseln Sie die Stellung der Beine und führen Sie diese Übung zur anderen Seite hin aus.
- Wiederholen Sie diese Übung abwechselnd nach jeder Seite hin weitere zwei Male.

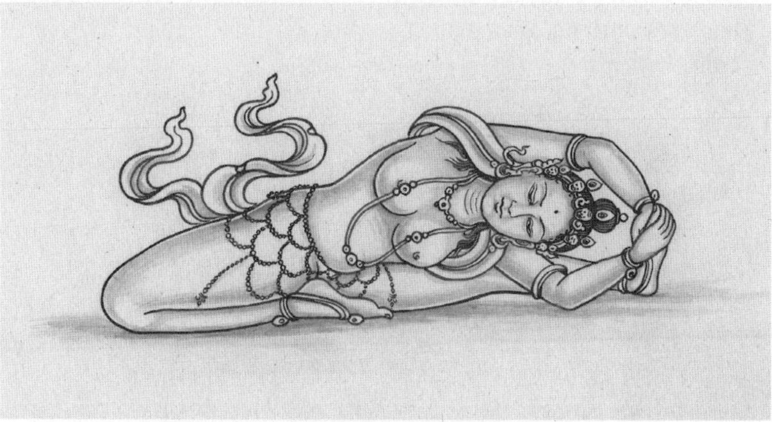

Abbildung 95 Die gedrehte Kopf-Knie-Stellung – Parivritti Janu-Shirsh-Asana

Der halbe Drehsitz – Ardha Matsyendrasana

Der Name dieser Übung – *Matsyendrasana* – geht auf den Weisen Matsyendranath zurück, den »Herrn der Fische«, jenen Ahnherrn des Yoga, der der Sage nach den Menschen den Yoga brachte[32]. *Matsyendrasana* ist also eigentlich die »Stellung des Meisters Matsyendra«, *Ardha Matsyendrasana* eine einfachere Variante. Aufgrund der Ober-

körperdrehung wurde diese *Asana* jedoch – selbst in Indien – unter dem Namen »Drehsitz« bekannt.
Diese Übung kräftigt und stärkt den gesamten Organismus und gilt als ausgezeichnetes Verjüngungsmittel. Sie tonisiert Rückennerven und Wirbelsäule und hält sie elastisch. Sie massiert die inneren Organe und erhält sie jung. Sie regt Leber, Nieren, Nebennieren, Milz, Bauchspeicheldrüse und Darm an und beseitigt Verdauungsprobleme und Diabetes. Sie hilft gegen Lumbago und Muskelrheumatismus.

- Setzen Sie sich mit gestreckten Beinen auf den Boden. Schließen Sie die Augen, und entspannen Sie sich.
- Beugen Sie das linke Knie unter dem rechten Oberschenkel, und führen Sie die linke Ferse neben die rechte Hüfte.
- Stellen Sie den rechten Fuß möglichst eng neben dem linken Knie flach auf den Boden. Führen Sie den linken Arm außen am rechten Bein entlang, und halten Sie mit der linken Hand das rechte Fußgelenk.

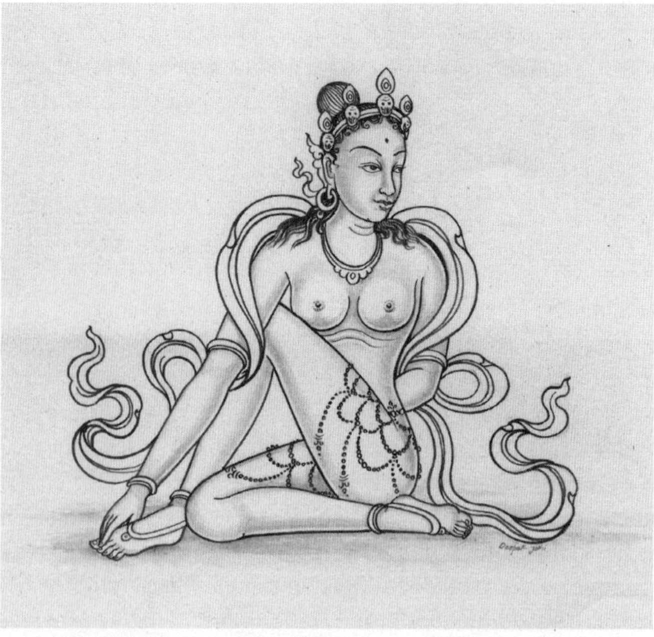

Abbildung 96 Der halbe Drehsitz – Ardha Matsyendrasana

- Drehen Sie den Oberkörper nach rechts, führen Sie den rechten Arm ausatmend hinter den Rücken und drehen Sie Rücken und Nacken ohne Gewaltanwendung so weit wie möglich nach rechts.
- Verharren Sie einige Augenblicke in dieser Endposition mit angehaltenem Atem *(Bahya Kumbhaka)* oder mehrere Atemzüge lang bei normaler Atmung, kehren Sie einatmend in die Ausgangsposition zurück und führen Sie die Übung zur anderen Seite hin aus.
- Wiederholen Sie diese Übung abwechselnd nach jeder Seite hin weitere zwei Male.

Der Kuhkopf – Gomukhasana

Diese Übung macht Schultern, Handgelenke, Hüften, Beine, Knie und Fußgelenke geschmeidiger. Sie hilft bei der Heilung von Diabetes, Rückenschmerzen, steifen Schultern und steifem Nacken. Sie beseitigt Störungen im Sexualbereich, stimuliert die Bauchorgane, insbesondere Nieren und Galle, und lindert Rheumatismus und Ischias. Sie beugt Deformationen der Wirbelsäule vor, der Rücken wird gerade, die Brust kräftigt und entwickelt sich, die Lungenkapazität wird erhöht. Sie stärkt die gerade Haltung der Halswirbelsäule und beugt einer durch eine Schmerzhaltung bedingten Muskelverspannung und Versteifung des Nackens vor oder unterstützt deren Therapie.

- Setzen Sie sich aufrecht auf den Boden, schließen Sie die Augen und entspannen Sie sich.
- Winkeln Sie das linke Bein ab, und legen Sie die linke Ferse neben die rechte Hüfte (oder setzen Sie sich auf die linke Ferse).
- Schlagen Sie das rechte Bein angewinkelt über das linke. Die Oberschenkel ruhen aufeinander, die Knie berühren sich (mit der Zeit), der rechte Fuß ruht neben der linken Hüfte auf dem Boden.
- Führen Sie einatmend den linken Arm hinter den Rücken, den rechten über die rechte Schulter. Führen Sie die Finger der beiden Hände – eventuell erst nach ein paar Tagen der Übung – hinter dem Rücken zusammen.
- Verharren Sie einige Augenblicke mit angehaltenem Atem *(Antara Kumbhaka)* oder mit tiefer, ruhiger Atmung bis zu einer Minute in dieser Stellung.

- Lösen Sie ausatmend Hände und Beine, und wiederholen Sie die Übung zur anderen Seite hin.
- Wiederholen Sie diese Übung abwechselnd nach jeder Seite hin weitere zwei Male.

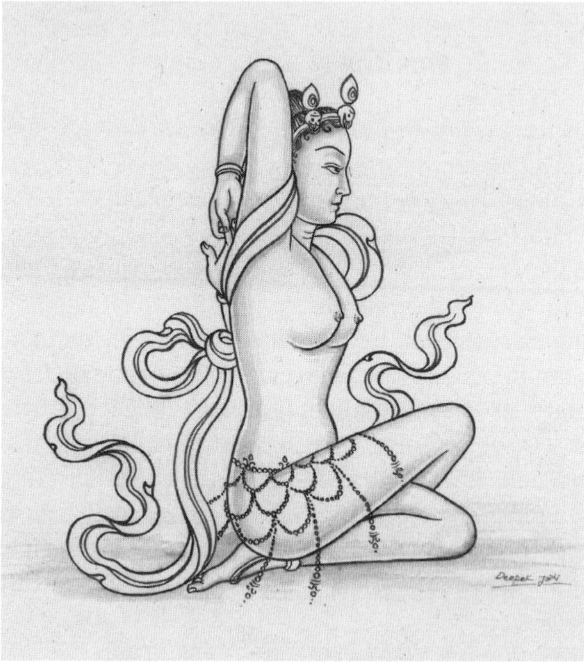

Abbildung 97 Der Kuhkopf – Gomukhasana

Übungen im Knien

Ausgangspunkt für die Übungen im Knien bildet üblicherweise *Vajrasana*, der Diamantsitz.

Das Kamel – Ushtrasana

Der Sanskritname dieser Übung lautet *Ushtrasana*. *Ushtra* heißt »Kamel«; und rund wie der Höcker eines wohlgenährten Kamels sollte der Oberkörper bei dieser Übung gebogen werden.
Diese Übung kräftigt die Wirbelsäule und die Organe des Verdauungs-, Ausscheidungs- und Fortpflanzungssystems. Die Wirbelsäule wird ebenso gelenkiger und geschmeidiger wie die Gelenke der Arme und Beine und das Becken. Durch die Rückwärtsdehnung werden die inneren Organe gedehnt und massiert. Diese Übung beseitigt Verdauungsprobleme, Rückenschmerzen, Lumbago und Rundrücken.
In Indien wird sie alten Menschen und selbst solchen, deren Rückgrat verletzt wurde, empfohlen. Aus meiner Erfahrung mit westlichen Schülern muss ich allerdings die absolute Unbedenklichkeit bei dieser Übung ohne ein Mindestmaß an Gelenkigkeit verneinen. Führen Sie sie ohne Anstrengung aus – wenn die Zeit reif dafür ist.

- Setzen Sie sich in *Vajrasana*, den Diamantsitz, schließen Sie die Augen und entspannen Sie sich.
- Halten Sie Beine und Füße geschlossen. Fällt Ihnen das anfangs noch schwer, wählen Sie die etwas einfachere Variante, bei der Beine und Füße leicht geöffnet sind.
- Atmen Sie ein, während Sie sich in den Oberschenkeln aufrichten, dann wieder aus, während Sie sich nach rückwärts beugen und die Handflächen auf die Fersen (oder auf die nach oben gerichteten Fußsohlen) legen.
- Kontrahieren Sie Gesäßmuskulatur und Schließmuskel *(Ashvini Mudra)*, und dehnen Sie Rücken, Nacken und Kopf möglichst weit nach hinten.
- Verharren Sie in dieser Position mit angehaltenem Atem *(Bahya Kumbhaka)* einige Augenblicke oder bei normaler Atmung, solange Ihnen dies ohne Anstrengung möglich ist (bis zu drei Minuten).

- Kehren Sie einatmend in die Ausgangsposition, den Diamantsitz, zurück.
- Wiederholen Sie diese Übung – falls Sie sie nur kurz ausgeführt haben – weitere zwei Male.

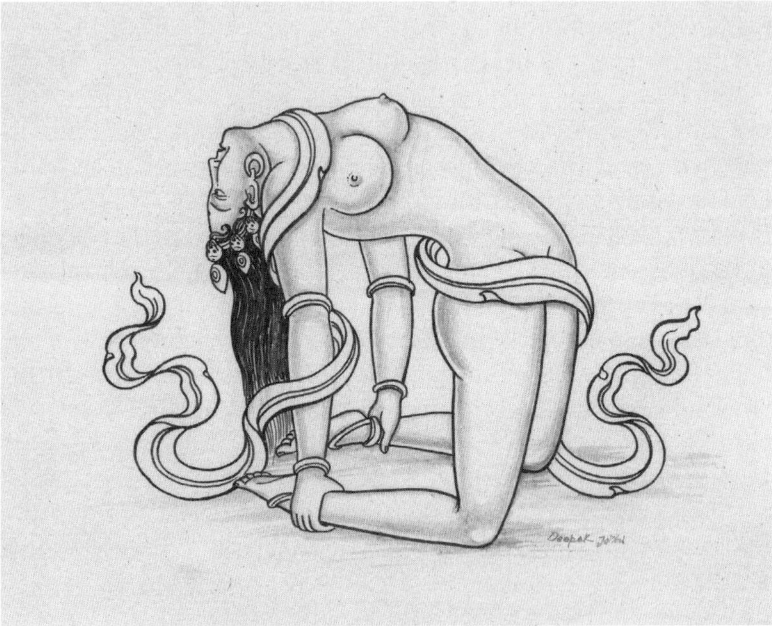

Abbildung 98 Das Kamel – Ushtrasana

Der Stock – Dand-Asana

Danda heißt auf Sanskrit »Stock«, und aufrecht und gerade wie ein Stock sitzt man bei dieser Übung. Sie kann im Sitzen – mit nach vorn gestreckten Beinen – oder im Knien – aus dem Diamantsitz oder der Heldenpose – ausgeführt werden. Sie kann immer wieder als »Kontrapunkt« zwischen einzelnen Übungen ausgeführt werden, um die Wirbelsäule zu strecken und zu »begradigen«, und ist daher ein vorzüglicher Ausgleich zu allen Rückwärtsbeugen und Drehübungen.

Diese Übung kräftigt die Wirbelsäule und erweitert den Brustkorb. Sie wirkt äußerst wohltuend auf die Atmung, beruhigt und trägt zu einer harmonischen Entwicklung der Muskulatur und einem Abbau von Fett in der Taillengegend bei.

- Setzen Sie sich mit nach vorn gestreckten Beinen – oder im Diamantsitz oder der Heldenpose – auf den Boden, schließen Sie die Augen und entspannen Sie sich.
- Halten Sie den Rücken gerade, und legen Sie die Hände mit den Fingern nach vorn neben den Hüften auf den Boden, wenn Sie aus dem Diamantsitz oder der Heldenstellung üben, auf die Knie.
- Ziehen Sie, wenn Sie mit nach vorn gestreckten Beinen üben, die Zehen nach oben, und spannen Sie die Oberschenkel an.
- Verschränken Sie die Finger wie bei der aufrechten Stellung *(Tadasana)*, sodass die Handflächen nach oben zeigen, und strecken

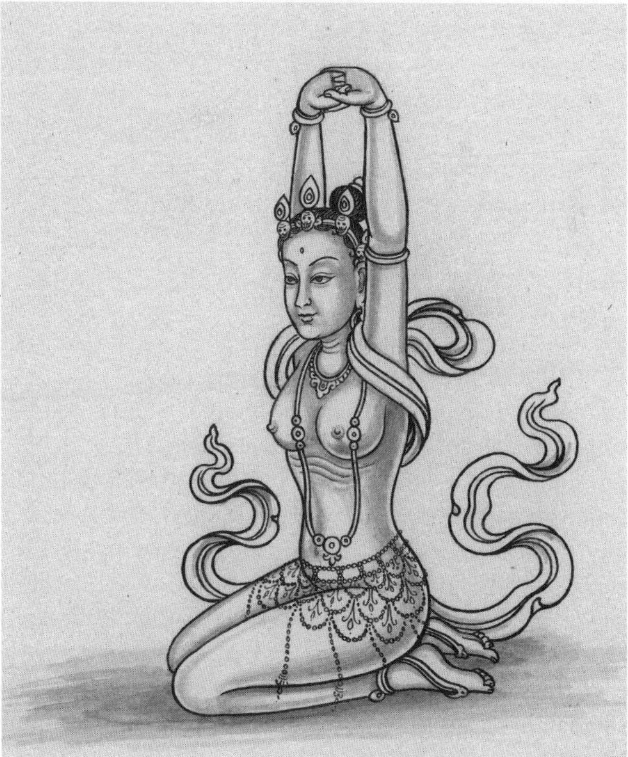

Abbildung 99 Der Stock – Dand-Asana

Sie einatmend Arme und Hände wie bei der aufrechten Stellung möglichst weit über den Kopf.

- Verharren Sie so einige Augenblicke oder mehrere Atemzüge mit normaler Atmung.
- Kehren Sie ausatmend in die Ausgangsposition zurück.
- Wiederholen Sie diese Übung - bei Bedarf - mehrmals.

Die Katze und der Tiger – Marjariasana und Vyaghrasana

Auch die Stellungen der Katze und des Tigers haben als Ausgangsposition den Diamantsitz. Diese äußerst einfachen und wohltuenden Übungen verbessern die Beweglichkeit von Rumpf, Nacken und Schultern. Sie stimulieren das Verdauungssystem und beseitigen Verstopfung. Die Darmnerven werden in Bewegung gesetzt, die Peristaltik wird verbessert, die im Dickdarm abgelagerten Schlacken werden herausgepresst. Sie beugen einer Magen-, Darm- oder Gebärmuttersenkung vor, beseitigen Fett an Bauch und Hüfte und regen die Drüsentätigkeit an. Sie tonisieren die weiblichen Fortpflanzungsorgane und sind besonders Schwangeren bis zum dritten Monat zu empfehlen. Auch Menstruationsbeschwerden werden durch diese Übungen gelindert oder beseitigt.

- Setzen Sie sich in den Diamantsitz.
- Heben Sie die Hüften, und setzen Sie die Hände vor sich auf den Boden, sodass Sie gleichsam »auf allen vieren« sind. Die Arme bleiben während der gesamten Übung gestreckt.
- Heben Sie den Kopf, drücken Sie das Rückgrat nach unten, während Sie sozusagen in den »Katzenbauch« hineinatmen.
- Atmen Sie aus, während Sie den Kopf senken, bis das Kinn fest gegen das Brustbein drückt *(Jalandhara Bandha)*. Heben Sie den Rücken zum »Katzenbuckel« und ziehen Sie am Ende der Ausatmung die Bauchdecke weit nach hinten *(Uddiyana Bandha)*.
- Wiederholen Sie diese Bewegungen – so oft Sie wollen – im langsam fließenden Rhythmus Ihres Atems, und kehren Sie in die Ausgangsposition (Diamantsitz) zurück.

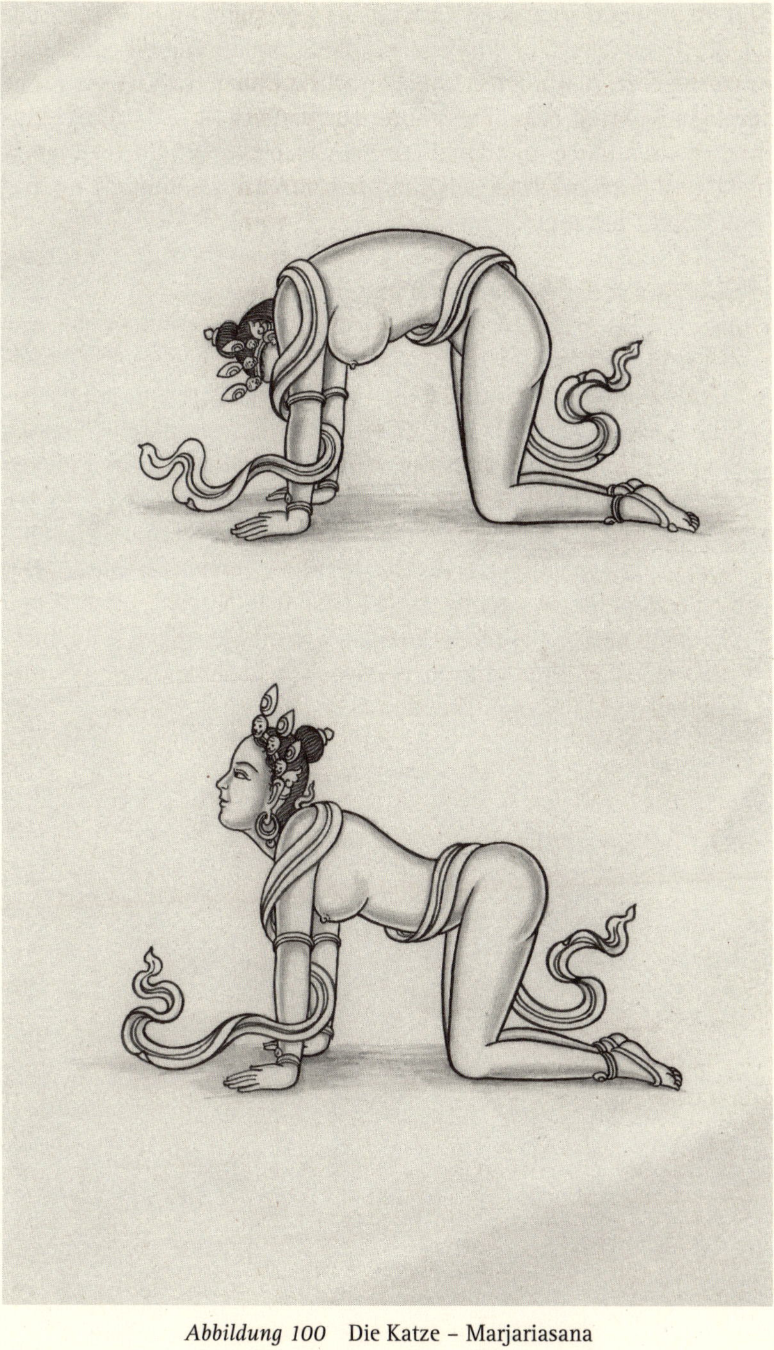

Abbildung 100 Die Katze – Marjariasana

Eine weitgehend identische Variante der Katzenübung ist *Vyaghrasana*, der Tiger. Seine Auswirkung auf die Stimulation des Reproduktionssystems zeigt schon der Name – nicht umsonst trägt diesen Name auch ein weltweit bekanntes Mittel zur Verbesserung der Durchblutung der Genitalien und damit zur Steigerung sexueller Leistungsfähigkeit, ist doch der Tiger seit alters her in Asien als Sinnbild animalischer Kraft bekannt.

- Nehmen Sie die Ausgangsstellung der Katze ein.
- Strecken Sie beim Einatmen das rechte Bein nach hinten, den linken Arm nach vorn.
- Führen Sie beim Ausatmen Arm und Bein in ihre Ausgangsposition zurück, heben Sie den Rücken zum »Katzenbuckel«, pressen Sie das Kinn auf das Brustbein *(Jalandhara Bandha)* und ziehen Sie die Bauchdecke nach oben *(Uddiyana Bandha)*.
- Strecken Sie bei der nächsten Einatmung linkes Bein und rechten Arm in entgegengesetzte Richtung, und nehmen Sie ausatmend die Position des »Katzenbuckels« (siehe oben) ein.
- Wiederholen Sie diese Bewegungen – so oft Sie wollen – im langsam fließenden Rhythmus Ihres Atems, und kehren Sie in die Ausgangsposition (Diamantsitz) zurück.

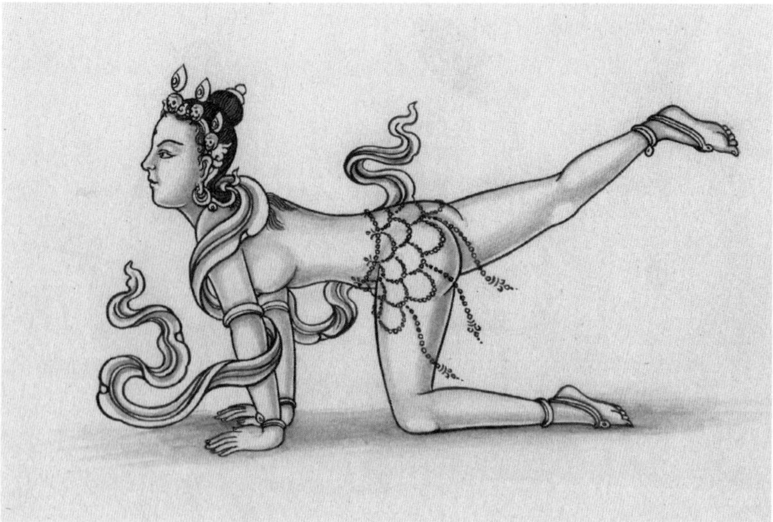

Abbildung 101 Der Tiger – Vyaghrasana

Der ruhende (liegende) Diamant – Supta Vajrasana

Diese Übung hilft bei Erkrankungen des Unterleibs, insbesondere bei Verstopfung, kräftigt die Rückennerven und weitet die Brust. Der Nacken wird sanft gedehnt, die Funktion der Schilddrüse harmonisiert. Das Becken wird elastischer, die Muskeln der Beine – insbesondere der Oberschenkel – werden gekräftigt. Sie ist eine gute Gegenposition für alle Arten der Vorwärtsbeugen.

- Setzen Sie sich in den Diamantsitz, schließen Sie die Augen und entspannen Sie sich.
- Beugen Sie sich einatmend unter Mithilfe der Arme und der Ellbogen nach hinten, bis der Scheitel den Boden berührt. Der Rücken ist – ähnlich wie beim Fisch – leicht gebogen.
- Legen Sie die Hände auf die Oberschenkel, die Knie ruhen fest am Boden.
- Entspannen Sie den ganzen Körper möglichst vollständig, und verharren Sie mit ruhiger, tiefer Atmung in dieser Position, solange es Ihnen ohne Anstrengung möglich ist.
- Kehren Sie ausatmend in die Ausgangsstellung – den Diamantsitz – zurück.

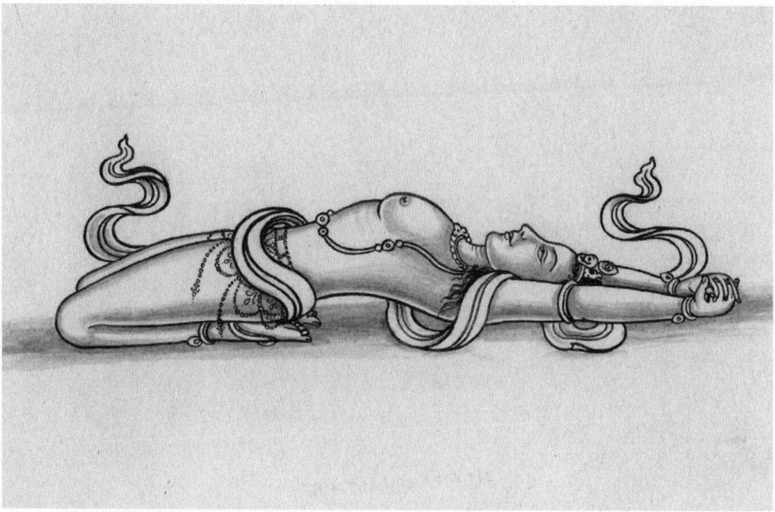

Abbildung 102 Der ruhende (liegende) Diamant – Supta Vajrasana

Die Heldenpose – Virasana

Das Sanskritwort *Vira* bedeutet »Kämpfer«, »Held«; diese Übung ist weitgehend identisch mit dem Diamantsitz *(Vajrasana)*. Sie eignet sich – wie der Diamantsitz – für Atemübungen und Meditation. Die Wirkungen von Heldenpose und ruhendem Helden sind weitgehend mit denen des Diamantsitzes und des ruhenden Diamanten identisch. Wie diese können auch Heldenpose und ruhender Held unmittelbar nach dem Essen ausgeführt werden.

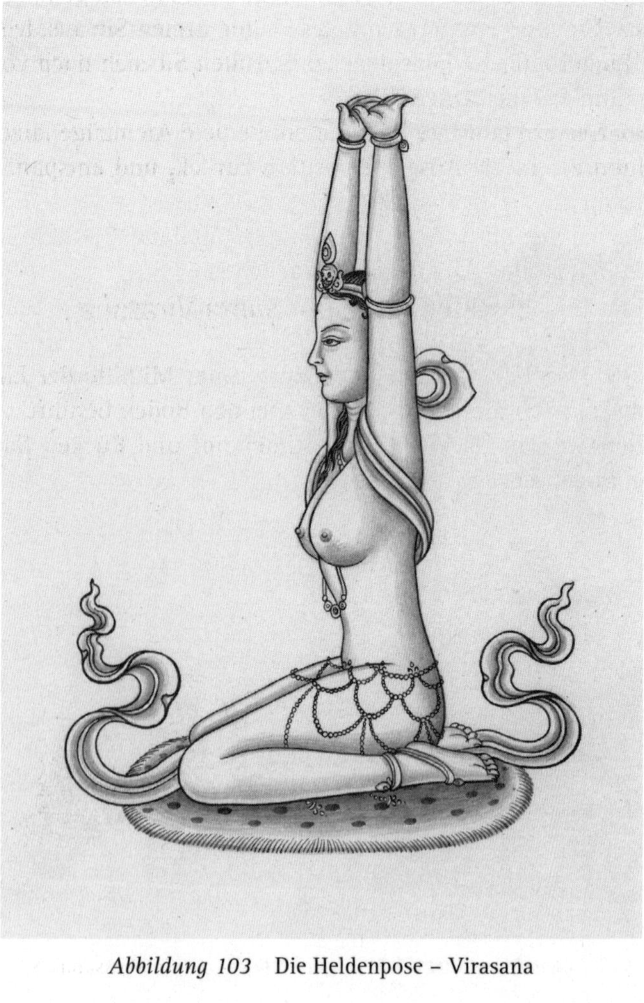

Abbildung 103 Die Heldenpose – Virasana

- Knien Sie sich mit aufrechtem Oberkörper auf den Boden.
- Halten Sie die Knie geschlossen, während Sie die Füße öffnen und diese seitlich neben den Unterkörper legen. Sie sitzen nun zwischen Ihren Füßen auf dem Boden.
- Legen Sie die Hände in der *Jnana Mudra*, der Geste der Erkenntnis, auf die Knie. Schließen Sie die Augen, und entspannen Sie sich. Verharren Sie in dieser Position einige tiefe Atemzüge lang.
- Verschränken Sie die Finger, und recken Sie die Arme einatmend wie bei der aufrechten Stellung oder dem Stock weit über den Kopf.
- Verharren Sie in dieser Position einige tiefe Atemzüge lang.
- Lösen Sie die Verschränkung der Finger, atmen Sie aus, legen Sie die Finger auf Ihre Fußsohlen und beugen Sie sich nach vorn, bis Ihr Kinn auf den Knien ruht.
- Verharren Sie in dieser Stellung einige tiefe Atemzüge lang.
- Kehren Sie in die Ausgangsposition zurück, und entspannen Sie sich.

Der ruhende Held – Supta Virasana

- Beugen Sie sich aus der Heldenpose unter Mithilfe der Ellbogen langsam nach hinten, bis der Scheitel den Boden berührt.
- Rollen Sie den Nacken ab, bis Hinterkopf und Rücken flach auf dem Boden liegen.

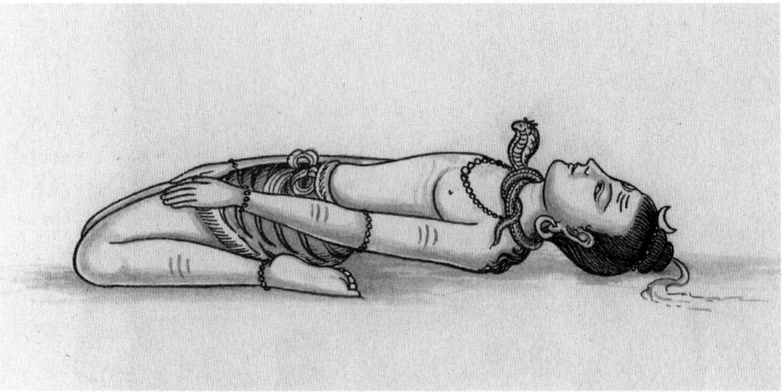

Abbildung 104 Der ruhende Held – Supta Virasana

- Strecken Sie die Arme einatmend weit nach hinten über den Kopf, die Handflächen zeigen nach oben.
- Verharren Sie in dieser Position einige tiefe Atemzüge lang.
- Richten Sie sich ausatmend unter Zuhilfenahme der Ellbogen auf, und entspannen Sie sich.

Die Couch – Paryankasana

Paryanka bedeutet »Bett«, »Couch«. Diese Übung kann sowohl aus dem Diamantsitz als auch aus der Heldenpose ausgeführt werden. Diese Übung ist eine Variante des ruhenden Helden. Der Oberkörper wird hier noch weiter gewölbt, sodass die Lunge noch besser »durchlüftet« wird. Auch Schilddrüse und Nebenschilddrüsen werden bei dieser Übung angeregt. Ihre Wirkungen gleichen ansonsten denen des Fischs.

- Beugen Sie sich aus der Heldenpose einatmend nach hinten, bis der Scheitel den Boden berührt.
- Wölben Sie den Rücken, so weit es Ihnen möglich ist. Fassen Sie mit der rechten Hand den linken Ellbogen, mit der linken den rechten.
- Legen Sie die gefalteten Arme hinter dem Kopf auf den Boden. Schließen Sie die Augen, und entspannen Sie sich. Verharren Sie in dieser Position einige tiefe Atemzüge lang.
- Kehren Sie ausatmend in die Ausgangslage – Heldenpose oder Diamantsitz – zurück, und entspannen Sie sich.

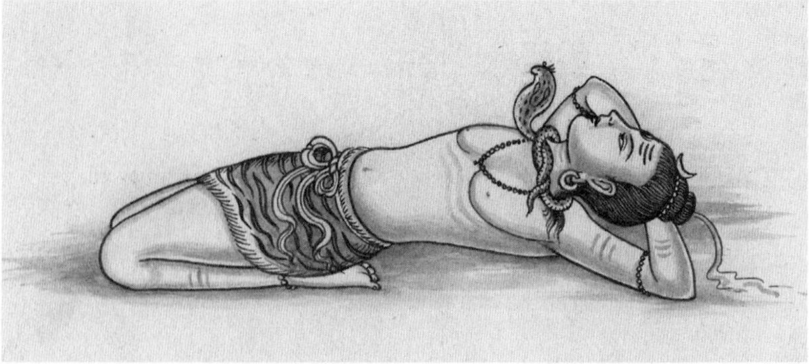

Abbildung 105 Die Couch – Paryankasana

Übungen aus der Bauchlage

Die sich windende Kobra – Tiryaka Bhujangasana

Eine Ergänzung zur Kobra *(Bhujangasana)*, die vor allem bei der Darmreinigung *(Shanka Prakshalana)* angewendet wird, ist die sich windende Kobra.

- Nehmen Sie die Endstellung der Kobra ein.
- Atmen Sie aus, drehen Sie Oberkörper und Kopf nach rechts hinten und richten Sie Ihren Blick auf die linke Ferse. Verharren Sie in dieser Position zwei Sekunden.
- Drehen Sie Kopf und Oberkörper nach links, und blicken Sie auf die rechte Ferse. Verweilen Sie in dieser Position zwei Sekunden.
- Kehren Sie einatmend in die Ausgangsposition (Kobra) zurück.
- Wiederholen Sie diese Übung dreimal nach jeder Seite hin.

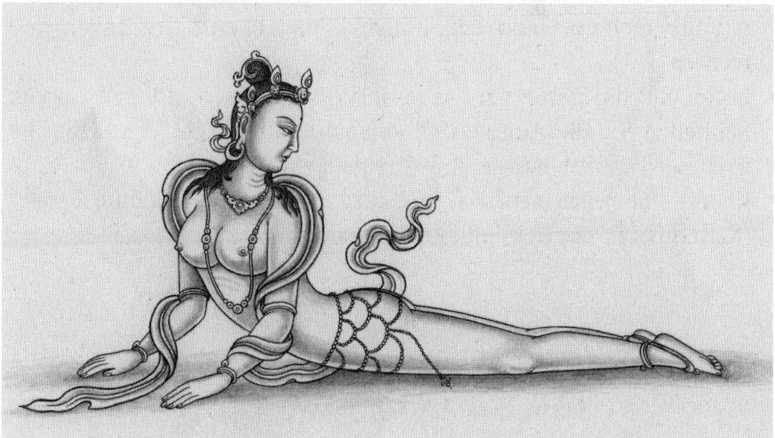

Abbildung 106 Die sich windende Kobra – Tiryaka Bhujangasana

Der Bogen – Dhanurasana

Diese Übung verstärkt die Wirkungen der Rückwärtsbeugen Kobra und Heuschrecke, kombiniert sie gleichsam zu einer einzigen Übung. Sie kräftigt die Organe des Bauches, hält die Wirbelsäule geschmeidig und regt die Durchblutung an. Sie stimuliert die Schilddrüse und andere endokrine Drüsen.

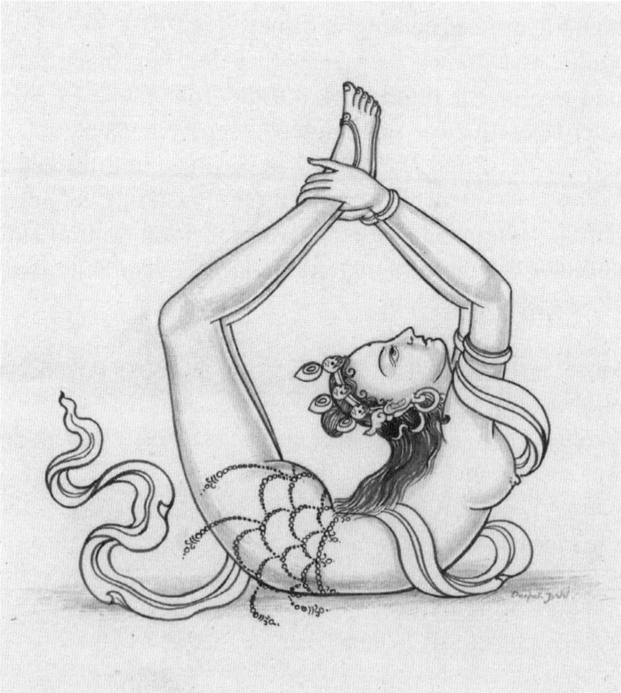

Abbildung 107 Der Bogen – Dhanurasana

- Legen Sie sich auf den Bauch, schließen Sie die Augen und entspannen Sie sich.
- Atmen Sie aus, und beugen Sie die Knie, umfassen Sie den linken Fußknöchel mit der linken, den rechten mit der rechten Hand. Atmen Sie tief ein.
- Atmen Sie aus, während Sie die Füße nach hinten und nach oben ziehen und Rücken, Hals und Kopf zum »Bogen« spannen.

- Verharren Sie in dieser Endstellung einige Augenblicke mit angehaltenem Atem *(Bahya Kumbhaka)*, und kehren Sie langsam in die Ausgangsposition zurück, indem Sie die Fußknöchel loslassen und die Beine strecken, während Sie einatmen.

Wiederholen Sie diese Übung zwei weitere Male, oder verharren Sie mit normaler Atmung bis zu einer Minute in der Endstellung. Nach einiger Übung können Sie in der Endposition sanft zu schaukeln beginnen, dies massiert zusätzlich Bauch und Bauchorgane.
Entspannen Sie sich – falls notwendig – in der Bauchlage.

Entspannung in der Bauchlage – Advasana

Diese Übung ist vor allem für Leute mit Bandscheibenproblemen, krummem Rücken oder steifem Nacken wichtig. Auch als kurze Entspannungsübung zwischen den Übungen in der Bauchlage ist sie besonders geeignet.

- Legen Sie sich ausgestreckt auf den Bauch. Der Kopf liegt auf der Stirn, die Arme werden weit nach vorn über den Kopf gestreckt, um den Rücken vollständig zu entspannen. Die Daumen sind verschränkt, die Zeigefinger berühren sich.
- Entspannen Sie den ganzen Körper wie zuvor für die Totenstellung beschrieben.

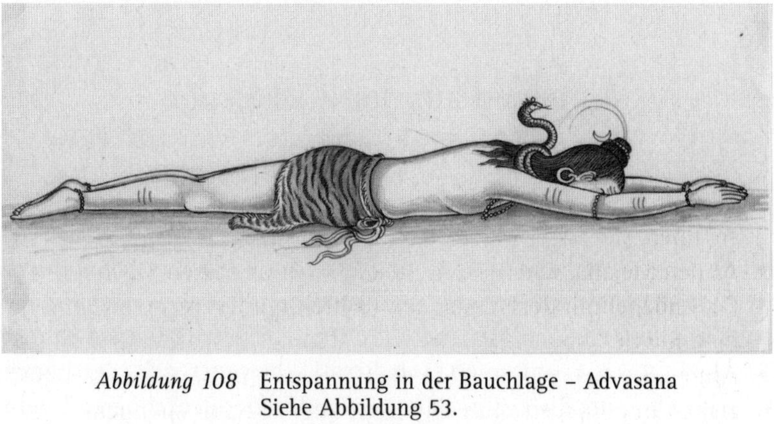

Abbildung 108 Entspannung in der Bauchlage – Advasana
Siehe Abbildung 53.

Die »beste« Stellung – Jyestikasana

Eine Variation dieser Übung, die vor allem bei der unterstützenden Therapie von Bandscheibenverschiebungen äußerst hilfreich ist, ist *Jyestikasana*, die »beste« Stellung.

- Legen Sie sich flach auf den Boden wie bei *Advasana*, schließen Sie die Augen und entspannen Sie sich.
- Verschränken Sie Ihre Finger, und legen Sie die Handflächen auf den Hinterkopf.
- Entspannen Sie den ganzen Körper, und richten Sie Ihre Aufmerksamkeit einzig und allein auf Ihre Atmung.
- Verharren Sie in dieser Position, solange Sie mögen – je länger, desto besser.

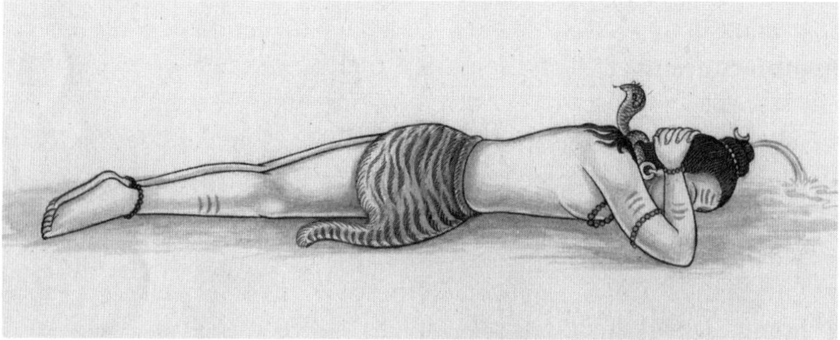

Abbildung 109 Die »beste« Stellung – Jyestikasana

Übungen aus der Rückenlage

Der Fisch – Matsyasana

Eine wunderbare Ergänzungsübung zur Zange *(Pashimotthanasana)* ist Matsyasana, der Fisch. Sie stellt auch eine Gegen- oder Ergänzungsstellung zu Schulterstand und Pflug dar: Der Hals wird entlastet, der Nacken komprimiert. Der Brustkorb weitet sich, der Bauch wird gedehnt, der Rücken nach vorn gewölbt. Der Beckenbereich wird geschmeidiger, entzündete Hämorrhoiden heilen ab. Der Atem strömt vor allem in den mittleren und oberen Bereich der Lunge (Brust- und Lungenspitzenatmung) und sorgt so für eine bessere »Durchlüftung« dieser Lungenpartien. Innereien und Unterleibsorgane werden durch diese Übung gedehnt und dadurch angeregt, die Funktion der Schilddrüse wird reguliert. Diese Übung ist sehr hilfreich bei Erkrankungen der Lunge, bei Asthma und Bronchitis.

Klassische Asana

- Setzen Sie sich in die Lotusstellung.
- Beugen Sie den Oberkörper nach hinten, bis der Scheitel den Boden berührt, der Rücken einen möglichst großen Bogen bildet. Die Hände liegen mit den Handflächen nach unten unter dem Gesäß, die Ellbogen sind am Boden aufgestützt.
- Legen Sie die Handflächen auf die Füße, und verharren Sie in dieser Stellung mit tiefer ruhiger Atmung dreißig bis sechzig Sekunden lang.
- Bringen Sie den Oberkörper zum Boden, indem Sie den Nacken sanft abrollen. Richten Sie sich auf, und entspannen Sie sich.

Variation

Eine – meist als etwas einfacher empfundene – Variante ist in Indien als »weißer Fisch« bekannt.

- Legen Sie sich flach auf den Boden, schließen Sie die Augen und entspannen Sie sich.

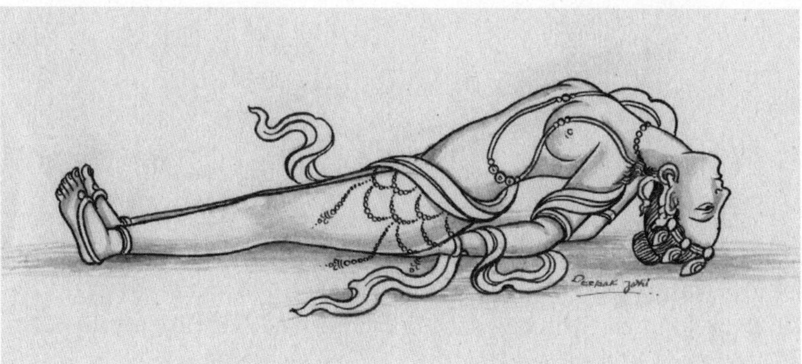

Abbildung 110 Der Fisch – Matsyasana

- Legen Sie die Hände mit den Handflächen nach unten unter das Gesäß. Stützen Sie die Ellbogen auf, wölben Sie den Oberkörper nach oben und setzen Sie den Scheitel auf den Boden auf.
- Legen Sie die Hände auf die Schenkel, und verharren Sie in dieser Position mit tiefer, langsamer Atmung für ca. eine Minute.
- Kehren Sie in die Ausgangslage zurück, indem Sie den Nacken sanft abrollen, und entspannen Sie sich.

Das Boot aus der Rückenlage – Naukasana II

Diese Körperhaltung erhielt ihren Namen nach dem Aussehen der statischen Endposition eines indischen Fischernachens *(Nauk)* aus alter Zeit.
Sie reduziert den Fettansatz in der Taille, kräftigt die Nieren, reguliert die Verdauungsfunktionen und hilft bei Magen-Darm-Beschwerden. Muskeln und Gelenke werden entspannt, die Wirbelsäule im Lendenbereich wird gekräftigt. Diese Übung beseitigt Blutandrang in den Organen des Kleinbeckens und stimuliert die Funktion der Eierstöcke bzw. der Prostata. Sie wirkt harntreibend und entschlackend und beugt Blähungen vor.

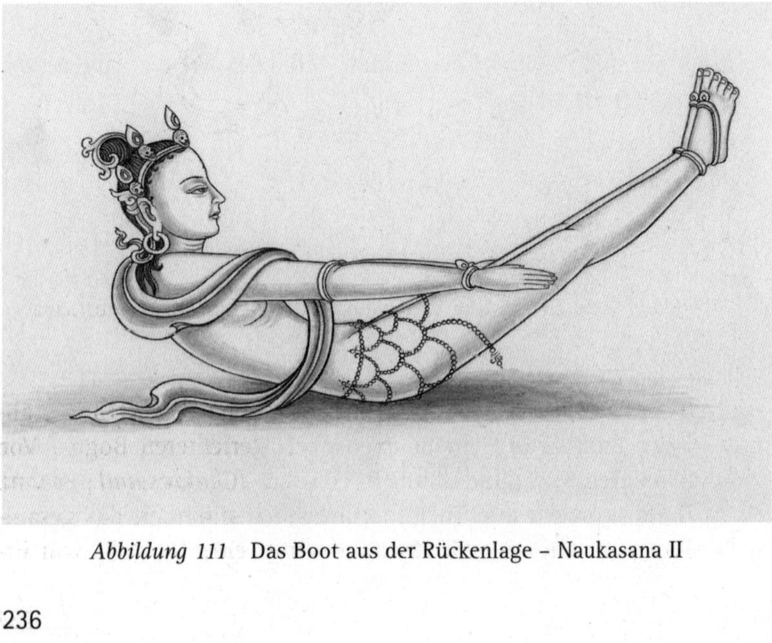

Abbildung 111 Das Boot aus der Rückenlage – Naukasana II

- Legen Sie sich auf den Boden, die Arme sind seitlich am Körper, die Handflächen am Boden, und entspannen Sie sich.
- Atmen Sie ein, und heben Sie gleichzeitig Arme, Beine, Kopf und Rumpf.
- Die Arme sind nun – auf Kniehöhe – parallel zum Boden. Spannen Sie in dieser Position den ganzen Körper an, und verharren Sie in diesem eingeatmeten Zustand *(Antara Kumbhaka)*. Wenn Sie sehr lange Zeit in der Endposition verharren, atmen Sie normal.
- Kehren Sie ausatmend in die Ausgangslage zurück.

Der nach oben gewölbte Bogen – Urdhva Dhanurasana

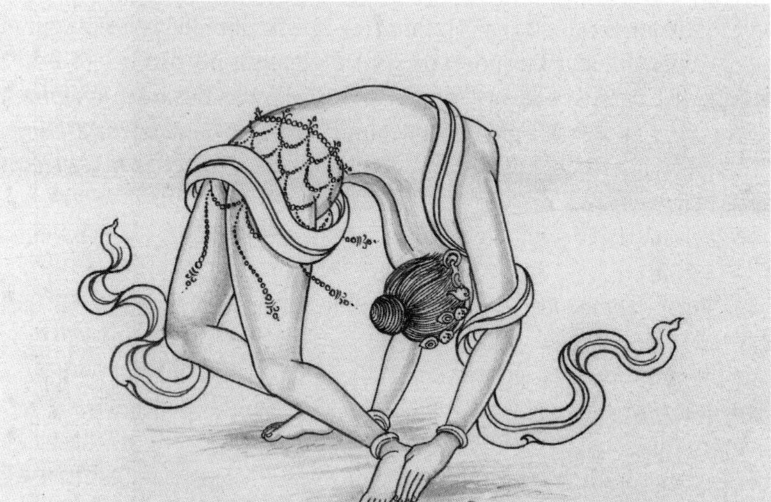

Abbildung 112 Der nach oben gewölbte Bogen – Urdhva Dhanurasana

Urdhva bedeutet »aufwärts«, *Dhanu* ist der Bogen. Diese Übung ähnelt in der Endstellung einem nach oben gerichteten Bogen. Von einigen Schulen wird diese Übung auch »Rad« *(Chakrasana)* genannt. Diese Haltung belebt alle Energiezentren. Sie stimuliert das gesamte System der endokrinen Drüsen, beseitigt eine Vielzahl von Erkrankungen der weiblichen Fortpflanzungsorgane, komprimiert und massiert die Unterleibsorgane und die Organe des Bauchraumes und dehnt die Unterleibs- und Rückenmuskulatur. Auch Arme und Handgelenke werden gekräftigt. Diese Übung belebt die gesamte Wirbelsäule und verleiht Vitalität und Energie.

- Legen Sie sich mit angewinkelten Beinen auf den Rücken. Die Füße sind leicht geöffnet, die Fersen berühren das Gesäß.
- Legen Sie die Handflächen unter die Schultern oder neben den Schläfen auf den Boden, die Finger weisen Richtung Füße.
- Atmen Sie ein, strecken Sie Arme und Beine und heben Sie Oberkörper und Kopf vom Boden. (Mit fortschreitender Übung führen Sie die Hände den Füßen zu, um einen engeren Radius zu erzielen.)
- Verharren Sie in dieser Haltung einige Augenblicke, und kehren Sie langsam ausatmend in die Ausgangsposition zurück.
- Wiederholen Sie diese Übung weitere zwei Male, oder verharren Sie bis zu einer Minute in der Endstellung mit normaler Atmung.

Die schiefe Ebene – Purvottanasana

Der Sanskritname dieser Übung lautet *Purvottanasana. Purva* bedeutet »Osten« und bezieht sich im Bereich der Yogaübungen stets auf die gesamte Vorderseite des Körpers (so, wie *Pashima* »Westen« bedeutet und sich auf die Rückseite des Körpers bezieht). *Uttana* bedeutet »intensive Dehnung«. Die schiefe Ebene ist also eine Übung, bei der die gesamte Vorderseite des Körpers intensiv gedehnt wird. Diese Übung ist die klassische Ausgleichs- und Gegenstellung zur Kopf-Knie-Stellung. Sie stärkt die Hand-, Fuß-, Schulter-, Nacken- und Hüftgelenke, weitet die Brust, vergrößert dadurch das Atemvolumen und vertreibt Müdigkeit. Sie beruhigt das Nervensystem, lindert Störungen im Bereich des Solarplexus, wirkt harntreibend, beugt der Bildung von Nierensteinen vor und unterstützt deren Behandlung.

- Setzen Sie sich mit gestreckten Beinen aufrecht auf den Boden. Die Hände liegen mit den Handflächen nach unten nahe der Hüfte auf dem Boden, die Finger zeigen nach hinten.

- Atmen Sie aus, und drücken Sie Fußsohlen und Fersen fest gegen den Boden.
- Stützen Sie sich fest auf die Hände auf, atmen Sie ein, und heben Sie die Hüfte weit vom Boden, sodass der Oberkörper und die gestreckten Beine gleichsam eine »schiefe Ebene« mit einer Neigung von ca. 45° zum Boden hin bilden.
- Strecken Sie Hals und Kopf möglichst weit nach hinten.
- Verharren Sie in dieser Stellung einige Augenblicke, und kehren Sie ausatmend in die Ausgangslage zurück.
- Wiederholen Sie diese Übung zwei weitere Male.

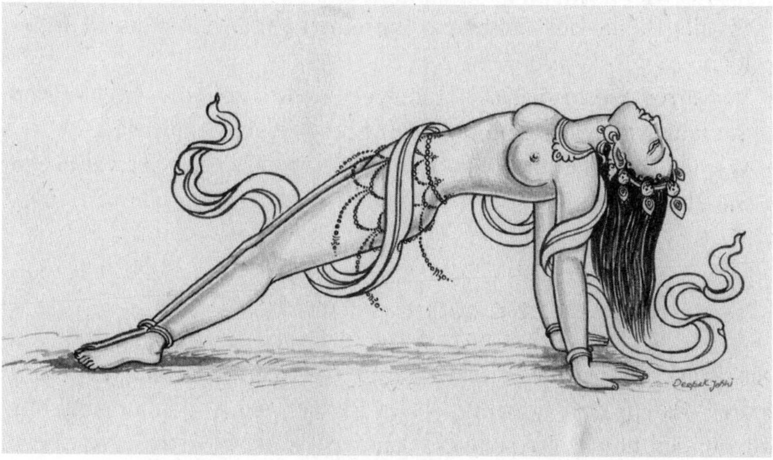

Abbildung 113 Die schiefe Ebene – Purvottanasana

Die umgekehrte Haltung – Viparita Karani

Diese Variation des Schulterstandes *(Sarvangasana)*, im Westen oft wegen ihrer einfachen Ausführung etwas abwertend als »Halbkerze« bezeichnet, genießt im klassischen Yoga höchste Verehrung und wird als *Mudra* betrachtet. Svatmarama Suri vermerkt hierzu in der *Hatha-Yoga Pradipika*:

> *»Graue Haare und Runzeln werden nach sechs Monaten Übungsdauer verschwunden sein.«*

Und die *Shiva Samhita* meint gar:

> *»Wer diese Übung drei Stunden pro Tag ausführt, besiegt den Tod ...«*

Doch – trotz aller möglichen blumenreichen Übertreibungen des Orients – wird auch hier ein gravierender Unterschied zwischen dem Yogi des Ostens und dem des Westens deutlich: der Faktor Zeit. Drei Stunden! Für eine einzige Übung! Aber auch wenn wir nicht mit dieser letztmöglichen Konsequenz an diese Übung herangehen, werden wir großen Nutzen aus ihr ziehen. Versuchen Sie, diese Stellung möglichst lange einzuhalten, zu Anfang jedoch nicht über eine Minute!

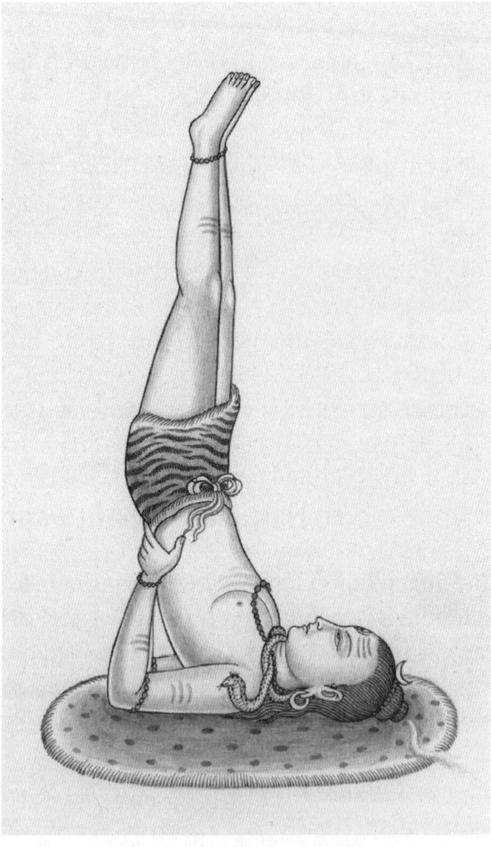

Abbildung 114 Die umgekehrte Haltung/Halbkerze – Viparita Karani

Sollten Sie diese Übung länger als drei bis vier Minuten ausführen wollen, empfiehlt es sich – eventuell –, seine Lebensgewohnheiten zu ändern: Alkohol, Nikotin, Fleisch und (übertriebene) Sexualität haben dann nichts mehr in Ihrem Leben verloren, die Übung wird zur intensiven spirituellen Praxis *(Sadhana)*, die gewisse Einschränkungen erfordert. Diese Übung kann an Stelle oder als Ergänzung des Schulterstandes angewendet werden.
Bei dieser Übung wird die Funktion der Schilddrüse angeregt, dadurch werden Kreislauf und Verdauung sowie das Nerven- und das Drüsensystem harmonisiert. Das Hirn wird besser durchblutet, Asthma- und Bronchitisbeschwerden werden ebenso verringert wie Hämorrhoiden und Unterleibsbeschwerden. Selbst Diabetesleiden können dadurch beseitigt, zumindest aber verringert werden. Auch zahlreiche Erkrankungen des Rückgrats und des Nackens werden positiv beeinflusst. Diese Übung stimuliert die Funktion der Eierstöcke und lindert Regelschmerzen und Regelblutungen. Sie wirkt vitalisierend, beseitigt Erschöpfungszustände und Einschlafstörungen.

- Legen Sie sich entspannt auf den Rücken, schließen Sie die Augen und entspannen Sie sich. Die Füße berühren sich, die Handflächen liegen auf dem Boden.
- Heben Sie die gestreckten Beine einatmend über den Kopf, stützen Sie sich mit den Händen in der Taille ab – die Ellbogen ruhen auf dem Boden –, und recken Sie die Beine senkrecht in die Höhe. Der Oberkörper wird allerdings nicht wie beim Schulterstand gegen das Kinn gepresst, sondern bildet einen 45°-Winkel zum Boden.
- Verharren Sie in dieser Haltung mit normaler Atmung, solange Ihnen dies ohne Anstrengung möglich ist, und kehren Sie ausatmend, sich langsam abrollend, in die Ausgangsposition zurück. Achten Sie darauf, dass Ihr Kopf während der gesamten Dauer der Übung – vor allem auch während der dynamischen Endphase – am Boden bleibt.

Diese Übung ist – vor allem für Anfänger – wesentlich einfacher und wohltuender als der Schulterstand und bietet doch die gleichen Wirkungen.

Der Pflug – Halasana

Diese Übung ist am besten in Verbindung mit *Sarvangasana*, dem Schulterstand, oder der umgekehrten Haltung *(Viparita Karani)* auszuführen. In der Endstellung erinnert diese Körperhaltung an einen der Holzpflüge des alten Indien; daher der Name *Halasana* – der Pflug. Diese Übung ergänzt und verstärkt die Wirkungen des Schulterstandes. Sie dehnt Nacken und Wirbelsäule, massiert die Eingeweide, komprimiert den Brustkorb und leitet so die Atmung in den Bauchraum und findet häufig bei der Behandlung von Asthma Anwendung. Die Organe des Bauchraumes – insbesondere Nieren, Leber und Bauchspeicheldrüse – werden gekräftigt und verjüngt, Rückenschmerzen gelindert, die Wirbelsäule wird stärker durchblutet. Diese Haltung hilft Hexenschuss, steife Gelenke und Arthritis zu lindern. Sie beseitigt Blähungen und Koliken und senkt zu hohen Blutdruck. Sie verbessert die Verdauung, beseitigt Verstopfungen und reduziert Fett in der Taille. Sie harmonisiert die Aktivitäten der Schilddrüse und dadurch den Stoffwechsel. Sie hilft bei Diabetes und Hämorrhoiden, lockert und kräftigt die Rückenwirbel, tonisiert die Nerven der Wirbelsäule, verbessert das Seh- und Hörvermögen und wird recht erfolgreich bei Mandelentzündungen und chronischen Rachenentzündungen angewendet.

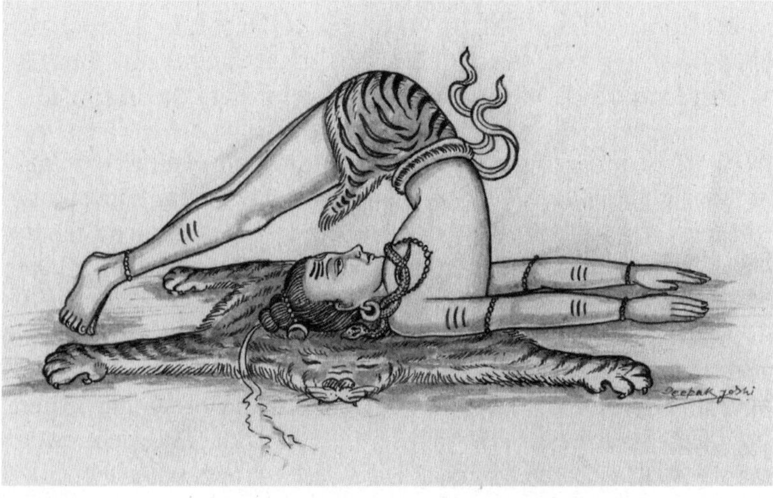

Abbildung 115 Der Pflug – Halasana

- Nehmen Sie die Endstellung des Schulterstandes *(Sarvangasana)* oder der umgekehrten Haltung *(Viparita Karani)* ein, schließen Sie die Augen und entspannen Sie sich.
- Lockern Sie (beim Schulterstand) den Kinnverschluss zunächst leicht, indem Sie den Rücken (wie bei der umgekehrten Haltung) etwas nach unten senken.
- Senken Sie ausatmend langsam die gestreckten Beine hinter dem Kopf, soweit es Ihnen möglich ist. Forcieren Sie nichts! Nach einiger Übung berühren Ihre Zehen den Boden.
- Strecken Sie die Arme auf dem Boden in die den Beinen entgegengesetzte Richtung, oder führen Sie Ihre Hände zu den Füßen, bis die Fingerspitzen die Zehen berühren.
- Verharren Sie einige Augenblicke im ausgeatmeten Zustand *(Bahya Kumbhaka)* oder bis zu fünf Minuten mit normaler Atmung in dieser Endposition.
- Kehren Sie einatmend in den Schulterstand zurück.
- Kehren Sie – Oberkörper und Nacken sanft abrollend – in die Ausgangsposition zurück, oder fahren Sie mit dem Schulterstand-Zyklus fort, indem Sie die Position der Brücke *(Setu-Bandh-Asana)* einnehmen.

Gleichgewichtsübungen

Der (meditierende) Kranich – Bakha (Dhyan) Asana

Die Yogis aus grauer Vorzeit lebten in der Abgeschiedenheit der Wälder und Berge Indiens. Tiere waren häufig über Jahre hinweg ihre einzigen »Weggefährten«. Sie beobachteten sie, lernten von ihnen: Beweglichkeit, Anmut, Körperbeherrschung. Und so trägt eine Vielzahl der Yogaübungen den Namen von Tieren. Auch die folgende Körperhaltung steht in dieser Tradition: *Baka (Dhyan) Asana*, der (meditierende) Kranich.
Diese Übung kräftigt Handgelenke, Ellbogen und Arme und fördert den Gleichgewichtssinn. Sie massiert und stärkt die Bauchorgane, stabilisiert das Nervensystem und befreit von Anspannungen und Ängsten.

- Gehen Sie mit weit geöffneten Knien in die Hocke.
- Führen Sie die Arme an den geöffneten Knien entlang zum Boden, bis die gespreizten Finger fest auf dem Boden liegen.
- Beugen Sie sich nach vorn, richten Sie sich auf die Zehenspitzen auf, große Zehen und Fersen berühren sich.
- Beugen Sie die Arme etwas, und pressen Sie die Knie gegen die Oberarme.
- Atmen Sie aus, und heben Sie die Füße vom Boden, strecken Sie die Arme so weit wie möglich durch, und balancieren Sie den ganzen Körper nur auf den Händen.
- Verharren Sie in dieser Position einige Atemzüge lang, und kehren Sie in die Ausgangshaltung zurück.

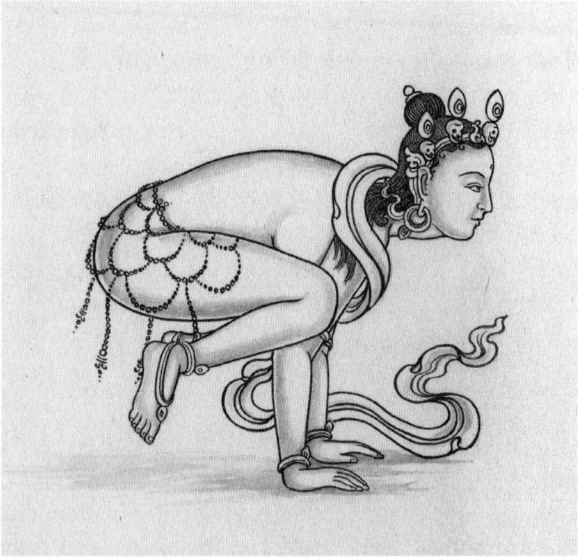

Abbildung 116 Der (meditierende) Kranich – Bakha (Dhyan) Asana

Der Pfau – Mayurasana

Auch diese Übung folgt der zuvor erwähnten Tradition, der Benennung der Übungen nach bestimmten Tieren, denn *Mayura* bedeutet »Pfau«. Diese Übung massiert und stärkt die Bauchorgane. Sie regt die Verdauung an und beseitigt Erkrankungen von Magen und Milz.

Sie stärkt Arme, Handgelenke und Ellbogen und entgiftet den Körper. Die *Gheranda Samhita* bemerkt zu dieser Haltung:

> *»Die Stellung des Pfaus vertreibt die Auswirkungen ungesunder Nahrung; sie produziert Hitze im Magen und zerstört selbst die Wirkung tödlicher Gifte. Sie heilt Erkrankungen wie Gulma*[33] *und Fieber; so ist diese äußerst nützliche Übung beschaffen.«*
>
> Gheranda Samhita II/29, 30

Und auch die *Hatha-Yoga Pradipika* betont die entgiftende Wirkung dieser Stellung:

> *»Diese Asana vertreibt rasch alle Erkrankungen und Unterleibsprobleme. Sie überwindet Störungen in der Harmonie von Wind, Galle und Schleim*[34]*, verdaut im Übermaß genossene unbekömmliche Kost, regt den Appetit an und besiegt selbst die tödlichsten Gifte.«*
>
> Hatha-Yoga Pradipika I/33

- Knien Sie sich auf den Boden. Die Füße sind geschlossen, die Knie leicht geöffnet.
- Beugen Sie sich mit dem Oberkörper nach vorn, und legen Sie die Handflächen mit nach hinten zeigenden Fingern auf den Boden.

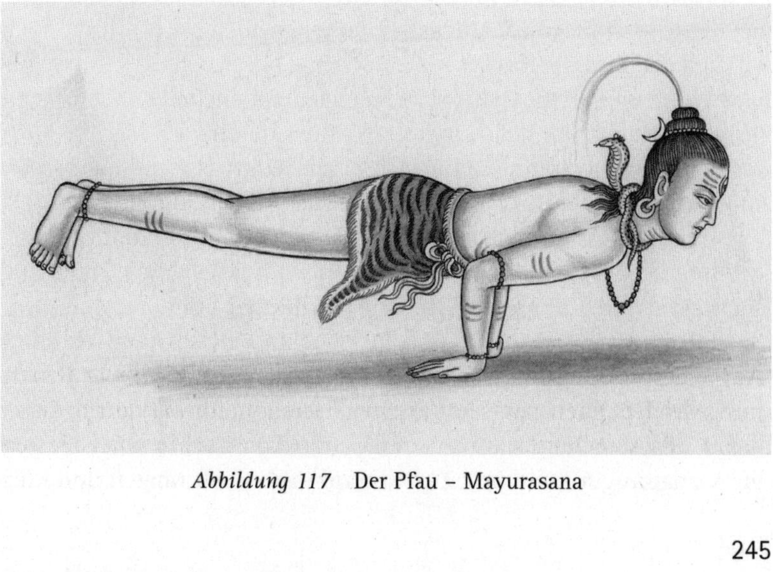

Abbildung 117 Der Pfau – Mayurasana

- Schließen Sie Ellbogen und Unterarme, atmen Sie aus, beugen Sie die Arme und legen Sie das Zwerchfell auf die Ellbogen, die Brust auf die Oberarme.
- Verlagern Sie das Gewicht völlig auf die Hände; heben Sie die – zunächst noch angewinkelten – Beine gleichzeitig vom Boden. Strecken Sie die Beine. Körper und Beine bilden nun eine gerade Linie parallel zum Boden (mit fortschreitender Übung können die Beine auch angehoben werden).
- Verharren Sie in dieser Position mit normaler Atmung, solange Ihnen dies ohne Anstrengung möglich ist.
- Atmen Sie ein, kehren Sie langsam in die Ausgangsposition zurück und entspannen Sie sich.

Der Kopfstand – Shirshasana

Diese Übung wird häufig als »König des Yoga« bezeichnet und gilt zusammen mit dem Lotussitz – zumindest im Westen – als das Synonym für Yoga schlechthin. Leider kann diese Übung bei unsachgemäßer Ausübung mehr schaden als nutzen und zum Beispiel zu einer Schädigung der Nackenwirbel führen. Üben Sie den Kopfstand deshalb äußerst vorsichtig und gewissenhaft unter Aufsicht eines erfahrenen Lehrers, zumindest aber – zu Anfang – mit Hilfe eines Partners!

Es würde manche Seite füllen, um auf all die positiven Auswirkungen dieser wahrhaft »königlichen« Übung einzugehen, profitiert doch wirklich der gesamte Körper – vom Scheitel bis zur Sohle – in vielfältiger Weise von dieser Haltung. So bieten denn auch die nachfolgend aufgeführten Wirkungen nur einen kleinen Überblick.

Der Kopfstand verstärkt die Blutzufuhr zu Gehirn, Hirnanhangsdrüse, Zirbeldrüse, Schilddrüse und Nebenschilddrüse. Diese Übung kehrt den Blutstrom um und beseitigt so Krampfadern, Hämorrhoiden, Kopfschmerzen, Rückenschmerzen, Asthma, Heufieber etc. Auch alle Organe des Bauchraumes profitieren von dieser Übung, werden sanft massiert, besser durchblutet und entschlackt. Der Gleichgewichtssinn wird verbessert, Schlaflosigkeit und nervöse Erschöpfungszustände verschwinden. Die Lungenkapazität wird erhöht, die Widerstandsfähigkeit der Atemwege gegenüber Infektionskrankheiten wie Laryngitis, Schnupfen, Angina und Entzündungen der Luftröhre (Tracheitis) gesteigert. Diese Übung verbessert die Verdauung. Die Neigung zu Herzflattern und anderen Herzrhythmusstörungen wie Extrasystolen nimmt ab. Körper und Geist werden vollständig verjüngt und revitalisiert.

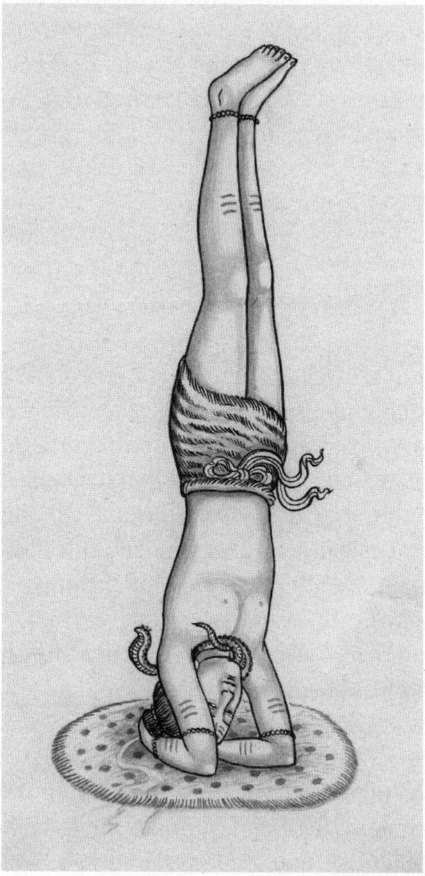

Abbildung 118 Der Kopfstand – Shirshasana

- Setzen Sie sich in den Diamantsitz, schließen Sie die Augen und entspannen Sie sich.
- Beugen Sie sich nach vorn, verschränken Sie die Finger und bilden Sie mit den Ellbogen und den verschränkten Händen ein gleichseitiges Dreieck auf dem Boden.

- Setzen Sie den Scheitel in die verschränkten Hände, und geben Sie dem Kopf dadurch Halt.
- Heben Sie nun Knie und Gesäß vom Boden, bis die Beine gestreckt sind.
- Gehen Sie mit den Füßen langsam zum Oberkörper, bis der Rücken aufrecht und gerade ist.
- Atmen Sie ein, verlagern Sie das Gewicht Ihres Körpers langsam von den Fußspitzen auf Kopf und Hände, und heben Sie zunächst einen Fuß langsam etwas vom Boden, dann den anderen (mit fortschreitender Übung heben Sie beide Füße gleichzeitig vom Boden).
- Balancieren Sie den Körper in dieser Stellung gut aus. Wenn Sie eine sichere Position haben, heben Sie Hüfte und Oberschenkel nach oben.
- Strecken Sie die – bisher abgewinkelten – Beine nach oben, bis der Körper völlig gestreckt ist.
- Verharren Sie in dieser Position mit ruhiger, tiefer Atmung, solange Ihnen dies möglich ist (drei bis fünf Minuten). Von dieser Haltung ausgehend, sind natürlich eine ganze Reihe weiterer Übungen möglich – Verschränken der Beine *(Parshva-Shirshasana)*, Beine in der Lotushaltung *(Urdhva Padmasana)*, abwechselndes Schlagen der Füße gegen das Gesäß, Spreizen der Beine, abwechselnd mit jeweils einem Bein zum Boden gehend *(Eka Pada Shirshasana)* usw. –, sodass ein Kopfstand-Zyklus entsteht.
- Atmen Sie ein, und kehren Sie langsam in die Ausgangsposition – kniend nach vorn gebeugt – zurück.
- Atmen Sie aus, stellen Sie die geballte rechte Hand auf die auf den Boden gesetzte linke, strecken Sie den rechten Daumen und legen Sie Ihren Kopf mit der Einbuchtung zwischen den Augenbrauen und der Nasenwurzel auf die Daumenspitze. Lassen Sie den Nacken gut durchhängen, um die Nackenwirbel zu entlasten.
- Verharren Sie längere Zeit in dieser Position, richten Sie sich auf und entspannen Sie sich im Diamantsitz.
- Führen Sie nach dem Kopfstand noch einmal die aufrechte Stellung aus, oder stehen Sie zumindest längere Zeit aufrecht *(Samasthiti)*, um den Blutstrom zu normalisieren. Auch einige Zeit der Entspannung in der Totenstellung ist – vor allem bei längerem Üben – empfehlenswert.

Der Skorpion – Vrishchikasana

Der Sanskritname dieser Haltung, *Vrishchika,* bedeutet »Skorpion«. Man beugt bei dieser Übung die Füße über den Kopf, wie der Skorpion zum Stechen seinen Schwanz beugt. Häufig gelingt diese Übung erst nach längerer Zeit, wenn der Kopfstand problemlos gemeistert ist.

Diese Übung kräftigt die Arme und entwickelt das Gleichgewichtsgefühl. Sie belebt die vitalen Kräfte des Körpers und ist damit ein Schlüssel zur Hemmung des Alterungsprozesses. Sie bringt eine Kräftigung des Nervensystems und eine Revitalisierung des gesamten Körpersystems mit sich. Die Durchblutung des Gehirns und der Hirnanhangsdrüse nimmt zu, Blutstauungen in den unteren Gliedern und im Bauch werden beseitigt. Sie hilft bei der Beseitigung von Hämorrhoiden und Krampfadern, beseitigt sexuelle Störungen und harmonisiert die Geschlechtsdrüsen. Die Wirbelsäule wird gekräftigt und verjüngt, die Atmung verbessert.

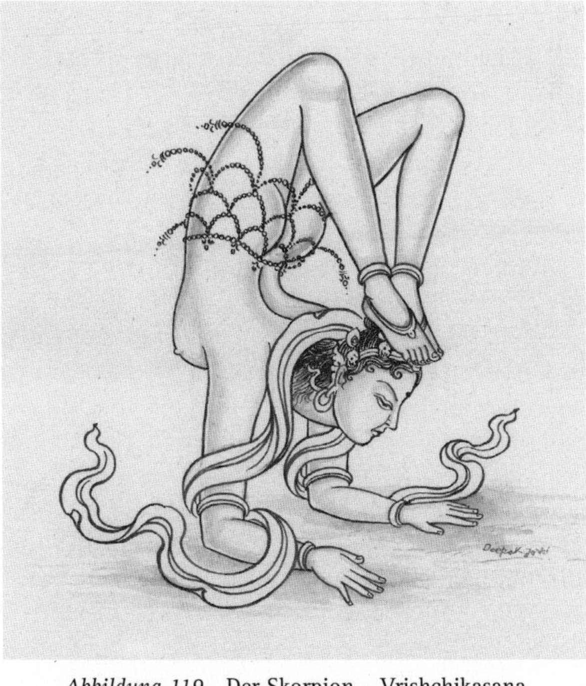

Abbildung 119 Der Skorpion – Vrishchikasana

- Knien Sie auf den Boden, beugen Sie den Oberkörper nach vorn, setzen Sie die Ellbogen auf Schulterbreite auf den Boden und legen Sie die rechte Hand flach auf die auf dem Boden liegende linke.
- Atmen Sie aus, und schwingen Sie den Oberkörper und die angewinkelten Beine senkrecht nach oben.
- Dehnen Sie Nacken und Brust den Füßen zu, und heben Sie den Kopf so weit wie möglich.
- Verharren Sie mit normaler Atmung in dieser Position, solange es Ihnen möglich ist. Kehren Sie einatmend langsam in die Ausgangsposition zurück, und entspannen Sie sich.

Die Schaukel – Lolasana

Lola bedeutet »zittern, sich hin und her bewegen«. Diese Übung kräftigt Handgelenke und Hände, Arme und Schultern. Sie stärkt Brust- und Bauchmuskulatur, Rücken und innere Organe.

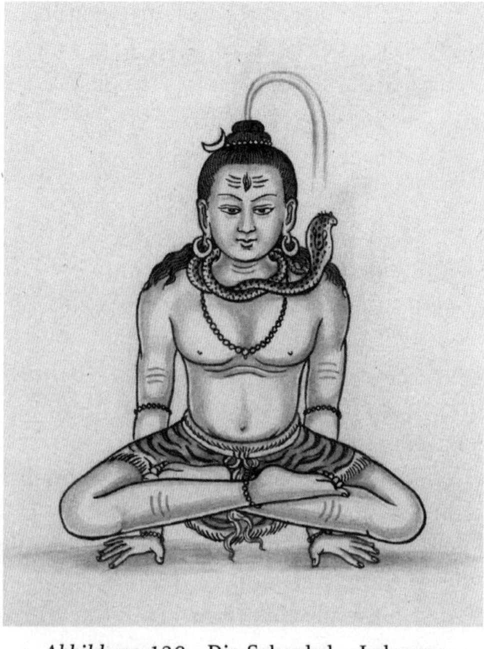

Abbildung 120 Die Schaukel – Lolasana

- Setzen Sie sich in den Lotussitz.
- Setzen Sie die Hände links und rechts der Oberschenkel auf den Boden, schließen Sie die Augen und entspannen Sie sich.
- Atmen Sie ein, heben Sie den gesamten Körper vom Boden und balancieren Sie den Körper mit gestreckten Armen auf den Händen.
- Halten Sie die Luft an *(Antara Kumbhaka)*, und schaukeln Sie einige Male leicht vor und zurück. Wenn Sie längere Zeit in dieser Position verharren, atmen Sie normal.
- Atmen Sie aus, kehren Sie auf den Boden zurück und entspannen Sie sich.

Augenübungen – Netra Byayam

Zur Verbesserung oder zur Erhaltung der Sicht empfiehlt es sich, nach den *Asanas*, *Pranayamas* und *Mudras* und vor der eigentlichen Meditation eine Reihe von Augenübungen einzufügen. Diese versprechen eine Linderung bei beinahe allen Augenschwächen, wenn sie regelmäßig und sorgfältig ausgeführt werden.

Auf und nieder

- Setzen Sie sich in eine der Meditationshaltungen – am besten Lotussitz oder *Siddhasana* – oder mit ausgestreckten Beinen auf den Boden.
- Legen Sie die zu Fäusten geballten Hände in den Schoß. Die gestreckten Daumen zeigen nach oben.
- Heben Sie nun langsam den rechten Arm so weit wie möglich nach oben, und folgen Sie mit den Augen – ohne den Kopf zu bewegen – dem rechten Daumen.
- Führen Sie den rechten Daumen – immer vom Blick gefolgt – langsam in die Ausgangsposition zurück.
- Führen Sie nun dieselbe Bewegung mit dem linken Daumen durch.

- Wiederholen Sie diese Übung fünfmal mit jedem Daumen.
- Schließen Sie die Augen, und entspannen Sie sich.

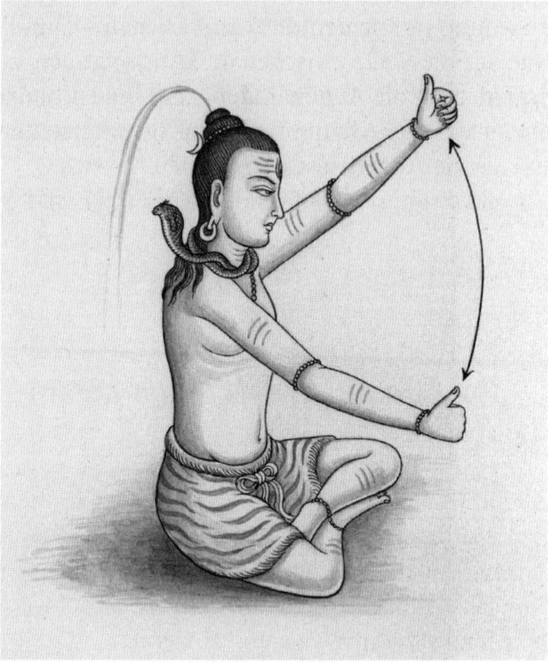

Abbildung 121 Auf und nieder

Seitwärts

- Strecken Sie die Arme auf Schulterhöhe seitlich aus. Die Hände sind zu Fäusten geballt, die Daumen zeigen nach oben.
- Blicken Sie nun – ohne den Kopf zu bewegen – zum linken Daumen, dann auf die Stelle zwischen den Augenbrauen, zum rechten Daumen, zwischen die Augenbrauen, zum linken Daumen.
- Wiederholen Sie diese Übung fünfzehn- bis zwanzigmal.
- Schließen Sie die Augen, und entspannen Sie sich.

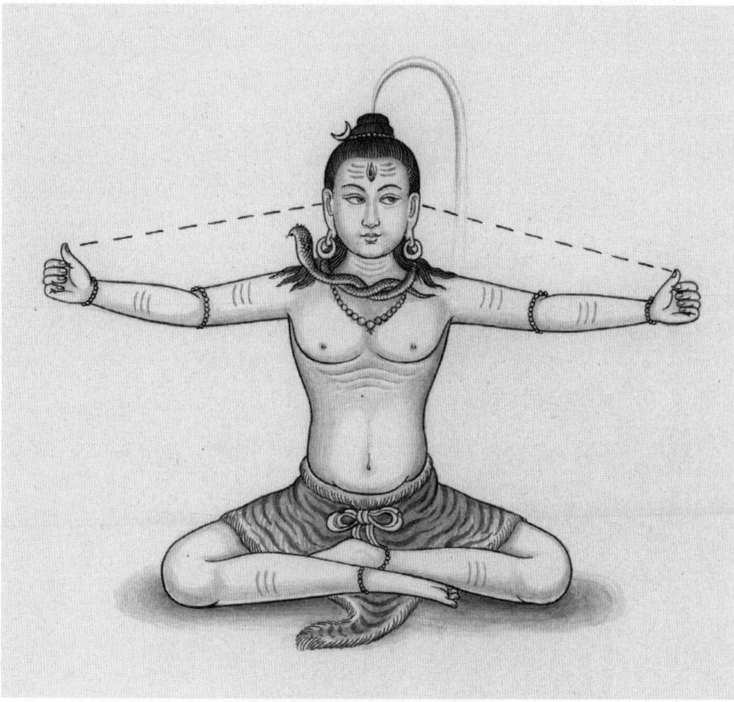

Abbildung 122 Seitwärts

Diagonal

- Legen Sie die linke Faust in den Schoß, der gestreckte Daumen zeigt nach oben. Strecken Sie den rechten Arm auf Schulterhöhe seitlich aus; auch hier zeigt der Daumen nach oben.
- Blicken Sie nun – ohne den Kopf zu bewegen – auf den linken Daumen, dann auf den rechten und zurück zum linken.
- Wiederholen Sie diese Übung fünfzehn- bis zwanzigmal.
- Führen Sie nun dieselbe Übung zur linken Seite hin aus.
- Schließen Sie die Augen, und entspannen Sie sich.

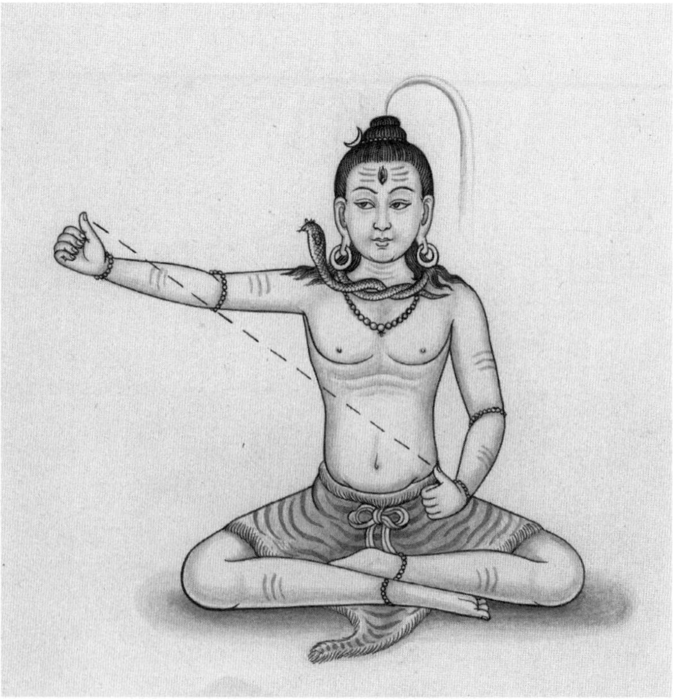

Abbildung 123 Diagonal

Rundherum

- Legen Sie die linke Hand in den Schoß. Ballen Sie die rechte Hand zur Faust, der gestreckte Daumen zeigt nach oben.
- Beschreiben Sie nun mit dem gestreckten rechten Arm einen möglichst großen Kreis: nach links, oben, rechts und zurück zum Ausgangspunkt. Folgen Sie mit den Augen – ohne den Kopf zu bewegen – der Bewegung des rechten Daumens.
- Führen Sie diese Übung fünfmal im Uhrzeigersinn und fünfmal gegen den Uhrzeigersinn durch.
- Schließen Sie die Augen, und entspannen Sie sich.

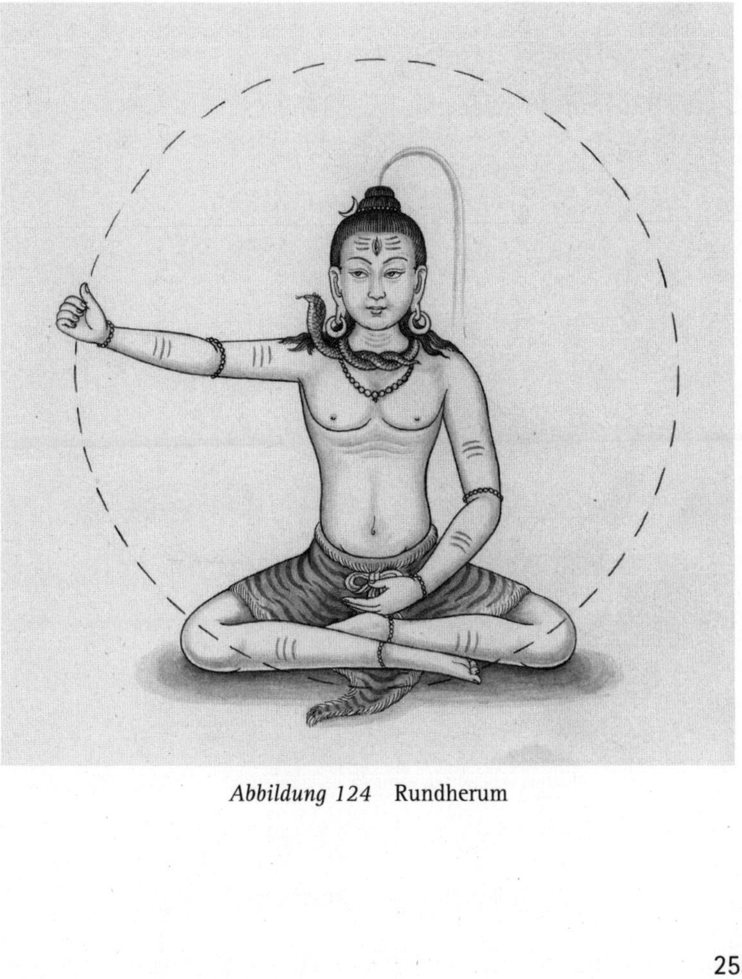

Abbildung 124 Rundherum

Nah und fern

- Richten Sie Ihren Blick auf die Nasenspitze oder auf die Stelle zwischen den Augenbrauen *(Shambhavi Mudra)*, richten Sie ihn dann auf ein weit entferntes Objekt.
- Richten Sie ihn wieder auf die Nasenspitze (oder auf die Stelle zwischen den Augenbrauen), auf das weit entfernte Objekt etc.
- Wiederholen Sie diese Übung fünfzehn- bis zwanzigmal, schließen Sie die Augen und entspannen Sie sich.

Regenerieren

- Schauen Sie – falls möglich – mit geschlossenen Augen in die Sonne.

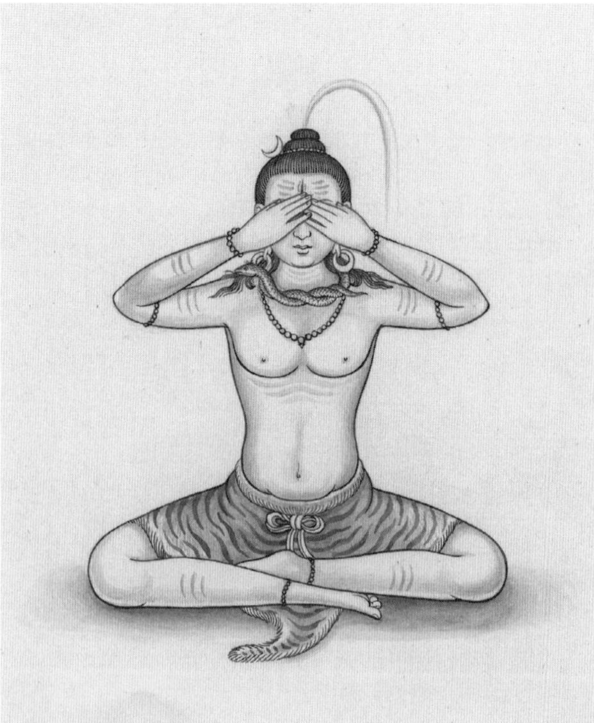

Abbildung 125 Regenerieren

- Reiben Sie die Handflächen möglichst intensiv aneinander, bis sie heiß sind.
- Drücken Sie nun die heißen Handballen an die Augen, bis auch der letzte Rest Wärme absorbiert ist.
- Entspannen Sie sich. Öffnen Sie langsam die Augen.

Diese Übung schließt einen vollständigen Augen-Zyklus ab. Er sollte am besten morgens bei Sonnenaufgang und abends bei Sonnenuntergang durchgeführt werden.

Weitere Atemübungen – Pranayamas

»Es gibt nichts in den drei Welten, das zu erreichen für den schwierig wäre, der in der Lage ist, den Atem zu zügeln.«

Hatha-Yoga Pradipika II/74

Wir haben bei den einundzwanzig Schritten bereits die wichtigsten und grundlegendsten Atemtechniken des Yoga – *Kapala Bhati, Nadi Shodana, Bhramari, Omkara Dhwani* und *Anuloma-Viloma-Pranayama* – kennen gelernt und praktiziert. Hier sollen nun noch ein paar weitere Techniken zur Beherrschung und Entfaltung der Lebenskraft dargestellt werden.

Der Blasebalg-Atem – Bhastrika

»Dieses Bhastrika zerstört alle Sünden.«

Hatha-Yoga Pradipika II/59

»Lass den Weisen dieses Bhastrika dreimal täglich üben: Er wird niemals erkranken und immer gesund sein.«

Gheranda Samhita V/76, 77

Diese Übung ist hervorragend geeignet, um die Lunge zu reinigen. Sie ist ein ausgezeichnetes Heilmittel gegen Asthma, Tuberkulose und Pleuritis. Sie heilt Rachenentzündungen und Verschleimungen und stärkt die Verdauung. Die Funktion von Leber, Milz, Galle und Bauchspeicheldrüse wird verbessert, die Bauchmuskulatur gekräftigt, die Nebenhöhlen werden gesäubert, Unreinheiten aus dem Körper entfernt, die Blutzufuhr zum Gehirn wird verbessert. *Bhastrika* lindert den Blutandrang in den Augen, regt das Nervensystem an und vertreibt Müdigkeit.

Stufe 1

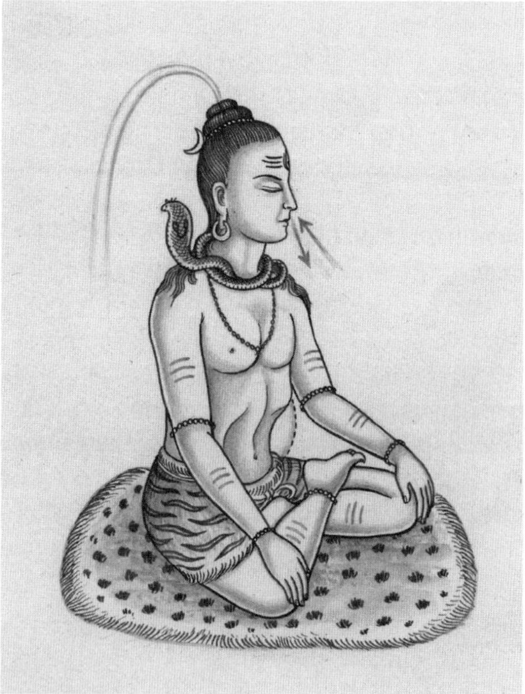

Abbildung 126 Der Blasebalg-Atem – Bhastrika

- Führen Sie zunächst fünf bis zehn Runden *Kapala Bhati* aus.
- Schließen Sie das rechte Nasenloch mit dem Daumen, und führen Sie zwanzig schnelle Atemzüge durch das linke Nasenloch aus.
- Atmen Sie nun mit einem tiefen Seufzer wie bei *Ujjayi* ein. Schließen Sie beide Nasenlöcher. Führen Sie *Jalandhara Bandha* und *Mula Bandha* aus, während Sie den Atem anhalten.
- Verharren Sie in dieser Position, solange es Ihnen problemlos möglich ist.

- Lösen Sie die *Bandhas* (zuerst *Mula Bandha*, dann *Jalandhara Bhanda*). Atmen Sie wie bei *Ujjayi* aus.
- Schließen Sie nun das linke Nasenloch, und führen Sie die Übung auf dieselbe Weise aus.
- Wiederholen Sie auch diesen Teil der Übung drei- bis fünfmal.

Stufe 2
- Atmen Sie kräftig und schnell zwanzigmal mit einer starken Kontraktion des Bauches durch beide Nasenlöcher aus und ein.
- Atmen Sie mit einem leichten Seufzer – wie bei *Ujjayi* beschrieben – tief ein, halten Sie den Atem an *(Antara Kumbhaka)* und führen Sie *Jalandhara Bandha* und *Mula Bandha* aus.
- Verharren Sie mit angehaltenem Atem *(Antara Kumbhaka)*, solange Ihnen dies ohne Anstrengung möglich ist.
- Lösen Sie die Verschlüsse, und atmen Sie langsam – wie bei *Ujjayi* beschrieben – durch die Nase aus.
- Wiederholen Sie diese Übung drei- bis fünfmal.

Die schleimlösende Atmung – Ujjayi

»Ujjayi sollte in allen Lebenslagen ausgeübt werden, selbst wenn man geht oder sitzt. Es beseitigt alle Schäden der Nadis, Wassersucht und die Störungen der Körpersäfte.«

Hatha-Yoga Pradipika II/53

»Alle Werke werden durch Ujjayi bewältigt. Wer diese Übung ausführt, wird nie von Nervenerkrankungen oder Störungen von Kapha[35] *heimgesucht. Er wird nie an Verstopfung oder Durchfallerkrankungen, Schwindsucht, Husten, Fieber oder Erkrankungen der Milz leiden. Übt Ujjayi, um Tod und Verfall zu besiegen!«*

Gheranda Samhita V/71,72

Ujjayi beseitigt Schleim und Absonderungen in der Kehle, regt den Appetit an, belebt den ganzen Organismus und gilt in Indien als Heilmittel gegen Ruhr, Verdauungsstörungen aller Art, Husten und Tuberkulose. Diese Übung wirkt beruhigend auf Nerven und Geist. Da sie den Herzschlag reduziert, ist sie besonders für Menschen mit Bluthochdruck oder Herzbeschwerden zu empfehlen. *Ujjayi* erhöht die Lungenkapazität und entwickelt einen zu schwach ausgeprägten Brustkorb, sie vertreibt Müdigkeit und stärkt den gesamten Organismus.

- Setzen Sie sich in eine der Meditationshaltungen. Die Hände liegen auf den Knien. Schließen Sie die Augen, und entspannen Sie sich.
- Atmen Sie tief aus.
- Atmen Sie gleichmäßig und sanft durch beide Nasenlöcher ein. Schließen Sie hierbei die Stimmritze, sodass ein gleichmäßiger, klagender Ton wie bei einem schlafenden Baby erzeugt wird (Sie können die Wirkungen dieser Übung noch dadurch verstärken, dass Sie *Khechari Mudra*, den Verschluss der Zunge, anwenden, das heißt die Zunge nach hinten legen, bis ihre Unterseite den Gaumen berührt).
- Halten Sie den Atem an *(Antara Kumbhaka)*, solange Ihnen dies ohne Anstrengung möglich ist. Führen Sie den Verschluss der Kehle *(Jalandhara Bandha)* und den Dammverschluss *(Mula Bandha)* aus.
- Atmen Sie langsam und tief – wieder mit einem klagenden Ton – aus. Kontrahieren Sie am Ende der Ausatmung die Bauchmuskeln, führen Sie den Verschluss des Bauchraumes *(Uddiyana Bandha)* durch, um den letzten Rest verbrauchter Atemluft zu entfernen. Verharren Sie einige Augenblicke in diesem ausgeatmeten Zustand *(Bahya Kumbhaka)*.
- Wiederholen Sie diesen Atemzyklus, solange es Ihnen möglich ist.

Diese Technik kann – nach einiger Übung – stundenlang (auch ohne Verschlüsse und Anhalten des Atems als gleichmäßiges, tiefes Aus- und Einatmen mit kontrahierter Stimmritze) »in allen Lebenslagen« – im Stehen, Sitzen und Liegen – ausgeführt werden. Auch eine Kombination mit Teilen der Wechselatmung ist üblich. Hierbei erfolgt die Einatmung durch beide Nasenlöcher, die Ausatmung immer durch das linke.

Die Sonnenatmung – Surya Bhedana

»Diese exzellente Übung reinigt die Stirnregion, beseitigt Atemstörungen und Wurmerkrankungen, deshalb sollte sie immer wieder ausgeführt werden.«

Hatha-Yoga Pradipika II/50

»Surya Bhedana besiegt Tod und Verfall. Sie weckt die Kundalini Shakti und facht das Körperfeuer an. O Chanda[36]*, so habe ich dich Surya Bhedana gelehrt.«*

Gheranda Samhita V/68

Surya bedeutet »Sonne«, *bhedana* »durchstoßen, durchdringen«. Bei dieser Übung erfolgen alle Einatmungen durch das rechte Nasenloch, die Ausatmungen durch das linke. Das rechte Nasenloch führt *Prana* in die *Pingala Nadi,* die dem Sympathikus des sympathischen Nervensystems entspricht. Sie erwärmt den Körper und wird daher mit der Sonne *(Surya)* assoziiert, so, wie das linke Nasenloch *(Ida)* dem Parasympathikus entspricht, kühlend wirkt und daher mit dem Mond *(Chandra)* gleichgesetzt wird.
Diese Übung kräftigt die Verdauung, reinigt die Stirnhöhlen und stärkt die Nerven. Sie heilt Erkrankungen des Herzens und der Lunge, versorgt den Körper mit dynamischer Energie und gilt als ausgezeichnetes Mittel gegen körperlichen Verfall und frühzeitigen Tod.

- Setzen Sie sich aufrecht in eine der Meditationshaltungen. Legen Sie die Hände auf die Knie. Schließen Sie die Augen, und entspannen Sie sich.
- Legen Sie die rechte Hand in der Geste Vishnus (wie zuvor beschrieben) an die Nase.
- Schließen Sie das linke Nasenloch, und atmen Sie langsam und tief durch das rechte Nasenloch ein.
- Schließen Sie beide Nasenlöcher, halten Sie die Luft an *(Antara Kumbhaka)* und führen Sie den Verschluss der Kehle und den Verschluss des Perineums aus.
- Verharren Sie in dieser Position, solange Ihnen dies ohne Anstrengung möglich ist.
- Lösen Sie den Verschluss des Perineums, dann den Verschluss der Kehle.

- Öffnen Sie das linke Nasenloch leicht, und atmen Sie langsam und tief aus.
- Wiederholen Sie diese Übung in gleichmäßigem, langsamem Rhythmus, solange Ihnen dies möglich ist (fünf bis zehn Minuten).

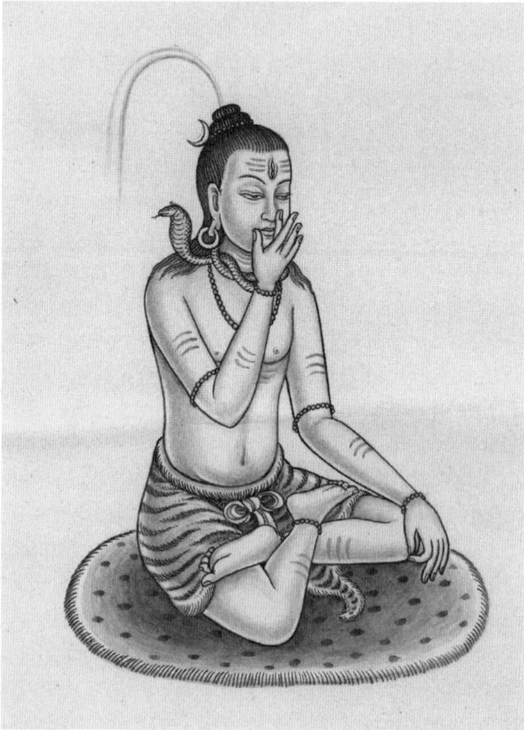

Abbildung 127 Die Sonnenatmung – Surya Bhedana

Der kühlende Atem – Shitali

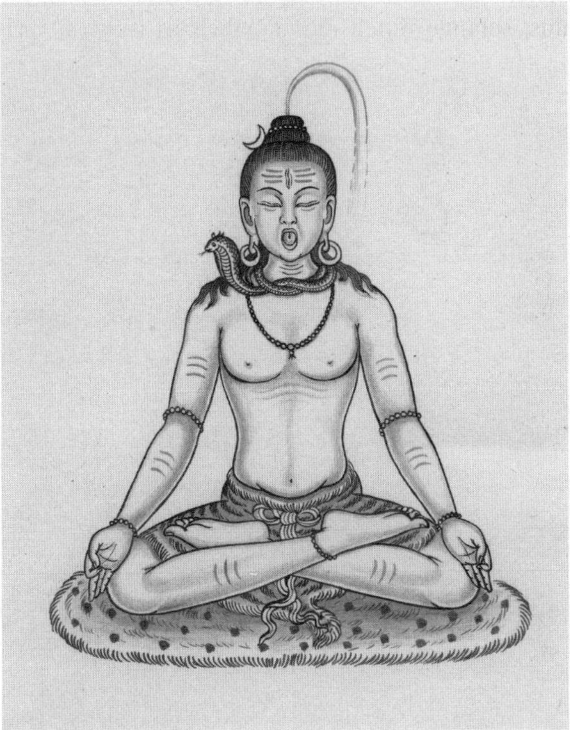

Abbildung 128 Der kühlende Atem – Shitali

Shitali ist eine Übung, um den Köper mit Hilfe der Atmung abzukühlen und das Blut zu reinigen.
Man streckt hierbei die Zunge durch die Lippen und versucht sie an der Seite etwas nach oben zu rollen, bis eine mehr oder weniger geöffnete Röhre entsteht. Nun atmet man hörbar durch den Mund ein, hält den Atem an und atmet langsam durch die Nase wieder aus. Dies sollte zwanzig- bis dreißigmal wiederholt werden.

Kühlender Atem (Variation) – Shitkari

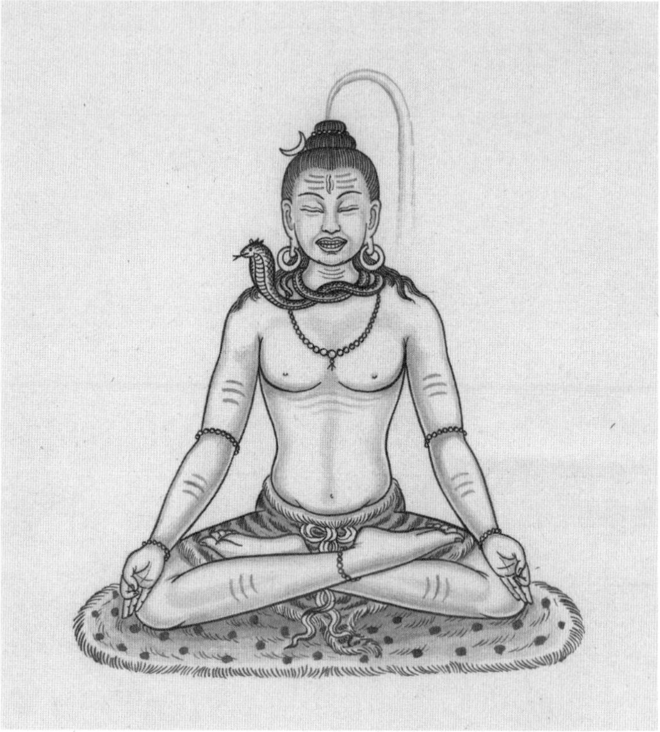

Abbildung 129 Kühlender Atem (Variation) – Shitkari

Shitkari ist eine Variation von *Shitali.* Auswirkungen und Atemtechnik sind gleich wie bei *Shitali*; nur wird hier die Zunge leicht nach oben gebogen, sodass die Zungenspitze den oberen Gaumen berührt. Die Zähne werden aufeinander gepresst, die Lippen so weit wie möglich geöffnet. Nun zieht man den Atem mit einem zischenden Laut durch die Zähne ein. Alles Weitere erfolgt wie bei *Shitali.*

> *»Wer diese Übung ausführt, wird schön wie Kama, der Gott der Liebe.«*
>
> Hatha-Yoga Pradipika III/54

Der Krähenschnabel – Kaki Mudra

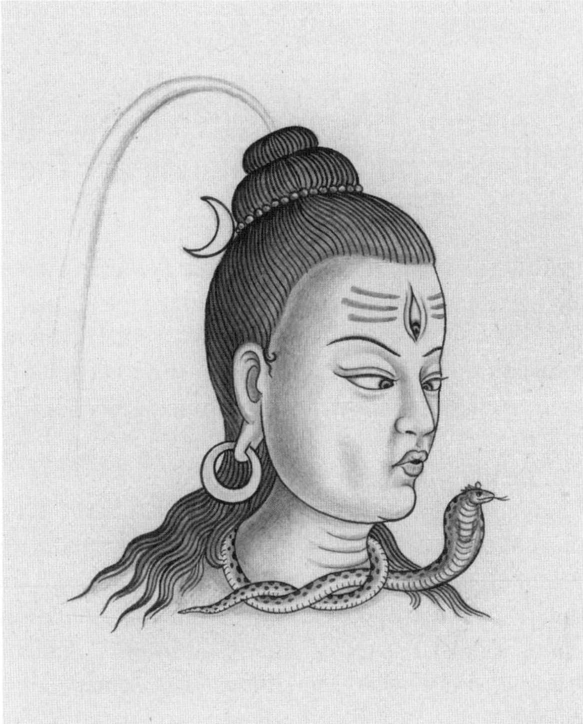

Abbildung 130 Der Krähenschnabel – Kaki Mudra

Die *Kaki* oder *Kakini Mudra* dient vor allem der Verjüngung der Wangen und einer verbesserten Mundhygiene, da hier frische Luft in der Mundhöhle gehalten wird.
Man atmet wie bei *Shitali* ein, bläst die Backen auf, schließt die Augen, presst das Kinn in der *Jalandhara Bandha* an die Brust und verschließt mit beiden Daumen die Nase. Die übrigen Finger werden paarweise gespreizt und wirken wie ein Schnabel – daher der Name. Man hält in dieser Stellung die Luft so lange wie möglich an, hebt den Kopf in seine normale Lage, öffnet die Augen und atmet langsam durch die Nase aus.

Anhang

Verzeichnis einiger Krankheiten mit geeigneten Yogaübungen zur Unterstützung der Therapie

Diese Aufzählung erhebt selbstverständlich keinerlei Anspruch auf Vollständigkeit. Vielmehr gibt es wohl kaum eine Erkrankung, der nicht durch Yoga auf die eine oder andere Weise beizukommen wäre. Bei folgenden Krankheiten haben sich die angegebenen Yogaübungen als therapeutisch außerordentlich hilfreich erwiesen.

Angstzustände und Neurosen
Kobra *(Bhujangasana)*, Heuschrecke *(Shalabasana)*, Zange *(Pashimotthanasana)*, Dreieck *(Trikonasana)*, Totenstellung *(Shavasana)*, Pflug *(Halasana)*, umgekehrte Haltung *(Viparita Karani)*, Gas lösende Stellung *(Pavanmuktasan)*, Schulterstand *(Sarvangasana)*, Fisch *(Matsyasana)*, Drehsitz *(Ardha Matsyendrasana)*, schleimlösende Atmung *(Ujjayi)*, Blasebalg-Atem *(Bhastrika)*, scheinender Schädel *(Kapala Bhati)*.

Asthma
Diamantsitz *(Vajrasana)*, liegender Diamant *(Supta Vajrasana)*, Yoga Mudra, Kobra *(Bhujangasana)*, Bogen *(Dhanurasana)*, Boot *(Naukasana)*, Katze *(Marjariasana)*, Schulterstand *(Sarvangasana)*, Kamel *(Ushtrasana)*, Fisch *(Matsyasana)*, Totenstellung *(Shavasana)* mit besonderer Achtsamkeit auf die Atmung, Blasebalg-Atem *(Bhastrika)*, scheinender Schädel *(Kapala Bhati)*.

Bandscheibenverschiebungen/Diskopathien
Alle Übungen sind äußerst vorsichtig anzugehen!
Entspannung in der Bauchlage *(Advasana)*, »beste« Stellung *(Jyestikasana)*, Kobra *(Bhujangasana)*, Stock *(Dand-Asana)*, Boot aus der Rückenlage *(Naukasana II)*.
Bei leichten Problemen oder fortgeschrittener Heilung zusätzlich:

Hand-Fuß-Stellung *(Pada-Hasta-Asana)*, Zange *(Pashimotthanasana)*, Heuschrecke *(Shalabasana)*, Bogen *(Dhanurasana)*, Kamel *(Ushtrasana)*.

Blasenschwäche (Harninkontinenz)
Schmetterling *(Baddhakonasana)*, Stock *(Dand-Asana)*, Diamantsitz *(Vajrasana)*, vollkommene Stellung/Meistersitz *(Siddhasana/Siddha Yoni Asana)*, Kopfstand *(Shirshasana)*, Schulterstand *(Sarvangasana)*, umgekehrte Haltung/Halbkerze *(Viparita Karani)*, *Ashvini-Mula-Bandha-Vajroli*-Kombination.

Blähungen
Kopfstand *(Shirshasana)*, Schulterstand *(Sarvangasana)*, Hand-Fuß-Stellung *(Pada-Hasta-Asana)*, Kopf-Knie-Stellung *(Janu-Shirsh-Asana)*, Zange *(Pashimotthanasana)*, Drehsitz *(Ardha Matsyendrasana)*, Heuschrecke *(Shalabasana)*, Bogen *(Dhanurasana)*, Pfau *(Mayurasana)*, nach oben gewölbter Bogen *(Urdhva Dhanurasana)*, Bauchverschluss *(Uddiyana Bandha)*, Feuerreinigung *(Agnisara)*, »Kreisen« der »Bauchmuskeln« *(Nauli)*.

Bluthochdruck
Heldenpose *(Virasana)*, Gas lösende Stellung *(Pavanmuktasana)*, Kobra *(Bhujangasana)*, Heuschrecke *(Shalabasana)*, Kopf-Knie-Stellung *(Janu-Shirsh-Asana)*, Zange *(Pashimotthanasana)*, Pflug *(Halasana)*, Kopfstand *(Shirshasana)* – nur unter ärztlicher Kontrolle, Totenstellung *(Shavasana)*, schleimlösende Atmung *(Ujjayi)*, kühlender Atem *(Shitali)*, langsame Wechselatmung *(Nadi Shodana)*.

Bronchitis
Kobra *(Bhujangasana)*, Heuschrecke *(Shalabasana)*, Zange *(Pashimotthanasana)*, Fisch *(Matsyasana)*, Drehsitz *(Ardha Matsyendrasana)*, Pflug *(Halasana)*, Bogen *(Dhanurasana)*, Schulterstand *(Sarvangasana)*, Kopfstand *(Shirshasana)*, Siegel des Yoga *(Yoga Mudra)*, schleimlösende Atmung *(Ujjayi)*, kühlender Atem *(Shitali)*, Blasebalg-Atem *(Bhastrika)*, scheinender Schädel *(Kapala Bhati)*, Nasenspülung *(Neti)*, Waschungen *(Dhauti)*, Bauchverschluss *(Uddiyana Bandha)*.

Diabetes
Kobra *(Bhujangasana)*, Heuschrecke *(Shalabasana)*, Zange *(Pashimotthanasana)*, Dreieck *(Trikonasana)*, Gas lösende Stellung *(Pavanmuktasana)*, Pflug *(Halasana)*, Schulterstand *(Sarvangasana)*, Fisch *(Matsyasana)*, Boot *(Naukasana)*, Bogen *(Dhanurasana)*, Pfau *(Mayur Asana)*, Totenstellung *(Shavasana)*, Blasebalg-Atem *(Bhastrika)*, Feuerreinigung *(Agnisara)*, Bauchverschluss *(Uddiyana Bandha)*, Waschungen *(Dhauti)*, »Kreisen« der »Bauchmuskeln« *(Nauli)*.

Hämorrhoiden
Kopfstand *(Shirshasana)*, Schulterstand *(Sarvangasana)*, Fisch *(Matsyasana)*, Löwe *(Simhasana)*, Heuschrecke *(Shalabasana)*, Bogen *(Dhanurasana)*, nach oben gewölbter Bogen *(Urdhva Dhanurasana)*, langsame Wechselatmung *(Nadi Shodana)*.

Impotenz
Kopfstand *(Shirshasana)*, Schulterstand *(Sarvangasana)*, Zange *(Pashimotthanasana)*, Drehsitz *(Ardha Matsyendrasana)*, Schmetterling *(Baddhakonasana)*, nach oben gewölbter Bogen *(Urdhva Dhanurasana)*, alle Übungen aus dem Diamantsitz *(Vajrasana)* wie Katze *(Marjariasana)* etc., Donnerkeil/Diamantzepter *(Vajroli)*, Unterleibsverschluss *(Mula Bandha)*, Bauchverschluss *(Uddiyana Bandha)*, langsame Wechselatmung *(Nadi Shodana)*.

Kopfschmerzen
Totenstellung *(Shavasana)*, Gas lösende Stellung *(Pavanmuktasana)*, Dreieck *(Trikonasana)*, Kobra *(Bhujangasana)*, Heuschrecke *(Shalabasana)*, Zange *(Pashimotthanasana)*, Fisch *(Matsyasana)*, kühlender Atem *(Shitali)*, schleimlösende Atmung *(Ujjayi)*, Nasenspülung *(Neti)*.

Krampfadern
Kopfstand *(Shirshasana)*, Schulterstand *(Sarvangasana)*, Heldenstellung und liegender Held *(Virasana* und *Supta Virasana)*, umgekehrte Haltung/Halbkerze *(Viparita Karani)*, Pflug *(Halasana)*, Schmetterling *(Baddhakonasana)*, Totenstellung *(Shavasana)*, langsame Wechselatmung *(Nadi Shodana)*.

Magen-Darm-Beschwerden

Zange *(Pashimotthanasana)*, Gas lösende Stellung *(Pavanmuktasana)*, Kobra *(Bhujangasana)*, Heuschrecke *(Shalabasana)*, Schulterstand *(Sarvangasana)*, Pflug *(Halasana)*, Bogen *(Dhanurasana)*, Boot *(Naukasana)*, Hand-Fuß-Stellung *(Pada-Hasta-Asana)*, Drehsitz *(Ardha Matsyendrasana)*, Pfau *(Mayurasana)*, Kopfstand *(Shirshasana)*, Siegel des Yoga *(Yoga Mudra)*, Dreieck *(Trikonasana)*, kühlender Atem *(Shitali)*, kühlender Atem (Variation) *(Shitkari)*, Bauchverschluss *(Uddiyana Bandha)*, »Kreisen« der »Bauchmuskeln« *(Nauli)*.

Migräne

Kopfstand *(Shirshasana)*, Schulterstand *(Sarvangasana)*, Zange *(Pashimotthanasana)*, Hand-Fuß-Stellung *(Pada-Hasta-Asana, Uttanpadasana)*, Totenstellung *(Shavasana)*, langsame Wechselatmung *(Nadi Shodana)*.

Nierenleiden

Kopfstand *(Shirshasana)*, Schulterstand *(Sarvangasana)*, Kopf-Knie-Stellung *(Janu-Shirsh-Asana)*, Zange *(Pashimotthanasana)*, nach oben gewölbter Bogen *(Urdhva Dhanurasana)*, gedrehte Kopf-Knie-Stellung *(Parivritti Janu-Shirsh-Asana)*, Boot aus der Rückenlage *(Naukasana II)*, Drehsitz *(Ardha Matsyendrasana)*, Kobra *(Bhujangasana)*, Bogen *(Dhanurasana)*, Boot aus der Bauchlage *(Naukasana I)*, Heuschrecke *(Shalabasana)*, Bauchverschluss *(Uddiyana Bandha)*, langsame Wechselatmung *(Nadi Shodana)*.

Prostataleiden

Kopfstand *(Shirshasana)*, Schulterstand *(Sarvangasana)*, Hand-Fuß-Stellung *(Pada-Hasta-Asana, Uttanpadasana)*, Kopf-Knie-Stellung *(Janu-Shirsh-Asana)*, Zange *(Pashimotthanasana)*, nach oben gewölbter Bogen *(Urdhva Dhanurasana)*, Heldenpose *(Virasana)*, Drehsitz *(Ardha Matsyendrasana)*, Schmetterling *(Baddhakonasana)*, Kamel *(Ushtrasana)*, Boot aus der Bauchlage und aus der Rückenlage *(Naukasana I und II)*, Heuschrecke *(Shalabasana)*, Unterleibsverschluss *(Mula Bandha)*, Bauchverschluss *(Uddiyana Bandha)*, Donnerkeil *(Vajroli)*, langsame Wechselatmung *(Nadi Shodana)*.

Rheumatische Beschwerden
Kobra *(Bhujangasana)*, Heuschrecke *(Shalabasana)*, Bogen *(Dhanurasana)*, Pflug *(Halasana)*, Fisch *(Matsyasana)*, Schulterstand *(Sarvangasana)*, Totenstellung *(Shavasana)*, scheinender Schädel *(Kapala Bhati)*, Waschungen *(Dhauti)*.

Schwangerschaft
Aufrechte Stellung *(Tadasana)*, Gas lösende Stellung *(Pavanmuktasana)*, Schmetterling *(Baddhakonasana)*, Totenstellung *(Shavasana)*, Katze und Tiger *(Marjariasana* und *Vyaghrasana)*, Fisch *(Matsyasana)*, Schmetterling *(Baddhakonasana)*, Stutenstellung *(Ashvini Mudra)*, langsame Wechselatmung *(Nadi Shodana)*, Totenstellung *(Shavasana)*.

Zu meiden sind ab dem vierten Schwangerschaftsmonat alle Übungen aus der Bauchlage!

Schilddrüsenerkrankungen
Heuschrecke *(Shalabasana)*, Dreieck *(Trikonasana)*, Zange *(Pashimotthanasana)*, Kobra *(Bhujangasana)*, Pflug *(Halasana)*, Schulterstand *(Sarvangasana)*, Fisch *(Matsyasana)*, Kinnverschluss *(Jalandhara Bandha)*, Drehsitz *(Ardha Matsyendrasana)*, schleimlösende Atmung *(Ujjayi)*, scheinender Schädel *(Kapala Bhati)*.

Schnupfen/Entzündungen der Nasenschleimhaut
Zange *(Pashimotthanasana)*, Heuschrecke *(Shalabasana)*, Kobra *(Bhujangasana)*, Drehsitz *(Ardha Matsyendrasana)*, Schulterstand *(Sarvangasana)*, Totenstellung *(Shavasana)*, Nasenspülung *(Neti)*, Waschungen *(Dhauti)*, scheinender Schädel *(Kapala Bhati)*.

Die Häufigkeit bzw. Intensität der Wirkungen von Yogaübungen auf einige ausgewählte Erkrankungen zeigt die folgende Tabelle. Sie wurde nach einer Studie über die Wirkungen des Yoga vom *Yoga Research Laboratory* des *Institute of Medical Sciences* der *Benares Hindu University* in Varanasi *(Benares)* anhand der Untersuchungen an 1020 Patienten in einer sechsmonatigen Behandlung mit therapeutischem Yoga erstellt (Angaben in %):

Erkrankung	Teilweise Besserung	Weitgehende Besserung	Vollständige Heilung	Keine Besserung
Bluthochdruck	24,0	31,3	21,1	20,0
Diabetes	28,3	31,6	30,0	11,6
Bronchialasthma	35,7	28,3	22,6	13,9
Rheumatische Erkrankungen	21,7	32,8	32,8	12,5
Chronische Magen-Darm-Erkrankungen	38,0	24,0	27,0	12,0
Schilddrüsen-erkrankungen	21,8	34,3	25,4	18,8
Angstzustände und Neurosen	20,4	30,3	40,9	8,1
Unterschiedliche weitere Erkrankungen	23,9	31,4	28,6	15,6

Glossar

Adhara	vitale Körperteile
Agni	Feuer; eines der fünf (sechs) Elemente
Agnisara Dhauti	»Feuerreinigung«. Kontraktion des Bauchraumes, Reinigung und Anregung des Verdauungstrakts
Ahamkara	»Ich-Macher«; Ich-Bewusstsein
Ajna Chakra	Stirnzentrum
Ajnana	Skrt. »Nichtwissen«
Akasha	Äther; eines der fünf (sechs) Elemente der indischen Philosophie
Alara Kalama (Skrt. Arada Kalama)	Schuloberhaupt in Vaisali, der eine Form des Yoga lehrte und praktizierte. Der spätere Buddha schloss sich nach seinem Auszug in die Hauslosigkeit Alara Kalama an, merkte jedoch schließlich, dass Alara Kalamas Lehre ihn nicht zu der von ihm erstrebten Erlösung führen konnte, da auch sie vergänglich und daher »leidvoll, unedel, nicht zum Ziele führend« war
Ama	Schlacken im Körper
Amrita	der Trank der Unsterblichkeit
Anahata Chakra	Herzzentrum
Anandamaya Kosha	Seligkeitshülle
Anapanasati	Atmungsachtsamkeit
Annamaya-Kosha	Nahrungshülle
Antara	Innen, Inneres
Antara Kumbhaka	Anhalten der eingeatmeten Luft
Antarang-Yoga	»innerer Yoga«; die letzten vier Glieder des *Ashtanga-Yoga* (Skrt. *ashtanga* = »achtgliedrig«) des Patanjali *(Raja-Yoga)*
Apaha	Wasser, eines der fünf (sechs) Elemente der indischen Philosophie
Apana	der »sich entfernende Hauch«; einer der fünf »Winde« (Vayus), die den Körper durchziehen.
Ardha Halasana	der halbe Pflug
Ardha Matsyendrasana	der halbe Drehsitz
Ardha Shalabasana	die halbe Heuschrecke
Artha	Streben nach Wohlstand und Besitz

Asana	Körperstellung
Ashvini Mudra	Stutenstellung
Atharvaveda	»Buch des Atharvan«, eines mystischen Feuerpriesters; einer der vier *Vedas*
Atman	unsterbliches Selbst des Menschen, Seele
Ayur Veda/Ayurveda	Skrt. »Wissen vom Leben«; einer der vier *Vedas*
Baddhakonasana	Skrt. »Gehaltener Winkel«; der Schmetterling
Bahya	Äußeres
Bahya Kumbhaka	Anhalten des Atems nach der Ausatmung
Bahya-Yoga	»äußerer Yoga«
Bakha (Dhyan) Asana	der (meditierende) Kranich
Bandha	Skrt. »Verschluss, Kontraktion«; spezielle Yogapraktiken zur Lenkung der Lebenskraft *(Prana)*
Basti	Enddarmreinigung, eine der sechs Reinigungsübungen des *Hatha-Yoga*
Bhadrasana	die sanfte Stellung
Bhakti-Yoga	Yogaweg der Hingabe
Bhastrika	der Blasebalg-Atem
Bhrama Gunjar/Bhramari	die Hummel; Atemübung
Bhujangasana	die Kobra; Skrt. »Schlange«
Bhuvaneshvari	Skrt. »Weltenmutter«. Muttergottheit
Bodhi	Erkenntnis, Erleuchtung
Bodhisattva	Skrt. »Erleuchtungswesen«; ein Heiliger, der auf das Eingehen ins vollständige Nirvana so lange verzichtet, bis alle Wesen – auch mit seiner Hilfe – zur Erleuchtung gelangt sind
Brahma	Schöpfergott der indischen Göttertrias
Brahma Gunjar/Brahmari	die Hummel
Brahmacharya	Brahmanenschüler; ein Leben in Keuschheit. Einer der vier Lebensabschnitte *(Ashramas)* im Leben eines traditionellen Hindu
Brahmamuhurta	Skrt. »Stunde Brahmas«. Stunden der Morgen- und Abenddämmerung
Brahman	das ewige, unvergängliche Absolute, die höchste, nicht duale Wirklichkeit. »Eines ohne Zweites.« – *»Ekam eva advityam.«*
Brahmarandhara	Scheitelöffnung
Buddhi	Intellekt, Unterscheidungsvermögen, Vernunft.
Chakra	Skrt. »Kreis, Rad«; Energiewirbel entlang der Wirbelsäule

Chaksua Dhauti	Reinigen der Augen
Chandi	Skrt. »die Wilde«, furchterregender Aspekt der »Weltenmutter«
Chin Mudra	die Geste des Bewusstseins; psychoneurale Handhaltung
Dand-Asana	der Stock
Darshana	Skrt. »Anblick, System«
Dhanurasana	Bogen
Dharana	Fokussierung des Geistes (»Konzentration«); das sechste der acht Glieder des *Raja-Yoga*
Dharma	Gesetz; Streben nach Rechtschaffenheit und Tugend
Dhauti	Skrt. »Waschungen«, Reinigung des Körperinneren, eine der sechs Reinigungsübungen des *Hatha-Yoga*
Dhyana	Versenkung, siebtes Glied des achtgliedrigen *Raja-Yoga*
Dhyana Mudra	Geste der Meditation; psychoneurale Handhaltung
Doshas	Skrt. »Fehler, Mangel«; Körperenergien
Ekagrata	Skrt. »Einung, Einspitzigkeit«; auf einen einzigen Punkt gerichtete Achtsamkeit
Ghee	geklärte Butter
Gomukhasana	der Kuhkopf
Gorakshasana, siehe Bhadrasana	
Granthi	Skrt. »Knoten«
Grihastha	»Haushälter«; die zweite Lebensstufe *(Ashrama)* im Leben eines traditionellen Hindu
Gunas	»Grundeigenschaften«, aus denen alle Objekte der Erscheinungswelt bestehen
Guru	spiritueller Lehrer, »der einen vom Dunkel (Skrt. *Gu*) ins Licht (Skrt. *ru*) führt«
Hastas	Handhaltungen
Hatha-Yoga	Yoga der Tat, des Handelns
Hridh Dhauti	Zungen- und Rachenreinigung
Ida	einer der drei wichtigsten Hauptenergiekanäle *(Nadis)* entlang der Wirbelsäule; lunarer Energiekanal, der im linken Nasenloch endet
Indriya	Sinne
Jalandhara Bandha	Kinnverschluss
Janu-Shirsh-Asana	Kopf-Knie-Stellung

Jihwa Dhauti	Reinigen der Zunge
Jivatman	Individualseele
Jnana Mudra	die Geste der Weisheit; psychoneurale Handhaltung
Jnana-Yoga	Yogaweg der Erkenntnis
Jyestikasana	die »beste« Stellung
Kaivalya	vollkommene Erlösung
Kaki Mudra/ Ḳakini Mudra	der Krähenschnabel; eine Atemübung
Kali	Skrt. »die Schwarze«, die Göttin der Zeit
Kama	Gott der Liebe. Streben nach Sinnenfreuden, Liebe und Verlangen
Kanda	Skrt. »Knolle«; dreiecksförmiger Bereich an der Wirbelsäulenbasis
Kanphata-Yogis/ Kaunphata-Yogis	Skrt. *Kan* = »Ohr«, *phata* = »gespalten«; Anhänger Goraknaths, denen bei der Initiation die Ohren durchbohrt und mit großen Ohrringen geschmückt werden
Kapala Bhati	der scheinende Schädel, Reinigung des Atmungsapparats und des Gehirns, eine der sechs Reinigungsübungen des *Hatha-Yoga*
Kapha	»Schleim«; eine der drei Körperenergien *(Doshas)*
Karana Sharira	Kausalkörper
Karma	Skrt. »Handlung, Tat«; Gesetz von Ursache und Wirkung; Summe all unserer Handlungen, die unsere nächste Inkarnation bestimmen
Karma-Yoga	Yoga des Handelns
Khargoshasana	der Hase (vgl. *Yoga Mudra)*
Khechari Mudra	Verschluss der Zunge; eine Mudra
Kosha	Skrt. »Hülle«
Kriyas, siehe Shat Karmas	Skrt. »Tat, Mühe«; Reinigungstechniken des *Hatha-Yoga*
Kumbhaka	Anhalten des Atems
Kundalini	»die Zusammengerollte«; Aus Skrt. *kundala* = »Windung«. Weibliche Schlange. Mystische Kraft, die am unteren Ende der Wirbelsäule, im *Muladhara Chakra*, ruht. Ihre Erweckung ist eines der Hauptziele vieler Yogaübungen
Lakshmi	Skrt. »die Glücksbringerin«; Göttin der Schönheit, des Wohlstands und des Glücks; Gemahlin Vishnus

Lalana Chakra/ Vyoma Chakra	An der Rückseite der Kehle gelegenes *Chakra*, das durch *Khechari Mudra* stimuliert wird
Linga Sharira/ Sukshma Sharira	feinstofflicher, subtiler Körper
Lolasana	die Schaukel
Lotha	Kanne zur Nasenreinigung
Maha Bandha	der große Verschluss; Kombination aus *Jalandhara Bandha/Uddiyana Bandha/Mula Bandha*
Mahavakya	Skrt. »großer Satz«; Lehrsätze aus den *Veden*
Makarasana	Krokodil-Übung
Manas	individueller Geist, »Denken«
Manasika Japa	geistiges Wiederholen eines *Mantras*
Manipura Chakra	Nabelzentrum
Manomaya-Kosha	Denkhülle
Mantra	Worte der Kraft. Kraftgeladene Silben, die als Meditationshilfe verwendet werden
Marjariasana	die Katze
Matsyasana	der Fisch
Matsyendrasana	»Stellung Matsyendranaths«; Drehsitz
Mayurasana	der Pfau
Moksha	Streben nach letztendlicher Befreiung vom Zyklus der Geburten
Mritasana (Shavasana), vgl. Shavasana	die Totenstellung
Mudra	Skrt. »Siegel, Zeichen«; rituelle Handhaltung; im *Hatha-Yoga* auch Bezeichnung für Körperstellungen, mit einer gezielten Anspannung bestimmter Muskeln innerhalb der eigentlichen *Asana,* spezielle Yogatechniken zur Lenkung der Lebensenergie *(Prana)*
Mula Bandha	Wurzelverschluss, Verschluss des Perineums, Unterleibsverschluss, Dammverschluss
Muladhara Chakra	Wurzelzentrum
Nadi Shodana	die Reinigung der *Nadis*; langsame Wechselatmung
Nadis	Skrt. »Röhre, Gefäß«; Energiekanäle
Naukasana I und II	das Boot aus der Bauchlage bzw. aus der Rückenlage
Nauli	das »Kreisen« der »Bauchmuskeln; eine der sechs Reinigungsübungen des *Hatha-Yoga*
Neti Kriya	Nasenspülung; eine der sechs Reinigungstechniken des *Hatha-Yoga*

Netra Byayam/ Netra Vyayama	Augenübungen
Niyama	das zweite Glied des achtgliedrigen *Raja-Yoga*, die »innere Disziplin«, ethisch-moralische Vorschrift
Ojas	Skrt. »Urkraft«
Pada-Hasta-Asana	die Hand-Fuß-Stellung
Panchtapas	Skrt. »fünf Feuer«; Askeseübung, bei der man von Sonnenaufgang bis Sonnenuntergang in einem Geviert von vier Feuern – und der Sonne als fünftem »Feuer« – sitzt
Parivritti Janu-Shirsh-Asana	gedrehte Kopf-Knie-Stellung
Parshvakonasana	die erweiterte Seitendehnung
Parshvottanasana	die intensive Seitendehnung
Paryankasana	die Couch
Pashimotthanasana	die Zange; von Skrt. *Pashima* = »Westen«, in der Yogaanatomie der hintere Teil des Rumpfes; *than* = »aufsteigen«
Patanjali	vermutlich 2. Jh. v. Chr.; Begründer des später als *Raja-Yoga* bekannt gewordenen *Ashtanga-Yoga*
Pavanmuktasana	die Gas lösende Stellung
Pingala	einer der drei wichtigsten Hauptenergiekanäle *(Nadis)* entlang der Wirbelsäule; solarer Kanal, der im rechten Nasenloch endet
Pitta	»Galle«; eine der drei Körperenergien *(Doshas)*
Prajapati	Schöpfergott, Demiurg
Prana	»nach vorn strömender Hauch«; einer der fünf »Winde« *(Vayus)*, die den Körper durchziehen
Prana Sanchar	die Zirkulation des Atems
Pranamaya-Kosha	Vitalhülle
Pranayama	»Beherrschung der Lebenskraft«; Atemübungen
Pratyahara	Zurückziehen der Sinne von den Objekten der Außenwelt; fünfte Stufe des achtgliedrigen *Raja-Yoga*
Prithvi	Erde; eines der fünf (sechs) Elemente
Puraka	Einatmung
Purvottanasana	die schiefe Ebene
Raja-Yoga	»königlicher Yoga«. Einer der vier wesentlichen Yogawege, der von Patanjali begründet wurde

Rajas	Aktivität. Eine der drei *Gunas*
Rasa	die erste Geschmackswahrnehmung, die entsteht, wenn eine Substanz auf die Zunge gelangt
Rechaka	Ausatmung
Rigveda	»Buch der Verse«; einer der vier *Vedas*
Sadhu	abgeleitet von Skrt. »zum Ziele führend«; ein Mönch oder Asket, der der Welt entsagt hat, um sich ganz seiner Suche nach dem Göttlichen zu widmen
Sahashrara	Skrt. »tausend Blätter«; Scheitelzentrum
Samadhi	»Fixieren, Festmachen«; überbewusster Geisteszustand
Samana	der »ausgleichende Hauch«; einer der fünf »Winde« *(Vayus)*, die den Körper durchziehen
Samaveda	»Buch der Lieder«; einer der vier *Vedas*
Samhita	Skrt. »Sammlung«; Schriften
Samskara	»Eindruck, Nachwirkung«; während unseres Lebens durch unsere Handlungen und Gedanken entstandene Neigungen und Charaktermerkmale
Sandhya	Skrt. »Dämmerung, Zwielicht«
Sankhya	eines der sechs Systeme der orthodoxen hinduistischen Philosophie, das lehrt, dass aus der Vereinigung von Natur *(Prakriti)* und Bewusstsein *(Purusha)* das Universum entsteht
Sarvangasana	»Stellung aller Glieder«; Schulterstand
Sattva	das Reine. Eine der drei *Gunas*
Setu-Bandh-Asana	die Brücke
Shalabasana	Heuschrecke
Shat Karmas, siehe Kriyas	Skrt. »sechs Handlungen«; Reinigungsübungen des *Hatha-Yoga*
Shavasana (Mritasana), vgl. Mritasana	die Totenstellung
Shirshasana	der Kopfstand
Shitali	der kühlende Atem
Shitkari	kühlender Atem (Variation von *Shitali*)
Shushumna	Hauptenergiekanal *(Nadi)* im Inneren der Wirbelsäule
Siddha	Skrt. »vollkommen, vollendet«; ein »Vollkommener«, der das höchste Ziel menschlichen Strebens erreicht hat, ein Erleuchteter

Siddhasana vollkommene Stellung/Meisterstellung

Siddhi Skrt. »vollkommene Fähigkeit«; scheinbar übernatürliche Fähigkeiten, die mit höheren Bewusstseinsstufen einhergehen, wie sie Patanajali in seinen *Yoga-Sutras* beschreibt

Simhasana Löwe

Soma Nach indischer Lehre gibt es eine Vielzahl von Pflanzen – vor allem aus den Bergen stammend –, die *Soma* enthalten, aber auch der menschliche Körper kann unter besonderen Bedingungen *Soma* produzieren. Dies geschieht mit Hilfe fortgeschrittener Yogaübungen wie *Khechari Mudra. Soma* wird in diesem Fall von einer an der Gaumenrückwand, im so genannten *Vyoma* oder *Lalana Chakra*, und einer am Hinterkopf, im *Soma Chakra* (wo die Brahmanenpriester ihren Haarzopf tragen), gelegenen Drüse produziert

Soma Chakra am Hinterkopf gelegenes Energiezentrum, das unter anderem mit der Produktion des männlichen Samens assoziiert wird

Sthula Sharira grobstofflicher, elementarer Körper

Supta Vajrasana der ruhende (liegende) Diamant

Surya Bhedana die Sonnenatmung

Surya Namaskar Sonnengruß, Gruß an die Sonne

Sutra Skrt. »Leitfaden, Lehrsatz«. Häufig kryptische Aphorismen, die ohne entsprechenden Kommentar kaum verständlich erscheinen

Sutra Neti Nasenreinigung mit Hilfe einer Baumwollkordel oder eines Gummikatheters, eine Reinigungsübung des *Hatha-Yoga*

Svadhishthana Chakra Sakralzentrum

Swami Skrt. »Herr«. Angehörige eines Mönchsordens

Tadasana »aufrechte Stellung«, manchmal auch als »Bergstellung« (Skrt. *Tada* = »Berg«) bezeichnet

Tamas das Dumpfe. Eine der drei *Gunas*

Tejas innere Glut

Tiryaka Tadasana die Baum-im-Wind-Stellung

Trataka/Tratak Reinigung der Augen, eine der sechs Reinigungsübungen des *Hatha-Yoga*

Trikaya »drei Körper«

Trikonasana	Dreieck
Udana	der »aufsteigende Hauch«; einer der fünf »Winde« *(Vayus)*, die den Körper durchziehen
Uddaka Ramaputta (Skrt. Udraka Ramaputra)	zweiter religiöser Lehrer des späteren Buddha, bei dem er die upanishadische Lehre von der Existenz der unsterblichen Seele kennen lernte
Uddiyana Bandha	Verschluss des Bauchraumes
Ujjayi	die schleimlösende Atmung
Unmani	»Vereinigung«. *Unio mystica* von Shiva und Shakti im Scheitelzentrum *(Sahashrara)*. Häufig Synonym für *Samadhi*
Upamsu Japa	flüsterndes Wiederholen eines *Mantras*
Upanishaden	»Geheimlehre«; (von Skrt. *upa* = »nahe«, *ni* = »nieder« und *shad* = »setzen«; d.h., sich zu den Füßen des Lehrers setzen, um die geheime Lehre zu erfahren). Schlussbetrachtungen zu den *Veden*
Urdhva Dhanurasana	der nach oben gewölbte Bogen
Ushtrasana	das Kamel
Uttanasana	weiterführende Variante der Hand-Fuß-Stellung
Uttanpadasana	Beinstrecken
Vahirang-Yoga	»äußerer« Yoga; die ersten vier Glieder des *Ashtanga-Yoga* (Skrt. *ashtanga* = »achtgliedrig«) des Patanjali *(Raja-Yoga)*
Vaikhari Japa	lautes Wiederholen eines *Mantras*
Vajrasana	Diamantsitz
Vajroli	»Donnerkeil«; eine Mudra
Vanaprashtha	Waldeinsiedler. Einer der vier Lebensabschnitte *(Ashramas)* im Leben eines traditionellen Hindu
Vata	»Wind, Luft«; eine der drei Körperenergien *(Doshas)*
Vayu	Skrt. »Wind«
Veda	Skrt. »Wissen«; Gesamtheit der Texte der altindischen Literatur
Vijnanamaya-Kosha	Intelligenzhülle
Viparita Karani	die umgekehrte Haltung
Virabhadrasana	»Virabhadras Stellung«; der Krieger. Hinduistischer Kriegsgott, Emanation Shivas
Vishuddha Chakra/ Vishuddhi Chakra	Kehlkopfzentrum

Vrikshasana	der Baum
Vrishchikasana	der Skorpion
Vyaghrasana	der Tiger
Vyana	der »nach außen strömende Hauch«; einer der fünf »Winde« *(Vayus)*, die den Körper durchziehen
Vyoma Chakra/ Lalana Chakra	an der Rückseite der Kehle gelegenes *Chakra*, das durch *Khechari Mudra* stimuliert wird
Yajurveda	»Buch der Opfersprüche«; einer der vier *Vedas*
Yama	»Selbstbeherrschung«; erstes der acht Glieder des *Raja-Yoga*
Yoga Mudra	das Siegel des Yoga

Die Übungen auf einen Blick

	Zentrale ayurvedische Übungen	Klassische Ergänzungsübungen
Im Stehen:	**1. Aufrechte Stellung** *(Tadasana)* **2. Atemzirkulation** *(Prana Sanchar)*	Baum-im-Wind-Stellung *(Tiryaka Tadasana)*, Baum *(Vrikhshasana)*, Dreieck *(Trikonasana)*, erweiterte Seitendehnung *(Parshvakon-asana)*, Krieger *(Virabhadrasana I–III)*, intensive Seitendehnung *(Parshvottanasana)*, Hand-Fuß-Stellung *(Pada-Hasta-Asana)*, intensive Kopf-Knie-Stellung *(Uttanasana)*
Im Sitzen:	leichte Massage der Füße und Beine bis zum Knie, dann **3. Zange** *(Pashimotthan-asana)* (mit Kontraktion des Schließmuskels in der Endstellung)	Fisch *(Matsyasana)*, Schmetter-ling *(Baddhakonasana)*
Bauchlage:	**4. Kobra** *(Bhujangasana)* **5. Halbe Heuschrecke** *(Ardha Shalabasana)* **6. Heuschrecke** *(Purna Shalabasana)* **7. Boot aus der Bauch-lage** *(Naukasana I)* **8. Krokodil** *(Makarasana I–III)*	Bogen *(Dhanurasana)*
Rückenlage:	**9. Beinstrecken** *(Uttan-padasana I–III)* (links/rechts, beide 90°, beide 30°) **10. Gedrehtes Krokodil** *(Prishtha-Vansa-Vistar-Asana)*	halber Pflug *(Ardha Halasana)*, Boot aus der Rückenlage *(Naukasana II)*

	Zentrale ayurvedische Übungen	Klassische Ergänzungsübungen
Rückenlage:	**11. Brücke – Variation 1** *(Setu-Bandh-Asana 1)*	schiefe Ebene *(Purvottanasana)*, nach oben gewölbter Bogen *(Urdhva Dhanurasana)*
	12. Gas lösende Stellung *(Pavanmuktasana)*	Kopf-Knie-Stellung *(Janu-Shirsh-Asana)*, gedrehte Kopf-Knie-Stellung *(Parivritti Janu-Shirsh-Asana)*
	13. Schulterstand (Sarvangasana)	umgekehrte Haltung *(Viparita Karani)*, Pflug *(Halasana)*, Brücke *(Setu-Bandh-Asana)* (Variation), (meditierender) Kranich *[Bakha (Dhyan) Asana]*, Pfau *(Mayurasana)*, Skorpion *(Vrishchikasana)*, Kopfstand *(Shirshasana)*
	14. Totenstellung *(Shavasana)*	
Im Sitzen:	**15. Siegel des Yoga** *(Yoga Mudra)*	sanfte Stellung *(Bhadrasana)*, ruhender (liegender) Diamant *(Supta Vajrasana)*
	16. Löwe *(Simhasana)* (mit Massage vom Kinn bis zum Nacken, Ohrenmassage)	Kamel *(Ushtrasana)*, Kuhkopf *(Gomukhasana)*, halber Drehsitz *(Ardha Matsyendrasana)*, Katze *(Marjariasana)*, Tiger *(Vyagrasana)*
Pranayamas:	**17. Scheinender Schädel** *(Kapala Bathi)*	Blasebalg-Atem *(Bhastrika)*, vollständige Wechselatmung
	18. Wechselatmung *(Nadi Shodana)*	*(Anuloma-Viloma-Pranayama)*, schleimlösende Atmung *(Ujjayi)* etc.
Meditation:	**19. Hummel** *(Brahmar Gunjar)*	*Ashvini-Mula-Vajroli*-Kombination und andere *Bandhas* und *Mudras*
	20. Singen des »OM« *(Omkara Dhwani)*	
	21. Meditation (mit Zungenverschluss – *Khechari Mudra*)	

Anmerkungen

1 »Vater«, höfliche Anrede.
2 Ein Mönch, der der Welt entsagt hat.
3 Ein dem Shiva geweihtes Tempelareal unweit von Kathmandu, in dem sich viele Asketen aufhalten.
4 Vers, Spruch.
5 »Umgekehrte Haltung«, eine Abwandlung des »Schulterstandes«.
6 Einer der Begründer der Yogaphilosophie des 2. vorchristlichen Jahrhunderts.
7 Die drei ursprünglichen Lebensabschnitte *(Ashramas)* eines gläubigen Hindu umfassten das keusche Leben des Brahmanenschülers *(Brahmacharya)*, das Leben als Hausvater *(Grihastha)* und das Leben als Waldeinsiedler *(Vanaprastha)*. Später kam noch ein vierter Lebensabschnitt hinzu, das Leben als Entsager *(Sannyasin)*, dessen Ziel die Erlösung *(Moksha)* von allen anderen Lebensabschnitten und Wiedergeburten ist.
8 »Beherrschung der Lebenskraft«, Atemübungen.
9 »Siegel, Zeichen«, besondere Yogaübungen.
10 »Bindung, Verschluss«, spezielle Übungen zur Lenkung von Prana.
11 Drei *Gunas*: *Rajas*, *Sattrava* und *Tamas*.
12 *Trikala:* Vergangenheit, Gegenwart und Zukunft.
13 *Vishnu* in seiner Inkarnation als Trivikrama.
14 *Trikaya: Dharmakaya*, der »Körper der Lehre«, die Einheit des Buddha mit allem Seienden; *Sambhogakaya*, der transzendente »Körper des Entzückens«, und *Nirmanakaya*, der »Körper der Verwandlung«, der irdische Körper des Erhabenen.
15 *Trisharana:* die Zufluchtnahme zu Buddha, *Dharma* und *Sangha*, dem Buddha, seiner Lehre und der Gemeinschaft der Mönche.
16 Sieben heilige Städte Indiens, in denen der gläubige Hindu ewige Seligkeit erlangen kann: Ayodhya, Mathura, Gaya, Varanasi (Benares), Kanchi, Ujjain und Dvaraka.
17 Die vier Ziele menschlichen Strebens gemäß hinduistischem Denken.
18 *Vata*, *Pitta* und *Kapha*.
19 Dreizehn Arten der »Verdauungsfeuer«, der enzymatischen Verdauungskräfte.
20 Sieben lebenswichtige Arten von »Aufbaukräften« oder »Gewebe«, nämlich »Plasmagewebe« *(Rasa)*, »Blutgewebe« *(Rakta)*, Muskelgewebe *(Mamsa)*, Fettgewebe *(Meda)*, Knochengewebe *(Asthi)*, Nervengewebe *(Majja)* und »Fortpflanzungsgewebe« *(Shukra)*.
21 Die drei Ausscheidungsprodukte Schweiß, Urin und Stuhl.

22 »Geheimlehre«, Skrt. *upa* = »nahe bei«, *ni* = »nieder«, *shad* = »setzen«; d.h., »sich nahe zu jemandem setzen, um die geheime Lehre zu erfahren«.

23 Die indische Philosophie nennt vier Ziele menschlichen Strebens: das Streben nach Rechtschaffenheit und Tugend in Übereinstimmung mit dem eigenen Karma *(Dharma)*, das Streben nach Wohlstand und Besitz *(Artha)*, das Streben nach Sinnesfreuden, Liebe und Verlangen *(Kama)* und schließlich das Streben nach letztendlicher Befreiung *(Moksha)*.

24 Alle mit ** gekennzeichneten Übungen werden im vorliegenden Buch ausführlich beschrieben und erläutert, alle mit * gekennzeichneten Übungen sind integraler Bestandteil der »Einundzwanzig Schritte zur Glückseligkeit«.

25 Geklärte Butter.

26 *Kedar* = mystischer Wohnsitz Shivas, des Herrn des Yoga: Stelle zwischen den Augenbrauen *(Ajna Chakra)*.

27 Nach anderer Meinung markiert dieser »Dreipfad« *(tripatha)* die Stelle, an der sich *Ida*, *Pingala* und *Shushumna* vereinigen.

28 »Raum, Äther«. Das feinste der fünf Elemente, das das gesamte Universum durchdringt und Träger allen Klangs und Lebens ist.

29 *Soma*, der »Trank der Unsterblichkeit« *(Amrita)*; *Rasa* = die erste Geschmackswahrnehmung, die entsteht, wenn eine Substanz auf die Zunge gelangt. Nach indischer Lehre gibt es eine Vielzahl von Pflanzen – vor allem aus den Bergen stammend –, die *Soma* enthalten, aber auch der menschliche Körper kann unter besonderen Bedingungen *Soma* produzieren. Dies geschieht mit Hilfe fortgeschrittener Yogaübungen wie *Khechari Mudra*. *Soma* wird in diesem Fall von einer an der Gaumenrückwand, im so genannten *Vyoma*- oder *Lalana Chakra*, und einer am Hinterkopf, im *Soma Chakra* (wo die Brahmanenpriester ihren Haarzopf tragen), gelegenen Drüse produziert.

30 »Vereinigung«; *unio mystica* von Shiva und Shakti im Scheitelzentrum *(Sahashrara)*; wird häufig als Synonym für die Erreichung von *Samadhi* verwendet.

31 U.a. Volker Christmann, *Die Blüte des Yoga*.

32 Der Sage nach erklärte einst Shiva, der »Herr des Yoga«, seiner Gemahlin Parvati an den Ufern einer einsamen Insel alle Geheimnisse des Yoga, damit diese die Lehre weitergeben könne an das Menschengeschlecht. Doch Parvati fiel in einen sanften Schlummer und konnte so den Erklärungen ihres göttlichen Gemahls nicht folgen – die Lehre schien für die Menschen verloren. Da bemerkte Shiva, der »Herr des Yoga«, einen riesigen Fisch, der unweit des Ufers regungslos jedem seiner Worte lauschte. Als Shiva erkannte, dass der Fisch die Geheimnisse des Yoga gemeistert hatte, besprengte er ihn mit heiligem Wasser, verlieh ihm menschliche

Gestalt und sandte ihn als *Matsyendra Nath*, als »Herrn der Fische«, in die Welt, um den Menschen den Weg des Yoga zu lehren. Einer seiner Schüler wurde Goraknath, der tantrischen Buddhismus und shivaitischen Tantrismus miteinander verband. Dessen Schüler schließlich, Svatmarama Suri, lieferte mit der *Hatha-Yoga Pradipika* den Leitfaden für den Hatha-Yoga unserer Tage.

33 *Gulma* bezeichnet eine Reihe von Erkrankungen wie Lebererweiterung, Dickdarmgeschwüre und Geschwüre am Magenausgang.

34 Die drei Körperkonstitutionen *(Doshas)* des Ayurveda.

35 »Schleim«; eine der drei Körperkonstitutionen *(Doshas)*.

36 Ein Schüler Gherandas, an den sich dieser in der *Gheranda Samhita* wendet.

Dank

Ein besonderer Dank gilt allen, die mir bei der Arbeit an diesem Buch stets zur Seite standen, insbesondere

Dr. Ram Narayan Sah,

der mir mit seiner tiefgründigen Kenntnis des Yoga und des Ayurveda ein stetiger Quell der Inspiration war, und

Deepak Kumar Joshi

für seine liebevollen Illustrationen.

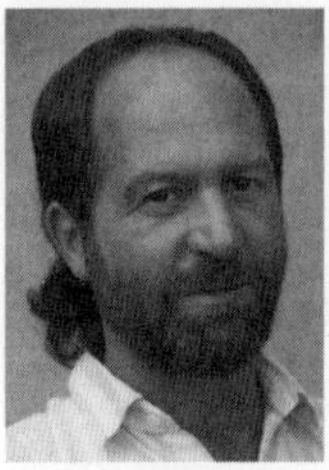

Volker Christmann, Lehrer für Wirtschaftswissenschaften, Deutsch und Ethik, beschäftigt sich schon seit Jahrzehnten mit Yoga und verwandten Systemen und ist seit vielen Jahren als Yoga-Lehrer und Buchautor tätig.
Werke (u.a.): Das Yoga-Buch; Die Siegel des Lotus; Dynamisches Yoga; Superfitness durch Yoga; Die Blüte des Yoga.

Dr. Ram Narayan Sah, geboren am 5. November 1953, Doktor der Medizin und des Ayurveda, arbeitet heute als Facharzt für Ayurveda und Yoga-Physiotherapie in Kathmandu und ist als Managing Director des einzigen Herstellers ayurvedischer Produkte der Regierung des Königreichs Nepal tätig.

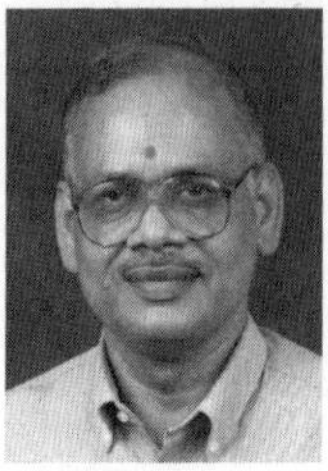

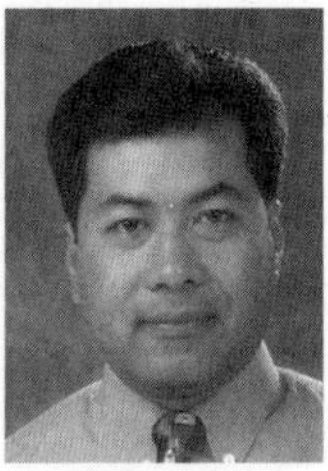

Deepak Kumar Joshi wurde am 18. Mai 1963 geboren und arbeitete lange Zeit als „Senior Artist“ und Produzent für das nepalesische Fernsehen. Heute zieren seine Thangkas Museen in aller Welt, vor allem in Japan und Amerika.

K.C. Meera wirkte als Fotomodell und Schauspielerin in einer Vielzahl nepalesischer Filme und Fernsehserien mit, unter anderem in Angalo Angaloma, Puja, Kranti und Bansa.

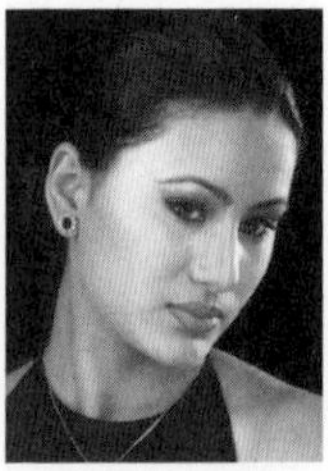

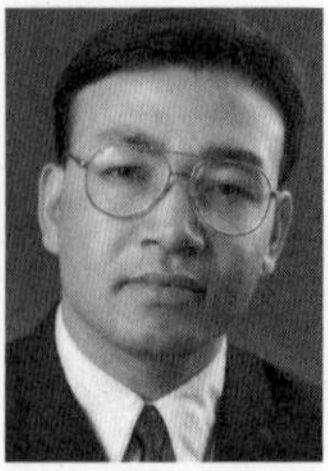

Pradeep Shakya, geboren am 24.10.1961, studierte Fotografie unter anderem am Photo Journalist Training Center in Berlin. Er arbeitet als selbstständiger Fotograf unter anderem für Nepal Travel & Trade, Shangrila (das Bordmagazin der Royal Nepal Airlines) und gewann eine Vielzahl von Preisen.